韦献贵临证精华

编　著　韦绪性

全国百佳图书出版单位
中国中医药出版社
·北 京·

图书在版编目（CIP）数据

韦献贵临证精华 / 韦绪忏编著 . —北京：中国中医药出版社，2022.8
ISBN 978 – 7 – 5132 – 7637 – 5

Ⅰ. ①韦…　Ⅱ. ①韦…　Ⅲ. ①中医临床—经验—中国—现代
Ⅳ. ① R249.7

中国版本图书馆 CIP 数据核字（2022）第 092385 号

中国中医药出版社出版

北京经济技术开发区科创十三街 31 号院二区 8 号楼
邮政编码　100176
传真　010-64405721
三河市同力彩印有限公司印刷
各地新华书店经销

开本 710×1000　1/16　印张 20.75　字数 294 千字
2022 年 8 月第 1 版　2022 年 8 月第 1 次印刷
书号　ISBN 978 – 7 – 5132 – 7637 – 5

定价　85.00 元
网址　www.cptcm.com

服 务 热 线　010-64405510
购 书 热 线　010-89535836
维 权 打 假　010-64405753

微信服务号　zgzyycbs
微商城网址　https://kdt.im/LIdUGr
官 方 微 博　http://e.weibo.com/cptcm
天猫旗舰店网址　https://zgzyycbs.tmall.com

如有印装质量问题请与本社出版部联系（010-64405510）

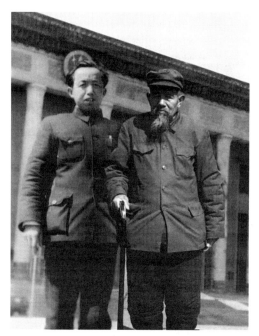

韦绪性 1984 年初春与父亲韦献贵在北京合影

（韦绪性自幼随父亲学习中医，这是他同父亲唯一的合影）

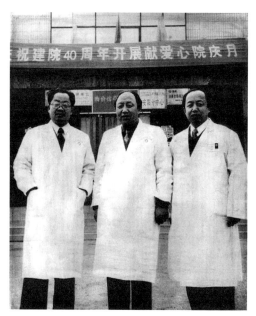

韦绪性 1997 年与长兄韦绪怀主任医师（中）、二兄韦绪悟主任医师（左）

参加医疗、学术活动合影

内 容 提 要

本书是对名老中医韦献贵先生学术思想、临床经验较为系统的总结。书中突出以下四大特色。

1. 学术求实，熔古铸今：通过对《黄帝内经》论"厥"的辨析、《金匮要略》运用半夏的规律、桂枝汤治疗疼痛要略、《阴证略例》辨治阴证的特色、气学理论与临床的探究，阐明了中医学术理论对临床的指导意义，也体现了韦献贵先生深厚的理论造诣。

2. 学术思想，特色鲜明：构建了从基础理论到临床诊疗的疼痛学术框架，形成了系统学说，内容曲尽其详；辨治疑难病的学术思想以疑难病辨证论治纲要为基础，包括"辨证六步，次第井然""论治法则，纲举目张"。从"和中"论治疑难病的学术思想说明，由于疑难病的脾胃功能多已受伤，因此治疗疑难病，应重视从调和脾胃之"和中"入手。

3. 医案完整，见解深邃：所选案例典型、记录完整、内容翔实、疗效可靠。按语对病证的分析注重引用经典理论，或融会有关医家的认识，而征有所验，赋有新意。

4. 创制新方，疗效独特：所拟定之方，不拘经方、时方，择善而从。创制新方，配伍精当，力求简、便、验、廉，疗效可靠。

本书理论与临床结合，文字简洁，重点突出，颇多创新，堪称是一部传承、发扬并举，具有较高学术、实用价值的专著。可供中医临床医师、高等中医药院校学生阅读参考。

前 言

自古儒医不分，迄近代亦然。先父韦献贵老中医从医而入儒，幼承庭训，少年从医，沉潜好学，熟谙经典，广涉方书，融会新知。自20世纪50年代即从事疼痛病的临床实践与理论探索，长于诊疗疼痛及疑难病，学验俱丰，享有盛誉。而且旁通经、史、释之学，穷其精奥，善书法，乐善好施。先父的学术见解和独特的临床经验曾刊载于《北京中医学院学报》、中国中医药出版社出版的《古今名医临证金鉴》、人民卫生出版社出版的全国研究生教材《中医内伤杂病临床研究》、科学出版社出版的《中医脾胃病学》等书刊，尤其是张伯礼院士主编的全国高等中医药院校规划教材《中医内科学》（第十版），其介绍父亲的临床经验时说："当代名家韦献贵认为……"我自幼随先父学习中医，侍诊其左右，得以初入中医门径，渐窥中医堂奥。河南中医学院（现河南中医药大学）毕业后，由于医疗、教学、科研任务在肩，只能利用假期随父亲临床学习，并协助整理其《临证心悟》书稿。父亲辞世已30余年了，我本应以强烈的使命感整理其遗著，惜我年复一年繁忙，实感力不从心。退休后理应了此心愿了，由于我相继入选第五批全国老中医药专家学术经验继承工作指导老师、全国名老中医药专家传承工作室指导老师，以及河南省中医药青苗人才培养项目指导老师，临床带教、教学、科研任务日增，于近期最后一批弟子考核合格出师，方得喘息之机。于是，我挑灯夜战，集中精力整理先父的遗稿。全书以学术思想为主线，系统地总结先父诊疗疼痛病、疑难病经验及学术思想，其特色主要体现在以下四个方面。

其一，在第一章择要论述了《黄帝内经》对中风病名的认识。先父认为《黄帝内经》虽有"中风"之说，但是多指外感风邪引起的各种病证。《素问·风论》所谓"饮酒中风，则为漏风""入房汗出中风，则为内风""新沐中风，则为首风"等，多属头痛、汗证等范畴的伤风证，与后世"中风"的概念迥然有别。《黄帝内经》中论"厥"虽有多种，但究其要义有二，一是言其病机为气血逆乱；二是喻其发病之疾速，与西医学之急性脑血管病相类似。文中还结合临床体会分别叙述了《金匮要略》运用半夏的规律、桂枝汤治疗疼痛要略、《阴证略例》辨治阴证的特色、气学理论及其对临床的指导意义。这些学术见解，体现了先父深厚的理论造诣，以及对中医基础理论指导临床的重视。

其二，从辨治疼痛和疑难病两个方面，探讨了先父的学术思想。其中有关辨治疼痛的内容约占全书二分之一，构建了从基础理论到临床诊疗的疼痛学术框架，形成了系统学说，内容曲尽其详。如在介绍痛证的科学内涵、痛证分类、痛证论治基础上，仅"疼痛诊疗经验"一节，就涵盖了卒痛证治规律、从瘀论治前列腺痛、辨治腰椎间盘突出症、运用小柴胡汤治疗痛证经验、虚痛证治体悟等，还提出中医疼痛靶向疗法、从伏邪论治痹病、痛证论治步骤，内容具有创新性、科学性、实用性。先父辨治疑难病的学术思想，集中体现在以疑难病辨证论治纲要为基础。一是"辨证六步，次第井然"，即依次按辨病因、辨病位、辨病性、辨病机、辨病势、辨病证六步辨别，既注重从宏观上审证求因，又强调因人、因时、因地制宜，注重把握不同疾病发生、发展、演变的客观规律。二是"论治法则，纲举目张"，先父认为，"论"的过程贯穿了理、法、方、药的各个环节，包括治则、治法、选方、遣药等具体内容。因此，对论治的过程，突出三个重点，即重视分期论治、治法通常达变、组方机圆法活。如先父对血瘀证的治疗，较好地体现了组方机圆法活的运用。举例而言，用活血化瘀法治疗瘀证是其"常法"，但在瘀证形成和发展过程中，由于病因、体质、病程等的不同，临床往往有寒凝血瘀、热壅血瘀、气滞血瘀、气虚血瘀、阴虚血瘀、阳虚血瘀等不同之证，而采取散寒化瘀等相应治法，即为活血化瘀法的"变法"。辨证与治法的多样性，是辨证论治之精髓。从"和中"论治疑难病是先父学术思想的又一特色，无论外感还是内伤，均可损伤脾胃，使其纳运、升降、阴阳、气血功能失调。"和中"之法，包括调纳运、调升降、调润燥、调阴阳、调寒热、调虚实、调气血、调表里、调上下、调三焦等，其中以调升降为关键。尤其是疑难病的脾胃功能多已受伤，因此对其治疗，应重视从调和脾胃之"和中"入手。

其三，医案选要分为疼痛病医案、疑难病医案两类，其中疼痛病医案29则，皆为中医优势病种范畴的疑难疼痛病，疑难病医案18则涉及内科、妇科、儿科等。两类疾病所选案例典型、记录完整，内容翔实，疗效可靠。病机分析言之有据，理、法、方、药环环相扣。按语中对病证的分析，虽然有的引用了经典理论，或融会了有关医家的认识，但均参以先父之见，而赋有新意。如对实证久泻的诊治，先父尝谓："久泻亦肠间病，肠为腑属阳，腑病多滞多实，故久泻多有滞，滞不除则泻不止。宜取《内经》治疗久病的'雪污''拔刺''决闭''解结'之义，首重通降，庶无留邪之弊。"

其四，经验方运用独特。先父在数十年的临床实践中，总结自拟出许多行之有效的经验方剂。他按照"审证求因"决定治法后，确立配伍规律，选择合适的药物，酌定用药剂量而拟定方剂。尤为可贵的是，所拟定之方，不拘经方、时方，择善而从，创制新方，配伍精当，疗效可靠。书中治疗疼痛病与疑难病的经验方各30首，其中治疗疑难病的经验方涉及中医内科、妇科、外科等病证。治疗疼痛的经验方，广涉头痛、偏头风、面痛、颈肩腰腿痛、胸痹、胁痛、胃脘痛、腹痛、痛风、痹病、尪痹、淋痛等。先父对"用药如用兵"之说高度重视，故其对方药的运用，善于灵活配伍，用药少而精，很少用贵重药，力求简、便、验、廉。尤其是注重时时顾护脾胃，擅用轻灵平和之品，俾滋而不腻、补而不滞、理气而不破气。用药的轻灵，还指药量宜小，药味宜少，使脾胃有运化之机，而易奏效。对苦寒或辛热药物的运用较为慎重，以免寒中败胃，或伤及胃阴。这些创获，体现了先父对中医学术和临床的新探索和贡献。

纵观全书，注重理论紧密联系实际，交融成趣，尤其突出"独到"，使先父60余载的学术特色、对疼痛病与疑难病的辨治经验和独特见解均展现在读者面前，使读者有身临其境之感。限于本书篇幅，故对《临证心悟》取精求新，更名为《韦献贵临证精华》。本书的出版，是整理研究名老中医学术思想的有益尝试。我作为一名老中医工作者，期盼中医药学的传承整理工作如薪火相传，后继有人，后继有术。尤需指出，中国中医药出版社李占永副总编辑对本书的整理重点和编写思路惠予指导，谨表由衷的谢忱！限于时间和整理者的水平，不妥之处实恐难免，恳请广大读者提出宝贵意见，以便再版时修订提高。

今值《韦献贵临证精华》付梓之际，感慨良多，尤重传承，谨以此书寄托对父亲深切的怀念。

安阳职业技术学院二级教授　韦绪性

2022年1月13日于殷都

目 录
CONTENTS

第一章　学术求实

一、《黄帝内经》中风病名考

对中风病名的认识，自《黄帝内经》以降，各家论说纷呈，指不胜屈，颇不统一。约言之，《黄帝内经》所述病名有"厥""颠疾""击仆""偏枯""风痱""痦俳""偏风"等。汉唐以后，始称为"中风""卒中""类中"等。

《黄帝内经》虽有"中风"之说，但是多指外感风邪引起的各种病证。《素问·风论》所谓："饮酒中风，则为漏风。入房汗出中风，则为内风。新沐中风，则为首风。"则多属头痛、汗证等范畴的伤风证，与后世"中风"的概念迥然有别。《黄帝内经》中论"厥"虽有多种，但究其要义有二：一是言其病机为气血逆乱；二是喻其发病之疾速，颇与西医学之急性脑血管病相类似。兹将其有关病名考证如下。

1. 大厥

《素问·调经论》云："血之与气并走于上，则为大厥，厥则暴死，气复反则生，不反则死。"文中虽无一"风"字，然其所揭示的病机特点和证候转归，显然属于中风病的一个类型。这里用一个"大"字，匠心独运地描述了中风病急、重、危的特征。

2. 薄厥

《素问·生气通天论》云："阳气者，大怒则形气绝，而血菀于上，使人薄厥。有伤于筋，纵，其若不容。"《医学衷中参西录》释曰："观此节经文，不待诠解，即知其为肝风内动，以致脑充血也。其曰薄厥者，言其脑中所菀之血，激薄其脑部，以至于昏厥也。"至于"有伤于筋，纵，其若不容"，则是指发病后的半身不遂等症状。

3. 煎厥

《素问·生气通天论》云："阳气者，烦劳则张，精绝，辟积于夏，使人煎厥。目盲不可以视，耳闭不可以听，溃溃乎若坏都，汩汩乎不可止。"《素问·脉解》又云："所谓少气善怒者，阳气不治，阳气不治则阳气不得出，肝气当治而未得，故善怒，善怒者名曰煎厥。"显然，煎厥的病机特点为阴虚于下，阳亢于上，虚风内动，即所谓的"精绝""阳气不治"。张山雷《中风斠诠》阐发其症状、病机云："……目冥耳聋，已是天旋地转，日月无光之候。更申之以愦愦乎、汩汩乎二句，无非形容其昏然无识，莫名所苦之状，谓非肝阳暴动，眩晕昏瞀，猝厥猝仆之病而何……独惜古今注家，未悟此意，说得迷离恍惚，反以疑误后人，而《素问》之正义，遂不可晓。《脉解》篇又有'善怒者，名曰煎厥'一条。盖怒则气火俱升，因而暴厥，其病状亦犹是也。"《黄帝内经素问》所述之大厥、薄厥，由于仅有"暴死"或神志昏糊类症状，而无口角㖞斜和半身不遂之候，故后世学者有谓难以据此而认定为中风病者。《中风斠诠》则明确指出："《素问》有薄厥、大厥两条，固已明言其血菀于上，气血并走于上，盖亦与新医学家之所谓血冲脑经，同一明白，而读者皆不觉悟，则为注家说得模糊，引入魔道，遂令古人精义，几乎泯没不传……更可知上古医理，至精至确，非汉唐以降，所能望其项背者矣。"

4. 颠疾

《黄帝内经素问》以"颠疾"论中风见诸多篇，涉及证候、脉诊、病机等方面。其中的《素问·五常政大论》曰："其动掉眩颠疾。"《素问·著至教论》曰："三阳并至，并至如风雨，上为颠疾。"皆扼要指出了中风的临床特点。形成颠疾的主要病机在于"阳尽在上，而阴气从下，下虚上实，故狂颠疾也"（《素问·脉解》）；"搏阳则为颠疾"（《素问·宣明五气》）。

5. 其他

《素问·脉解》云："内夺而厥，则为喑俳。"这里的"喑"即失音，俳为体废，即肢体瘫痪。《素问·通评虚实论》云："凡治消瘅、仆击、偏枯、痿、厥、气满发逆，肥贵人则高粱之疾也。"由此观之，《黄帝内经》所述中风病名虽繁，但可归为两类，即有神志障碍的称为诸"厥""仆击"；把中风后遗症，据其不同特征，分别称为"偏枯""喑俳"等。

张仲景《金匮要略》设立中风专论，并明确指出："夫风之为病，当半身不遂，或但臂不遂者，此为痹。脉微而数，中风使然。"说明仲景不仅承袭了"中风"这一病名，而且还把肢体运动障碍的"中风"与"痹证"也做了辨证的分析，提出了划分"风"与"痹"的依据。

唐代《备急千金要方》宗《黄帝内经》之说，并加以发挥，把中风分为风痱、偏枯、风懿、风痹等类型。如谓："偏枯者，半身不遂，肌肉偏而不用而痛，言不变智不乱，病在分腠之间……风痱者，身无痛，四肢不收，智乱不甚。其言微知，则可治。甚则不言，不可治。风懿者，奄忽不识人，咽中塞，窒窒然……""风痹者，风寒湿诸痹类风状。"可见偏枯与风痱为中风轻证（仅半身不遂或失语），风懿为中风重证（神志昏迷），风痹谓诸痹类风状。

宋代《圣济总录》载有"卒中风""风瘖"之名。卒中风的证候为"仆倒闷乱，语言謇涩，痰涎壅塞"等。所述的风瘖，与《备急千金要方》的风懿相同。

元代以降，对中风病的认识日趋深入。元代《医经溯洄集·中风辨》首次从病因学角度，将中风分为"真中""类中"两类，明确地将外风所致的中风与内伤所致的中风区别开来。明代《医学纲目》释中风颇为精细，同时载有"卒中""腲腿风"等名。其言："中风，世俗之称也。其症卒然仆倒，口眼㖞斜，半身不遂，或舌强不言，唇吻不收是也……其卒然仆倒者，《经》称为击仆，世又称为卒中，乃初中风时如此也。其口眼㖞斜，半身不遂者，《经》称为偏枯，世又称为左瘫右痪及腲腿风，乃中倒后之证，邪之浅者如此也；其舌强不言，唇吻不收者，《经》称为痱病，世又称为风懿、风气，亦中倒后之症，邪之深者如此也。"

清代姜礼《风劳臌膈四大证治》一书释中风之名，颇具卓见。他说：

"历观古今名家所论不一，遂令中风一证茫无著落，以至后代诸君分为真伪两途，其意中风必因外中于风，方名真中；其猝仆、偏枯，非因外风，虽至种种诸证，皆为类中。及予考之《内经》《金匮》诸篇，其论偏枯、猝仆诸症，未尝专主于风立说。及予每验中风之人，于未中之先，必有先征，或十指麻痹，或肌肉蠕动，或语言謇涩，或肢体不遂，或平时脉滑大不和、弦紧无根，诸多隐微见于一二年前，人多不觉，直至一时触发，忽焉倒仆。其若果为外中风邪，何以预为若是也？且每见中风之人，必中年以后，或肥盛之躯，岂外风之来，必中年肥盛者方感之耶？若此，则中风之证非特外风所中也，明矣。"据此，进一步指出"风"字的含义为"虚风内发之证，一如天地间之疾风暴雨，迅不及掩。故风之一字命名，意可见也。"任应秋教授盛赞姜氏此论，曾不无感叹地说："多少年来对中风病名的争论，确如姜礼所说，往往是在'风之一字'上面纠缠不清，认为顾名思义，既名中风，必须是风自外来，故以有外风症的为真中风，无外风症的，名类中风，更至直谓之非风。姜礼却主张应从中风症的内在病变来考虑这一问题，不能胶固在风之一字的命名上，如果一定要讨论以风命名之义，只是有如疾风迅发之义而已。"（《中医各家学说》）

二、《金匮要略》运用半夏规律探要

《金匮要略》运用半夏的条文 40 余处，方剂 32 首，其中以半夏命名者 16 首。仲景用之不唯范围甚广，而且配伍严谨，圆通活变，别具匠心。研究其运用半夏的规律，对于学习《金匮要略》，以及指导临床遣药组方大有裨益。爰择其要，试探如下。

（一）化饮

"痰饮由水停也"，《金匮要略》用半夏治之者，其病变多在肺或脾胃。

1. 半夏配细辛温肺化饮

《金匮要略》半夏、细辛同用的方剂凡 9 首，主要用于"咳而脉浮""支饮""溢饮""妇人吐涎沫"等证属于饮邪停肺、风寒束表，病势有向上、向外倾向者。寒饮射肺，肺失宣降则"咳而脉浮"，甚者"咳而倚息"；肺合皮毛，气逆水亦逆，兼见"其形如肿"的则为支饮；饮溢肌表，身体痛重则为溢饮；饮邪不化，溢而上犯，故吐涎沫。仲景用半夏辛燥化饮兼降逆气，合细辛温肺化饮兼解表邪，二者合用，化饮降逆之功大，温肺散寒之力强。体现这一配伍形式的小青龙汤，是一首温肺化饮、解表散寒的常用方，故上述诸症仲景皆用半夏、细辛主之。其他如治"咳而上气，喉中水鸡声"的射干麻黄汤，治疗支饮的苓桂五味甘草去桂加干姜细辛半夏汤、苓甘五味加姜辛半夏杏仁汤等，均寓有半夏合细辛温肺化饮之意。

2. 半夏伍生（干）姜温脾化饮

《金匮要略》夏、姜合用的24首方剂中，有10首集中在《金匮要略·痰饮咳嗽病脉证并治》与《金匮要略·呕吐哕下利病脉证治》两篇中，主要应用于脾失健运、痰饮中阻，而以呕吐为特征的病证。如"卒呕吐，心下痞，膈间有水，眩悸者，小半夏加茯苓汤主之"（《金匮要略·痰饮咳嗽病脉证并治》），"诸呕吐，谷不得下者，小半夏汤主之"（《金匮要略·呕吐哕下利病脉证治》）。寒饮中阻，阻遏气机，故心下痞，谷不得下；胃失和降则呕；饮邪阻遏，清阳不升则眩；水气凌心则悸。故两方内皆以半夏辛燥化饮，和胃降逆，伍生姜温脾化饮，通阳散寒。俾脾阳得运，饮化寒散而呕止。方如生姜半夏汤，生姜、干姜皆能温脾，然生姜走而不守，偏于散寒，干姜守而不走，偏于扶阳。故凡因脾阳虚弱引起的痰饮呕吐，仲景多伍用干姜。如治"妊娠呕吐不止"的干姜人参半夏丸，治"干呕吐逆，吐涎沫"之半夏干姜散等。夏、姜同用的配伍形式，也是"病痰饮者，当以温药和之"这一原则的具体体现。足见仲景配伍精当，运用娴熟灵变，值得玩味。

3. 半夏合石膏清胃化饮

《金匮要略·肺痿肺痈咳嗽上气病脉证治》篇云："肺胀，其人喘，目如脱状，脉浮大者，越婢加半夏汤主之。"脉浮不独主表，亦主在上，大主胃热。胃热与水饮互结，上逆犯肺，肺气胀满则咳喘，故用越婢加半夏汤清胃化饮、宣肺平喘。其中石膏清泻胃热，半夏化饮降逆，二者合用，则清胃化饮功专力宏。该篇小青龙加石膏汤与本方组方意义类同。《经方例释》中越婢加半夏汤条云："此方加半夏者,与小青龙加石膏同法。彼方治咳嗽上气喘,烦躁,脉浮,与此主治相似,俱为胃热犯肺之疾。小青龙汤中有半夏而无石膏,越婢汤方中有石膏而无半夏,观二方加法,则胃热犯肺者之治,当半夏、石膏并用也。"

4. 半夏助茯苓渗湿化饮

痰饮中阻,缠绵不去,兼脾气不足者,多伍用茯苓。在《金匮要略·痰饮咳嗽病脉证并治》篇运用半夏的 7 方中,有 4 方伍以茯苓,其证候表现虽不尽相同,但皆属病程较长的"饮家"。此时单用半夏化饮降逆则力不能任,故伍用甘淡之茯苓,取其淡能渗湿、甘能健脾,共奏渗湿化饮之功。如"先渴后呕"之"饮家",用小半夏加茯苓汤治疗,即是一个典型例证。余如《金匮要略·腹满寒疝宿食病脉证治》篇水饮内盛、"寒气厥逆"的赤丸证,亦寓有半夏助茯苓渗湿化饮之意。

(二)降气

《金匮要略》用半夏降气并不囿于痰气交阻,对中焦湿热互结、气机壅塞,或阴虚气逆等证亦用之。

1. 半夏配黄芩辛开苦降

《金匮要略》夏、芩合用的方剂共 8 首,主要用于中焦寒热错杂或湿热互结诸症。属中焦寒热错杂者,如半夏泻心汤证之"呕而肠鸣,心下痞";黄芩加半夏汤证之"干呕而利",两者悉以误下伤中,邪热乘虚内陷,寒热互结于中焦为主要病机,气机壅塞则痞,胃气上逆则呕,热迫于肠则利,故两方皆重用半夏,取其味辛能通能开,辅以黄芩,取其味苦能泄能降。如此苦辛兼施,则泄中有开,通而能降,共收通阳散结、宣畅气机、恢复中焦气机斡旋之功。属中焦湿热互结者,如甘草泻心汤证之"默默欲眠,目不得闭,卧起不安""不欲饮食,恶闻食臭"等症。湿热互结于中焦,脾失健运,胃失和降,故不欲饮食,恶闻食臭;湿热蕴蒸,上扰心神,则默默欲眠,目不得闭,卧起不安。治疗若徒苦寒清热则更伤脾阳,致邪恋不解；徒温燥除湿则反易助热，而且湿热黏腻滞中，不易速解。故以半夏、黄芩辛开苦泄，升降气机，两解湿热。他如小柴胡汤证之"腹满而呕"，大柴胡汤证之"气上冲胸，腹痛"等，均含有半夏合黄芩辛开苦降之意。温病学派"湿热之邪，非辛不通，非苦不降"之说，殆源于此。

2. 半夏伍麦冬"止逆下气"

《金匮要略·肺痿肺痈咳嗽上气病脉证治》篇云："大逆上气，咽喉不利，止逆下气者，麦门冬汤主之。"肺胃阴虚，虚火上炎，气失宣降，故"上气"。方内重用麦冬滋养肺胃，佐半夏以降逆，二者合用，则潜虚火、降逆气，以止"上气"。由于小青龙汤、小柴胡汤皆有"渴者去半夏"之诫，故后世对仲景麦门冬汤中用半夏反生疑虑，或有畏其性燥而弃之不用者，殊不知"半夏之性，用入温燥药中则燥，用入清润药中则下气而化痰。胃气开通，逆火自降，与徒用清寒者真有霄壤之别。"（《医方论》）足见仲景用心之良苦。此外，温经汤证之"暮即发热，少腹里急，腹满"等症，与阴虚内热，冲任气逆相关联，故仍以夏、冬同用，以养阴降逆。《金匮要略》以夏、冬同用虽仅此二方，此乃辨证论治的示范性举例，旨在示人以规矩，足资后世效法。

3. 半夏合厚朴降气化痰

痰气交阻，结于咽喉而"咽中如有炙脔"者，仲景用半夏厚朴汤主之。方内以半夏为主药，化痰开结，下气降逆，伍用厚朴则降气化痰之力尤强，俾气行痰化，则诸恙可瘳。痰饮上迫于肺，肺气闭塞"咳而脉浮"的肺胀病，以厚朴麻黄汤主之。方中厚朴、半夏用量最重，旨在化痰饮、降肺气以止咳平喘。痰气互结，"结为癥瘕"的疟母，主以鳖甲煎丸。方内用半夏、厚朴行气化痰开结，使气行痰易化，痰化气易行而消痞胀。后世"善治痰者，不治痰而治气"之说，即是对仲景这一用药法则的继承和发展。

（三）开胃

"胃宜降则和"。若胃虚失和，则浊气壅塞，变通为滞，由降反逆。故仲景对胃虚气逆诸症常重用半夏开胃，伍用人参健脾，共同组成"通补"，与人参汤之"守补"迥然有别。如大半夏汤证之"胃反呕吐",其虽属脾胃虚寒所致,但尚兼食停气滞、胃气上逆,若主以补虚止呕,则胃不受纳而呕反剧,故半夏、人参同用而重用半夏,使补中有开而不壅滞,开中寓补而不伤正。诚如叶天士所说:"胃腑以通为补,故主之以大半夏汤。"治"妊娠呕吐不止"的干姜人参半夏丸,亦寓有"通补"止呕之意。值得注意的是,黄芪建中汤方后注明确提出,疗"肺虚损不足,补气加半夏三两"。此"肺虚损不足"显然属土不生金,当兼肺胃气逆之候,故加半夏开胃降肺组成"通补",降逆即所谓"补气"。《药性论》载,半夏"开胃健脾",《医学启源》亦谓半夏"益脾胃气",这对正确理解仲景半夏开胃之用不无启发。

纵观上述,《金匮要略》运用半夏的主要规律为化饮、降气、开胃。以化饮而言,半夏合石膏化热饮,治在胃,半夏合辛、姜、苓化寒饮,合辛以治肺、合姜以治脾、合苓以治脾气之偏虚者;以降气而言,阴虚者,伍麦冬以润降,湿热者,伍黄芩以苦降,痰结者,伍厚朴以燥降。如此配伍,则通治肺胃气逆诸症。半夏开胃,合人参组成"通补",用于脾胃虚弱兼食停气逆者,此乃仲景用药之一大特色,尤应珍视。

三、略论《阴证略例》辨治阴证的特色

王好古,字进之,号海藏,元代赵州(今河北省赵县)人。其少时与李杲同学医于张元素,后复从学于李杲。其学术思想受到"张元素脏腑虚实的影响,独重视脏腑虚损的一面;受到李杲脾胃气虚的影响,独重视三阴阳虚的一面"(《中医各家学说》)。同时他还认为:"伤寒,人之大疾也,其候最急,而阴证毒为尤惨。阳则易辨而易治,阴则难辨而难治。"(《阴证略例》)因而著成《阴证略例》一书,以专论阴证于医林别树一帜。本文仅就王氏辨治阴证的几个主要特色,略陈管见。

(一)究病因,重视"气弱"与"浊邪"

王氏认为,阴证的形成,无论缘于外感,抑或起于内伤,关键在于人体"气弱",故曰:"膏粱少有,贫素气弱之人多有之。""气弱"主要责诸脾

胃。如麻信之序《阴证略例》在追述王氏著书本旨时曾云："阴候寒盛，外热反多，非若四逆，脉沉细欲绝易辨也。至于脉鼓击有力，加阳脉数倍，内伏太阴，发烦躁欲坐井中，此世之所未喻也。"不难看出，王氏所要晓之于世而着重加以论述的是太阴（脾）虚寒证。为突出说明脾胃阳虚是形成阴证的主要病机，《阴证略例》引《活人书》云："大抵阴证者，由冷物伤脾胃，阴经受之也。"王氏把"单衣而感于外""空腹而感于内""单衣空腹内外俱感""内寒饮冷，误服凉药""语言太过，口鼻气消"等因素，只是作为发病的诱因。认为"所禀轻重不一，在人本气虚实之所得耳"。说明本气实者受邪轻，而不易发病；本气虚者，阴寒内盛，复感阴邪，内外相加而易发病。《阴证略例·海藏治验录》载阴证病例凡7则，均具备素食生冷（包括过服凉药）损伤中阳，内已伏阴的病史，由再感阴邪，内外皆阴而成是证。可见王好古既能在理论上探微索隐，又能验证于临床，实属难能可贵。就少阴、厥阴阴证的形成而言，王氏亦认为无不与脾胃有关。如其在《阴证略例·海藏老人内伤三阴例》中就开宗明义地指出："饮冷内伤，虽先损胃，未知色脉各在何经。"

关于外因在发病中的意义，好古对感受雾露雨湿的认识颇有新见。他从分析外感雾露雨湿与内伤饮冷皆可致寸口脉小入手。认为"雾露饮冷同为浊邪"，并提出了"雾露入腹"的见解，以说明"雾露"与"饮冷"虽有入腹、入口的不同途径，但皆是直接损伤脾胃而致阴证。如谓："雾露入腹，虽不饮冷，与阴冷同；内伤饮冷，虽非雾露，与雾露同，何哉？脉皆阴而寸口小耳。"对"雾露入腹"这一感邪途径的创见，不仅与《金匮要略·脏腑经络先后病脉证》"雾伤皮腠，湿流关节"之说显然有别，亦与《伤寒论》寒邪由表入里的发病过程迥异。这对正确辨别阴证，进而指导治疗不无启发。

（二）详辨证，尤擅脉诊与触诊

阴证诸候，不仅有"阴气内充"身凉、四肢厥逆之寒象，亦有"阳气外游"而见面赤、烦躁之热象，甚者阳气暴脱而人卒夭，至于其兼变之证则不可胜数。难怪好古有阴证"难辨""害人为尤速"之感叹。鉴于此，其广搜博采前贤有关"阴证"的诊疗经验，参以心得，而能精于辨证，尤其在病情重笃或疑以难辨之时，则每每借助于脉诊、触诊鉴别之。如真寒假热之辨，《阴证略例·论谵言妄语有阴阳》云："《内经》云'谵妄悲笑，皆属于热'。《难经》谓'面赤，喜笑，烦心，亦属于热'。大抵此等证脉皆洪实，按之有力。"阳证"脉皆洪实，按之有力"；阴证"脉按之无力，即阴气内充，阳气外游于皮肤之间，是无根之火也。阳气及心火，入于皮肤之间，肺主皮毛，故有谵妄悲笑及面赤喜笑烦心之证。"若此等脉证兼胸背、两手斑出，或唾血丝，或鼻中微血衄，是无根之火外游之象。王氏称独取脉象的诊法"最为验也"。其配合皮肤触诊协助辨证的经验尤为特色。如《阴证略例·海藏治验录》载案，其一，"牌印将军完颜公之子小将军病伤寒六七日，寒热间作，腕后有斑三五点，鼻中微血出。及余诊之，两手脉沉涩，胸膈间及四肢按执之殊无大热"，按"外阳内阴"论治，服调中汤数剂而愈。其二，"宝丰阿磨侯君辅之县丞……脉极沉细易辨，内寒外热，故肩背、胸胁斑出十数点，语言狂乱……肌表虽热，以手按执，须臾冷透如水"，与姜附等药治之而瘥。再如阳厥阴厥之辨，王氏辨析脉症后，又进一步运用触诊辨别之，认为"若阳厥，爪指有时而温，若阴厥，爪指时时常冷也"。他如霍乱吐泻之分六经、自汗之分阴阳、元阳中脱之分内外等，皆是潜心于辨证中，突出运用脉诊与触诊的具体表现。这就为临床辨证候、别疑难，提供了值得借鉴的经验。

（三）主温补侧重温中，以"先缓而后急"为要

内伤饮冷，雾露入腹等因素，致脾胃损伤、阳气衰惫、阴寒弥漫是形成阴证的主要病机。故王氏以侧重温补脾胃为治疗阴证之大法，温补法则的具体运用，当视阳气衰惫的程度，而有缓治急治之殊。病缓者药亦缓，病急者药亦急，一般以"先缓而后急"为要务。

好古论阴证的病机，虽认为始自脾胃，但究其临床表现形式，则有"阳从内消"和"阳从外走"之别。阳从内消则见但欲眠睡，渴欲饮汤，不

欲饮水，或少欲饮水，呕吐间作，心下痞满，腹中痛，脉沉细等；阳从外走则见手足自温，面红目赤，两胁热甚，脉浮弦，按之全无力。无论阳从内消抑或阳从外走，其治疗应首用缓剂温中。王氏创制的黄芪汤（即四君子汤加黄芪、白芍、生姜），为温中缓剂之主方，方中黄芪（取"味甘者"）、白芍之用，正是为健脾缓中而设。王氏在《阴证略例·举古人论阴证易为明辨》篇进一步强调，太阴阴证"药当从温，不可遽热，黄芪汤之类是也"。他如理中丸（汤）、调中丸（白术、白茯苓、干生姜、人参、甘草）等，皆为温中之缓剂。若病情进一步发展，其治疗则非缓药所及，当从急治，即好古所谓"缓后失治，急也"。如阴盛发躁证，好古认为病重，当急治，用黄芪汤加干姜主之。尤急者，则宜在温中药内加附子。如无汗者，用附子干姜甘草汤；自汗者，用附子白术甘草汤，或量脉证选用仲景之四逆、真武、通脉四逆等汤。此即王氏所谓"急则失治，尤急也"。王氏对患者服温热药后的机体变化亦有详细记述，如谓"服调中、理中及诸附子等药后，时有下气者，阴化而出即为解"。还曰："服调中药，阳自内之外，身体温和而愈；脉浮弦细者，服调中药，阳从内生，唤入外热，复得脉平温和而愈。"既然服理中辈可以使"阴化而出"即解、"身体温和而愈"，这就进一步佐证了首用缓剂温中的重要性。王氏虽善用温补，但对当温当热的界限是非常严格的。曾明言："用附子，不得已也。"何以如此谨慎？他认为"附子辛热，能行诸经而不止"，宜在内外皆寒、身凉、脉沉细的情况下而用之。若在"里寒身表大热"之时便用附子，"切恐转生他证，昏冒不止"。故王氏谆谆告诫："可慎！可慎！"若患者"身尚热，但用干姜之类，以其味苦能止而不行，只是温中一法；若身热而变凉，内外俱寒，姜附合而并进；温中行经，阳气俱生，内外而得可保康宁"。这正是王氏运用温法的特色所在，对临床颇有指导意义。

纵观上述，好古对阴证病因病机的阐发，以及辨证、立法遣药等皆有创见，并对后世产生了深远的影响。中医研究院已故名老中医赵锡武于临床中多宗王氏阴证论治之旨而愈顽疾、起沉疴，故赵老恳切地向后学推荐了《阴证略例》，以期引起重视，广为今用。

四、浅谈中医学之"气"

"气"作为中医理论的重要内容，含义丰富，运用广泛，贯穿在生理、病理、诊断、预防、治疗等各个方面，被极其广泛地用来描述人体的物质代谢、功能活动和指导辨证施治。它一直有效地指导着中医的临床实践，而且在今天的医学科学研究中仍具有十分重要的价值，大有深入探讨和研究之必要。故笔者根据学习体会，结合有关文献的复习，对气的生理、病理、疾病防治等浅述于下，以资探讨。

（一）气的生理

何为气？其含义是非常广泛的，有的人认为指物质，有的人认为指功能，有的人认为"气"既是物质又是功能，还有的人则认为指人体正常功能活动与四时气候变化或疾病过程演变的密切联系等，莫衷一是。笔者认为，这些论点似欠精确，也非完全必要。为了便于认识"气"的实质，似应将其含义归纳为广义和狭义为妥。广义的"气"是指人体流动着微小难见的精微物质，是构成人体、维持生命活动物质基础的重要组成部分。如《灵枢·脉度》云："气之不得无行也，如水之流，如日月之行不休……其流溢之气，内溉脏腑，外濡腠理。"又如《灵枢·决气》云："上焦开发，宣五谷味，熏肤、充身、泽毛，若雾露之溉，是谓气。"所谓"流溢之气""雾露之溉"均是指物质之气而言。狭义的气是指脏腑的功能活动，中医学把五脏六腑的功能活动都称之为"气"，如心气、肝气、脾气、肺气、肾气、胃气、膀胱之气、大小肠之气等。如"饮入于胃，游溢精气，上输于脾。脾气散精，上归于肺……"（《素问·经脉别论》）其中的"脾气"就是指脾的功能活动。而且物质之气与功能活动之气还可以相互资生，人体的功能活动是以物质为基础，而功能活动又能不断化生物质，如"环之无端""终而复始"。上述物质之气与功能之气，可称"正气"。

人体气的来源，不外乎肾中的精气、水谷之气和从自然界吸入的清气三个方面。最初禀赋于先天之精气，如《灵枢·经脉》曰："人始生，先成精。"《灵枢·本神》亦曰:"故生之来谓之精。"生后有赖于后天"宗气"的不断滋养和补充,"宗气"是由肺吸入自然界之清气与脾胃输送而来的水谷之气结合而成,这一点可以看成人体能量的来源为靠肺吸入之氧气,经过心脉("肺朝百脉")流遍全身。先天之精气与后天之宗气相结合,藏于肾,借肾阳的蒸发作用,通过"三焦"敷布于全身,称为"真气"。"真气"是温养全身组织、推动脏腑功能活动和维持人体生命活动的原动力,一切生老病死均与此气息息相关。所谓"人之有生、全赖此气"即是指真气而言,《灵枢·刺节真邪论》所说的"真气者,所受于天,与谷气并而充身者也",就是对真气的来源和分布的高度概括和说明。真气分布于全身各处,与各个脏腑组织的特点相结合,就成为具有不同特点、不同功能的气,如心气、肾气、胃气、经气、营气、卫气等。真气和精还可以互相化生,真气充盛可以转化为精,精又可转化为气,即"气归精,精归化……精化为气"(《素问·阴阳应象大论》)。气与精互相化生,互相促进的辩证关系,是人体生命活动和气化不息的根源。气是一种流动物质,它的运动形式,只有通过人体各个脏腑组织的生理功能才能体现出来,其生理功能大致可以概括为以下六个方面。

1. 动力作用

气是脏腑功能活动的动力,各脏腑组织器官的生理活动,均需要功能之气的动力作用才能完成。如血液在脉道中周流不息需要心气的推动;物质精微敷布于全身需要肺气的布散;水液代谢需要肺、脾、肾、三焦、膀胱之气的共同合作来完成。

2. 温煦作用

气布散于胸腹,流行于肌表,具有温养肌表内脏、润泽皮肤、管理汗孔开阖的作用,从而抵抗外邪入侵,调节机体适应环境,维持正常的体温,这种作用谓之"气主煦之"。如《灵枢·本脏》说:"卫气者,所以温分肉,充皮肤,肥腠理,司开阖者也。"又说:"卫气和则分肉解利,皮肤调柔,腠理致密矣。"若外邪入侵人体,而"真气从之,精神内守,病安从来"(《素问·上古天真论》)。

3. 气化作用

气化，即人体精微物质的化生及转化，为体内物质代谢的同义词，脏腑经络之气的协同作用可统称"气化"作用。气化作用可以把体内的一种物质分解成多种物质，或把多种物质化合成一种物质，或把一种物质变成另一种物质，以供养机体生命活动的需要。如人食入之食物，其营养物质全赖气化作用化生为血和津液，输布全身，并将废物化为汗液和尿液，分别经皮肤和尿道排出体外。故《素问·经脉别论》云："食气入胃，散精于肝，淫气于筋。食气入胃，浊气归心，淫精于脉。脉气流经，经气归于肺，肺朝百脉，输精于皮毛。毛脉合精，行气于腑。腑精神明，留于四脏……"气化贯穿生命的始终，其活动以五脏为中心，以六腑为辅助，靠真气以激发，赖元阴作基础。人体的新陈代谢和功能活动，内而循环、消化、吸收、分泌；外而视、听、言、行等，都是"气化"作用的表现。

4. 固摄作用

气可以固摄血液，使之正常运行于脉之中，而不致溢于脉外，并借脾气对内脏器官的固摄升举作用，维持内脏位置的恒定。此外，肌表固密开阖正常，尿液的正常排泄等，均与气的固摄作用有关。

5. 生殖、发育作用

人体的生长发育衰老及生殖能力，主要为肾脏所主。肾气乃肾精所化，为人体物质基础和功能活动的发源地。只有肾气旺盛，人体的生机才能蓬勃发展，才能具有繁衍后代的能力。如《素问·上古天真论》曰："女子七岁，肾气盛，齿更发长；二七而天癸至，任脉通，太冲脉盛，月事以时下，故有子……七七，任脉虚，太冲脉衰少，天癸竭，地道不通，故形坏而无子也。"这便清楚地说明了肾气在主持人体生长、发育和生殖功能方面的重要作用。

6. 平衡作用

所谓"平衡"，是指"气"能主持人体动态平衡，构成统一整体。人体由复杂的组织器官所组成，各个内脏器官均有其不同的生理功能，但气在全身流通，无处不到，上下升降，维持着人体的动态平衡，从而保持各脏腑组织间的相互协调、互相制约，完成了人体一整套生理功能。故喻嘉言指出："其所以统摄营卫、脏腑、经络，而令充周无间，环流不息，通体节节皆灵者，全赖胸中大气，为之主持。"（《医门法律》）"其大气一衰"，便"出入废，升降息，神机化灭，气立孤危"。此说明人体的存在，各脏腑组织经络的功能，全靠"气"的统摄、主持和升降有序的运行，才能实现协调统一的平衡活动。

综上所述，不难看出"气"不仅是构成人体的原始物质，又是促进人体生长变化的内部动力。气既有本身运动变化的规律，又可通过人体结构而表现出脏腑组织的功能活动。由此可见，气在人体生理上占有极为重要的地位。

（二）气的病理

既然五脏六腑皆赖气以为之用，故常则安，变则病，凡表里虚实，顺逆缓急，无不因气而致，所以《素问·举痛论》云："百病生于气也。"说明一切疾病的发生发展都与气的生成不足和运行失常有关。此试从内伤、外感、药物影响三个方面论述。

1. 外感方面

中医学重视人与自然环境的关系，对于"六淫"为病的病理变化尤为重视，诚如《素问·至真要大论》所说："夫百病之生也，皆生于风、寒、暑、湿、燥、火，以之化之变也。"由于"六淫"致病的广泛性，也就决定其对气影响的广泛性。如伤于寒者，因寒为阴邪，具有凝滞、收引之性，故易伤阳气，凝闭阻滞收敛气机，使"阴盛则阳病"，或气血运行受阻而致病。伤于湿者，由于湿性阴寒黏滞，易于遏伤阳气，阻滞气机，故湿伤脾阳，健运失司，水湿停聚则"濡泄""水闭胕肿"；湿客肌表，则清阳不升，阳气不布，营卫不和，以致肢体困重，首重如裹，四肢酸楚；湿滞经络关节，则阻遏气机，经气不畅，以致关节重痛，肌肤麻木不仁；湿困中焦，则气机升降失常，以致胸闷脘痞、呕吐、大便不爽等。"炅则气泄"（炅指热邪，与暑并称），使"腠理开，营卫通，汗大泄，故气泄矣"（《素问·举痛论》)。临床上热盛过汗伤津，乃至亡阳，气虚欲脱，皆气随汗泄之故，亦即暑热邪气耗气伤津的病理机制。伤于风者，腠理开泄，营卫之气失调，肌表不固，易导致汗出恶风证，故《素问·风论》说："风气藏于皮肤之间……腠理开则洒然寒……"火邪伤人，因其性急迫，易于动血，火入血之后，首动其气，气动则血亦动，故《血证论》说，"气迫则血走""火升则血升"。伤于燥者，燥与肺相应，故可耗伤肺津，肺失津润，使肺气宣发与肃降失常，导致干咳少痰、胸痛喘息，或因肺气不能清肃下降，大肠传导失司出现便秘等。故古人总结云："风伤气者为疼痛，寒伤气者为战栗，暑伤气者为热闷，湿伤气者为肿满，燥伤气者为闭结……"（《万病回春》）由此足以说明"六淫"致病的广泛性。

2. 内伤方面

根据《素问·举痛论》怒、喜、悲、恐、寒、炅、惊、劳、思九气为病的记载，可将气之内伤分为情志致病与劳倦致病（其中寒、炅致病属外感范畴）。

（1）情志致病：主要是指长期的精神刺激和突然剧烈的精神创伤，超越了人体生理活动所能调节的范围，伤及内脏之气，使其功能紊乱而致病。如《素问·举痛论》曰："怒则气上，喜则气缓，悲则气消，恐则气下……惊则气乱……思则气结……"这里虽仅举出情志致病的六个不同方面，实则概括了多种原因引起人体气机失常的病理改变。六气为病，这里不一一论述，仅以"怒则气上"为例，说明气机紊乱致病的广泛性。

"肝在志为怒""怒伤肝"，可见"怒则气上"，实为因怒引起肝气上逆的病变，大怒之下，轻则怒发冲冠，面红目赤，眩晕头胀；甚者呕血，食则上逆呕吐，胸胁胀痛；极甚则大厥，昏不知人，以致暴死。怒则肝气盛，肝气横逆犯脾，脾失健运，水谷不化而"飧泄"。由于"气为血之帅"，肝气上逆，血行不畅，还可导致血瘀之症。此外，由于肝属风木之脏，"体阴而用阳"，具有喜条达恶抑郁等生理特性，加之患者体质及病程长短等的不同，故怒伤肝气之后，肝气易于郁结，阳亢、化火、生风、生痰，或刑金、冲心、汲肾，或六腑传化失常，于是变证丛生。

（2）劳倦致病：主要指劳力、劳心、房事过度而耗气为病。三者何以耗气？劳力过度则喘息汗出，外内皆越，故气耗矣，症如精神疲倦、少气赖言、乏力、动则气喘等；劳心过度则血损于前，气耗于后，心神失养，症见心悸健忘，或脉象结代等；房事过度，耗伤精气，而致腰酸耳鸣，精神萎靡，或阳痿、滑精等。若安逸恶劳，使机体气血蓄滞不行，脾胃消化功能障碍，也可导致气虚而致病，故《素问·举痛论》云"劳则气耗"，《素问·宣明五气》云"久卧伤气"。

此外，各脏腑之气均有一定的运行方向和规律，若其运行方向和规律失常也可导致气的病变。例如肺气、胃气以下行为顺，以上行为逆；脾气以升发为顺，以下行为逆；肝气以疏泄条达为顺，以郁而不达为逆。所谓"顺"，就是气的运行方向和规律正常，则人体的生理活动也正常；所谓"逆"就是气的运行方向和规律失常，则会发生病理现象。

3.药物影响

药物治病，其效在药亦在医，用之当则疗疾，不当则伤气。举例言之，本虚标实，攻不可过，实邪之伤，攻不可缓，否则皆可伤气。又如，阴虚之疗，宜滋而不腻，过于滋腻，则易腻滞脾胃之气；治疗气郁之证，行窜不宜太过，过则易于耗气。故《医学源流论》强调，临床用药"选材必当，器械必良，克期不恕，布阵有方"。临证用药，不但应当注意药物之配伍、剂量之大小，而服药方法也甚为重要，故《医学源流论》又云："病之愈不愈，不但方必中病，方虽中病，而服之不得其法，则非特无功，而反有害……"此即说明了用药正确与否，对正气均有重要影响。

上述病理，由于病因和患者体质之不同，所以临床类型又有气虚、气陷、气脱、气郁、气滞、气逆、气结之异，其辨证要点及临床证候为临床医者所熟知，故不赘述。结合西医学，气的病变几乎包括各种原因所致的机体衰弱，各个系统各种性质疾病的衰弱表现，以及脏器功能失调，如气虚所致的食欲不振，全身乏力，面色㿠白等，这说明气虚时，红细胞及血红蛋白均有不同程度的下降，影响了氧气的运输，从而引起组织缺氧，代谢障碍，各系统功能低下，其中消化功能衰退较为显著，或原有的消化系统症状加重。又如气脱时，因阳气也暴脱，阴寒独盛所致的面色苍白或青灰、大汗淋漓、四肢厥冷等，与休克的临床表现是一致的，这说明气脱时，机体微循环障碍，使有效循环血量减少，各组织器官的血量灌注不足，产生缺氧和代谢紊乱，从而显现出机体各系统器官功能的高度抑制状态。

（三）气学理论在疾病防治诊断中的重要性

据上所述，气学理论在生理病理上既然如此重要，在疾病的预防、诊断、治疗方面无疑也起着重要指导作用。

1. 预防方面

从发病学角度而言，中医学十分强调正气（内因）在发病上的主导地位，如《素问·上古天真论》指出："真气从之，精神内守，病安从来。"这里所说的"真气"就是机体抵抗病邪的"正气"，如果人体的正气旺盛，邪气就不易侵入，或虽侵入，也能驱邪于外，免于生病。即所谓"正气存内，邪不可干"；如果正气虚弱，不足以抵抗外邪，则邪气易侵入机体而引起疾病，即所谓"邪之所凑，其气必虚"。故可以认为，机体的抗病能力（正气）在某种意义上具有"免疫力"的含义，包含着人体免疫系统的正常功能。

《素问·生气通天论》说："风者，百病之始也，清静则肉腠闭拒，虽有大风苛毒，弗之能害。""风"是一种外邪，"大风苛毒"是指致病强烈的外邪，如果平时能做到"法于阴阳，和于术数，食饮有节，起居有常，不妄作劳"（《素问·上古天真论》），则正气旺盛，肌肉丰满，腠理固密，能适应自然环境，虽然外界有强烈的致病因素，也不会引起疾病。

综观上述，正气具有抗御外邪、护卫肌表等作用，其中似乎包括了西医学的特异性和非特异性免疫在内，其作用主要靠正气中的"元气"来完成。元气（包括元阴、元阳）对调整体内阴阳平衡、保持机体免疫功能稳定方面起着重要作用。近年来，有人观察到益气药有使免疫球蛋白A和免疫球蛋白G含量增加的作用，助阳（气）药有加速免疫力形成的作用。这些结果表明，"气"可能是免疫力形成的物质基础。

2.诊断方面

《灵枢·本神》曰："肝藏血，血舍魂，肝气虚则恐，实则怒。脾藏营，营舍意，脾气虚则四肢不用，五脏不安，实则腹胀经溲不利。心藏脉，脉舍神，心气虚则悲，实则笑不休。肺藏气，气舍魄，肺气虚，则鼻塞不利少气，实则喘喝胸盈仰息。肾藏精，精舍志，肾气虚则厥，实则胀。五脏不安。必审五脏之病形，以知其气之虚实，谨而调之也。"说明气之虚实皆可以从五脏的病变表现出来，故强调"必审五脏之病形，以知其气之虚实"。这里仅以"气"学理论与神志、脉象的关系来说明对疾病诊断的指导作用。

"神者，水谷之精气也"，可见神是以精气为物质基础的，是脏腑气血盛衰的外露征象。在疾病过程中，若患者语言清晰，反应灵敏，两眼灵活，则说明正气未伤，病情较轻，预后良好；若少气无力，精神萎靡，反应迟钝，甚至昏迷，口开手撒，则表示正气已伤，病情严重，预后不良。"气"对脉搏的影响甚大，这是因为"胃者，水谷之海，六腑之大源也……是以五脏六腑之气味，皆出于胃，变见于气口"（《素问·五脏别论》），"寸口者，脉之大会"（《难经·一难》）。所以，脏腑经脉气血的盛衰，都可以从寸口脉上反映出来。在病变中，脉长而实、洪、大，则表示邪气亢盛而正气亦盛，此为实证，预后良好，故为"长则气治"。短脉，是气血不足的虚证，故为"短则气病"。代脉，是脏气衰微，气血亏损，元阳不足，以致脉气不相续接，故为"代则气衰"。细脉，多见于久病体弱及忧虑过度正气不足的患者，故为"细则气少"。在病情危重，胃气衰败之时，而真脏脉必露，真脏脉即脉无"胃气"，是人体生机断绝的表现，故谓之死脉。如《素问·平人气象论》言"但弦无胃曰死……但钩无胃曰死……但代无胃曰死……但毛无胃曰死……但石无胃曰死"。故诊察脉象之有无"胃气"，是判断疾病善恶的重要标志之一。

3.治疗方面

"气"学理论在治疗学上的意义，主要体现在"治病求本"的治疗原则上。"治病求本"的方法虽多，"补气"乃为其中之重要法则之一。"脾为后天之本""气血生化之源""脾旺不受邪"。有关研究证明，一些健脾补气药能增加网状内皮系统的功能，提高机体的免疫力，维持体内免疫功能的相对稳定，如增加白细胞的吞噬能力，提高 T 细胞比值及淋巴细胞转化率，促进骨髓造血细胞 DNA（脱氧核糖核酸）合成等。如脾虚型慢性支气管炎、慢性肾小球肾炎、慢性肝炎、低热、重症肌无力等，通过健脾补气方药治疗，病情随之好转，细胞免疫功能也有恢复趋势。

临床也曾见到，有些医者对气虚夹痰、夹瘀患者，若症见有高血压、高脂血症，便不敢用补气之品，畏参芪之类补而壅滞，恐补气后致使血脂增高、血压上升。其实不然，若在适当运用补气药物的基础上，辅以化痰、化瘀，则阳气得以渐复，痰浊、瘀血方可消除，而诸症亦随之好转，从而加速患者的康复。目前，在肿瘤的化疗、放疗中，其在杀灭肿瘤细胞的同时，正气大为损伤。如抑制骨髓造血功能，引起消化道及全身反应等，若一味攻邪（杀灭肿瘤细胞），忽视体弱之躯，就有促使肿瘤恶化的可能。若在放疗、化疗的同时，辅以补气等"扶正培本"中药，则既能大量地消灭敌人（放疗、化疗杀灭肿瘤细胞），又能有效地保护自己（扶助正气，保护和提高机体的免疫功能），起到相辅相成的作用，从而提高疗效。故中医学强调"善为医者，必责根本""胃气一败，百药难施"。以上所述，足以说明"气"学理论对治疗学的重要指导作用。这些独特之处，是西医学所不及。

（四）结语

"气"学理论是中医学宝库中的重要组成部分，具有高度的科学性和实践性。从生理学角度而言，重点讨论了气在物质代谢和功能活动方面的重要作用，将其复杂的生理作用概括为六个方面。对气的病理，从外感、内伤、药物影响等方面探讨了"百病皆生于气"，强调气的病变致病的广泛性、重要性，并以"气虚""气脱"为例讨论了气的病变与西医学的联系。就临床医学来说，它对疾病的诊断和防治都有重要指导意义，从而反映出中医学整体观念强，能够全面地、辩证地认识人体的生理病理，并能妥善处理局部与整体的关系，并不是只看局部不顾整体地来诊治疾病。这从本质上区别于西医学的局部观念如细胞病理学。由此可以看出中医学确实是一个伟大的宝库，蕴藏着无数的精华。但我国古代的"气"学理论，由于历史条件的限制，还带有朴素的辩证法性质，许多内容还未能被科学地阐明。因此，今天我们一定要坚持中医思维，结合现代科学的知识和方法，认真对"气"的实质等问题予以探明，以更好地为临床服务。

五、桂枝汤治疗疼痛要略

先父运用桂枝汤治疗疼痛，权衡病证的复杂多变，结合"药有个性之特长，方有相合之妙用"之说，提出应"师其法而不泥其方"，并在详察细辨病证的基础上，对药物用量、药味加减及方剂合并等方面灵活运用，使方随法立、方证贴切，收获良效。兹结合验案介绍如下。

（一）原方证治

桂枝汤为《伤寒论》方，属仲景群方之冠，由桂枝（去皮）、芍药、生姜、大枣（切）各9g，炙甘草6g组成。具有解肌发表，调和营卫之功效。用于治疗太阳病中风表虚证，临床应用以头痛发热，汗出恶风，鼻鸣干呕，口不渴，舌苔白，脉浮缓或浮弱为辨证要点。仲景论述其具体用法，曲尽其详，如桂枝汤方后注曰："上五味，㕮咀三味，以水七升，微火煮取三升，去滓。适寒温，服一升。服已须臾，啜热稀粥一升余，以助药力。温覆令一时许，遍身漐漐，微似有汗者益佳，不可令如水流漓，病必不除。若一服汗出病瘥，停后服，不必尽剂；若不汗，更服，依前法；又不汗，后服小促其间，半日许令三服尽；若病重者，一日一夜服，周时观之，服一剂尽，病证犹在者，更作服；若汗不出，乃服至二三剂。禁生冷、黏滑、肉面、五辛、酒酪、臭恶等物。"由此提示，临证当重视患者体质强弱之不同，方药功效及所治病证之各异，并密切观察患者服药后的反应，而灵活、合理安排服药方式、次数和时间等，并配以合理膳食，以促进邪去正复。

（二）制方钩玄

由于桂枝汤在《方剂学》教材中被列入辛温解表剂，往往使初入中医之门者首先想到本方是治疗太阳病中风表虚证的专方。解肌发表与调和营卫是桂枝汤的基本配伍形式，本方虽可"发汗"，但其解表之功，仅是众多的功用之一，通过灵活化裁运用范围更为广泛。方中桂枝辛温以散邪，芍药酸敛而益营阴；生姜之辛温，既能助桂枝解肌，又能温胃降逆；大枣之甘，既能益气补中，又能助芍药以和里；炙甘草益气和中，有安中攘外，调和表里，调和诸药之能。方中药物虽仅五味，但寓意精深，发中有补，散中有收，邪正兼顾，阴阳并调，俾表证得之，解表以和营卫，里证得之，化气以调阴阳。因而桂枝汤调和营卫之功不仅可治营弱卫强的太阳病中风表虚证，凡内伤杂病所致的营卫不和诸症，皆可以桂枝汤治之。如《伤寒论》第54条云："病人脏无他病，时发热自汗出而不愈者，此卫气不和也，先其时发汗则愈，宜桂枝汤。"此条自汗并非外感所致之太阳中风表虚证，乃杂病所致营卫不和而发病。治以桂枝汤，旨在调和营卫，营卫和则病自愈。

（三）用方体会

桂枝汤乃仲景群方之首，临证应用广泛。在《伤寒论》中系治疗太阳病中风表虚证的主方，在《金匮要略》中将其扩大运用到治疗内伤杂病，而且两书中运用次数达22条之多。柯韵伯在《伤寒附翼》中盛赞桂枝汤为"仲景群方之魁，乃滋阴和阳，调和营卫，解肌发汗之总方也"。该方对中医学形成理、法、方、药环环相扣的辨证论治体系具有范式意义。其辨证要点是营卫不和、阴阳失调，只要辨证正确，用之每可应手取效。值得重视的是，严守仲景煎服法，亦为取效的关键，尤其是临床存在将本方按解表剂轻煎的误区，仲景"以水七升，微火煮取三升"，说明煎煮时间长，并且用微火。桂枝汤是一个解肌剂，与麻黄汤解表发汗不同，因其发汗力不强，故需服热稀粥以助药力，并"温覆"方可汗出。而麻黄汤不须"啜粥"，只需"温覆"。张锡纯亦谓："凡服桂枝汤原方，欲其出汗者，非啜粥不效。"（《医学衷中参西录》）如《伤寒论》第16条云："桂枝本为解肌……常须识此，勿令误也。"服用该方是否取效，取决于药后是否"微似有汗"。本方并非局限于治疗风寒表虚证，若用其加减治疗内伤杂病，则不必拘泥于此用法。由于桂枝汤"外证得之，为解肌和营卫；内证得之，为化气和阴阳"（《金匮要略论注》），所以还可将其用于病后、产后体弱等因营卫不和，阴阳失调所致的病证，把握此要点方能理解其为仲景群方之首的意义。桂枝汤所治内伤杂病与其调和营卫、温阳益卫、益阴和营、温中补虚、调和脾胃、温经活血止痛等作用有关。

本方外调营卫，内调阴阳，以桂枝、白芍合用为基本配伍形式，这一组方结构仲景运用较广，如小建中汤系桂枝汤倍用芍药，以温中补虚、和里缓急，调脾胃阴阳不和，擅治阳虚而营阴不足之腹中拘急疼痛；黄芪建中汤是小建中汤内加黄芪，以增强健脾益气、缓急止痛之功，用于治疗里急腹痛以喜温喜按为表现者；当归建中汤偏重于温补气血、缓急止痛，主治产后虚羸不足，腹中疼痛不已，或小腹拘急挛痛引腰背，不能饮食者；当归四逆汤温经散寒，养血通脉，主治血虚寒厥证；炙甘草汤调心阴阳气血不足，主治脉结代、心动悸，因胸满仲景去芍药之酸敛，以麦冬代替芍药之调阴。临床运用桂枝汤及其变方治疗多种疼痛，常可收到满意疗效，兹择要述之如下。

1. 治疗指（趾）端痛证

桂枝汤加减可用于素体血虚，复感寒邪，凝滞经脉，血行不畅所致的指（趾）端疼痛，手足厥冷，舌质淡，苔薄白润，脉沉细无力。常在方中重用桂枝配当归、小剂量川芎、细辛，白酒适量，以温经活血，通脉止痛。桂枝辛、甘、温，入心经，既可温经散寒，又可温通血脉，前人称其为"寒伤营血，亦不可少之药"；川芎为血中之气药，其与当归合用，甘补辛散，养血活血，散寒止痛；细辛与白酒同用温经散寒，助桂枝温通血脉。本方温阳与散寒并用，养血与通脉兼施，温而不燥，补而不滞，故用于治疗血虚寒凝兼血瘀的痛证，独擅其长。病程较长者，常需加蜈蚣、白僵蚕，以搜风通络；有化热之象者，加知母，以清热通络，寒热并用，并防桂枝、细辛燥烈太过，伤及阴血；素体气虚者，加黄芪，以益气活血；女子兼痛经，男子兼寒疝、睾丸掣痛、牵引少腹冷痛、四肢逆冷、脉弦者，加吴茱萸、香附、乌药，以理气止痛。现代临床常用本加减方治疗雷诺病、多发性大动脉炎、血栓闭塞性脉管炎、肩周炎、冻疮、痛经、风湿性关节炎等属血虚寒凝者。

脾胃阳虚，寒凝血脉，湿邪中阻案

李某，女，23岁。1979年11月27日初诊。

主诉：左手发冷、麻木、疼痛反复发作半年余。

病史：患者于半年余前出现左手发冷、麻木、疼痛，劳累或受凉后尤甚。经当地省级医院诊断为"大动脉炎"。用激素、抗生素、扩张血管药等治疗，病情虽可暂时缓解，但易反复。刻下症：左手发凉、麻木，遇冷麻木加重且疼痛，形体素弱，手足不温，面色萎黄，倦怠乏力，畏寒，脘痞纳差，小便调，大便溏，每日1~2次，左侧寸口及反关、斜飞等脉位举按寻皆无脉应指，右脉沉缓无力，舌质淡略暗，苔薄白腻。血压：右上肢115/65mmHg，左上肢血压0，生化、心电图、胸部DR等检查均未见异常。西医诊断：多发性大动脉炎。中医诊断：无脉症。证属脾胃阳虚，寒凝血脉，湿邪中阻。治宜温中散寒，养血通脉，佐以燥湿和中。方用黄芪桂枝五物汤加减。

处方：黄芪40g，桂枝20g，白芍15g，干姜15g，大枣8枚，当归15g，川芎12g，苍术12g，厚朴12g，薏苡仁30g，炙甘草6g。每日1剂，水煎400mL，分2次温服。

二诊：服上方7剂后，脘痞纳差、大便溏好转，左手发凉、麻木未获显效，予原方加肉桂3g再投。

三诊：继服12剂后，自觉左手转温，麻木减轻，原方去肉桂、薏苡仁，桂枝减至15g，继服14剂，诸症悉除。

按：《类证治裁》认为，"诸痹……良由营卫先虚，腠理不密，风寒湿乘虚内袭，正气为邪气所阻，不能宣行，因而留滞，气血凝涩，久而成痹"。可见，无脉症当属于"诸痹"中脉痹之范畴。由于患者形体素弱，在仲冬发病，显属风寒之邪凝涩气血而致。其证虽以无脉及指端发凉、麻木、疼痛为特征，但尚未见手足逆冷，脉微细等肾阳虚之象，故其用药附子、乌头之类未予轻投，以防大辛大热之品更伤气血而麻木益甚。方选黄芪桂枝五物汤加减，以黄芪、干姜温中健脾为基础，以桂枝、白芍温通气血，调和营卫为主药，复加味香气浓之肉桂，以增强除积冷，通血脉之效。本案之寒凝血脉，虽有"瘀象"，但尚未形成"瘀证"，瘀象源于寒凝，故其治疗仅用当归、川芎，以养血活血，而不用桃仁、红花辈孟浪逐瘀。药似平淡，实则丝丝入扣，故收佳效。

2. 治疗颈项痛证

颈项痛证多见于颈型与神经根型颈椎病、肩周炎、颈肩综合征等，凡证属气虚血滞、营卫不和、外感风寒者，皆可用桂枝汤加减治之。其临床表现以颈项疼痛，涉及肩背，或兼肌肤麻木不仁，舌质淡，苔薄白，脉沉弦细或沉缓为特征，往往因劳累而疼痛、麻木加重，可兼头晕目眩、四肢无力等。初起多为风寒之邪闭阻经络气血，以邪实为主，用桂枝汤加当归、川芎、防风、羌活，以调和营卫、养血祛风、舒筋通络。若反复发作，气血渐耗，筋脉失养，正虚邪恋而缠绵不愈，此时则以正虚为主，可加入大剂量黄芪，组成黄芪桂枝五物汤，取其甘温益气，补在表之卫气。黄芪配桂枝固表而不恋邪，桂枝伍黄芪益气温阳，疏风寒而通痹。痛引肩背者，加姜黄、葛根，以舒筋通痹止痛；兼下肢痛者，加独活、牛膝、木瓜；兼上肢痛者，加羌活、桑枝；腰痛者，加川续断、杜仲；舌苔白腻，肌肤麻木不仁者，加胆南星、白芥子、地龙、天麻；痛久入络，舌质紫暗，脉沉细涩者，可加当归、川芎、蜈蚣；若眩晕者，加熟地黄、山茱萸、当归、天麻，以填精益肾，养血息风。如此辨证用药，体现出颈项痛临床表现的复杂性，而且因其多由长期劳损复感外邪而形成，中老年人患病者较多，多属正虚邪实，故发病初期通痹止痛之药不可过用、久用，病程日久者，则以益气养血、调和营卫为主，而且需守方守法，缓缓收功。

脾肾气虚，营卫不和，风寒痹阻脉络案

宋某，男，57 岁。1983 年 6 月 2 日初诊。

主诉：左侧颈肩部疼痛、左手指麻木反复发作 2 月，加重 1 周。

现病史：患者于 2 个月前外出感寒后出现左侧颈肩部疼痛，左手指麻木，在当地县医院诊断为"颈椎病"，经针灸、理疗等多种治疗，疼痛、麻木有所好转。近 1 周来，因伏案劳作而左侧颈肩部疼痛及左手指麻木加重。刻下症：左侧颈肩部疼痛及左手指麻木，颈部活动受限，左上肢沉重无力，握力减退。食欲不振，倦怠乏力，小便调，大便干，2～3 日 1 行，脉弦细，舌质暗淡，苔薄白。患者为工程设计师。查颈椎 DR 示骨质增生，椎间隙变窄，项韧带钙化。西医诊断：神经根型颈椎病。中医诊断：项痹。证属脾肾气虚，营卫不和，风寒痹阻脉络。治当益气和营，通经活络，祛风散寒。予黄芪桂枝五物汤加减。

处方：黄芪 20g，桂枝 15g，白芍 20g，赤芍 12g，当归 15g，葛根 20g，鹿茸 3g（现已禁用），地龙 12g，生姜 6g，大枣 8 枚，炙甘草 9g。每日 1 剂，水煎 400mL，分 2 次温服。

二诊：服上方 7 剂，颈肩疼痛减轻，手麻减而未已，颈部已能自由转动。效不更方，继服上方。

三诊：服上方 14 剂后，诸症消失，予中成药以善其后。

按：脊椎之为病，首当责之于肾、督。督脉贯脊，属肾，总督一身之阳气，为"阳脉之海"。《灵枢·营气》谓："上额，循颠，下项中，循脊，入骶，是督脉也……"从发病年龄看，患者年近花甲，肾之精气日衰，即《素问·阴阳应象大论》谓："年四十，而阴气自半也，起居衰矣。"加之久坐劳作，而"积劳成疾"。脾肾气虚，气血生化乏源，营卫不和，风寒痹阻脉络，则肢体麻木、疼痛与食欲不振、倦怠乏力并见。故用黄芪桂枝五物汤健脾益气，调和营卫；桂枝与葛根、生姜相配，以疏风解肌散寒；白芍与当归、赤芍合用，以增强养血柔筋之功，兼取"治风先治血，血行风自灭"之义；合用芍药甘草汤，以缓急止痛；地龙性善走窜，长于通络止痛；鹿茸禀血肉之质，味甘咸，性温，入肾、肝经，补督脉，益肾气，养精血，强筋骨，亦系引经之药，故为治疗脊椎病必用之品。诸药如此相配，补脾肾则营卫得布，通经活络则气血通达，而诸恙悉除。

3. 治疗风寒湿痹

以桂枝汤为基础重用桂枝，加威灵仙治疗风寒湿痹以上肢痛为主之"痛痹""行痹"，常可收到可靠疗效。《药性本草》谓桂枝能"去冷风疼痛"。《本草衍义补遗》亦云桂枝善"横行手臂，治痛风"。威灵仙辛、咸、温，归膀胱经，长于祛风除湿，通络止痛。《本草经疏》曰："威灵仙，主诸风，而为风药之宣导善走者也。"桂枝与威灵仙相配善治上肢痹痛，桂枝偏于通经，适宜于新病，而威灵仙重在通络，适宜于久病，故二药合用治疗风寒湿痹，新、久者皆宜。偏于"行痹"者，加防风、秦艽；偏于"痛痹"者，加制川乌头、羌活；产后周身疼痛不已，遇风寒痛甚，食欲不振者，加黄芪、当归、川芎；素体脾肺气虚者，加黄芪、白术；指关节僵硬者，加炒露蜂房、白芥子；关节痛甚，舌质紫暗者，加蜈蚣、制乳香、制没药；邪从热化，关节红肿热痛者，加知母、忍冬藤；湿邪偏盛者，加苍术、薏苡仁。

脾胃气虚，营卫不和，风寒阻络案

李某，女，46岁。1979年10月21日初诊。

主诉：间断四肢关节疼痛半年，加重20余天。

病史：患者半年前因月经期淋雨，次日即感四肢关节疼痛，每逢阴雨天即痛甚，经用布洛芬等药物治疗可缓解疼痛，但仍然反复发作。刻下症：四肢关节疼痛游走不定，以上肢为重，关节屈伸不利，月经量少，色暗，胃脘隐隐作痛，小腹胀痛，食欲不振，面色萎黄，二便调，脉沉弦细，舌体胖，舌质淡略暗，苔薄白。西医诊断：风湿性关节炎。中医诊断：痹病。证属脾胃气虚，营卫不和，风寒阻络。治宜益气通络，调和营卫，祛风散寒。予黄芪桂枝五物汤合丹参饮加减。

处方：黄芪25g，桂枝15g，白芍25g，大枣8枚，生姜12g，威灵仙15g，川芎15g，香附12g，丹参30g，檀香6g（后下），砂仁12g（后下），炙甘草9g。每日1剂，水煎400mL，分2次温服。

二诊：服上方 7 剂，四肢关节疼痛明显减轻，胃脘隐痛好转，唯小腹胀痛未获显效。于原方加肉桂 3g，甘温助阳以补虚，辛温散寒以止痛。

三诊：服上方 7 剂后，诸症悉除。

按：患者月经期淋雨，经血下行，气血相对不足，卫表不固，以致风寒乘虚而入。风为阳邪，善行而数变，日久损及营阴；寒为阴邪，易伤阳气，日久损及脾胃，故关节疼痛与胃脘痛并见。月经量少，色暗，小腹胀痛为寒凝血瘀之症。治当标本兼顾，方中用黄芪健脾益气，以助营卫生化之源；以桂枝汤调和营卫，祛风散寒；重用白芍、生姜，滋养营血，宣通阳气；威灵仙与桂枝相配，以助祛风散寒之力且善治上肢痹痛；合芍药甘草汤，以缓急止痛；丹参饮化瘀行气止痛，为治疗心胃诸痛之良方，其与香附、川芎合用，既可增强理气活血之功，又能兼调冲任而调经。诸药相配，师其法而不泥其方，方证贴切，治尽其能，而肢痛自止。

4. 治疗蛇丹痛

由于带状疱疹后遗神经痛可呈刺痛、灼痛，并且疼痛多较剧烈，故其常伴有局部皮肤痛不可触，疼痛可持续 1 个月以上，甚至 10 余年不等，年龄越大痛感越重，越难根除。在治疗上往往侧重于止痛，患者多有长期运用清热利湿药物的治疗史，以致其脾胃之气大为损伤，而正虚邪恋，疼痛反不易除。疼痛只是本病的外在表现，只有治病求本、标本兼治，方能收到可靠疗效。对于胁肋疼痛兼有口苦咽干、心烦、畏风自汗、脘痞纳呆，甚或恶心呕吐者，用小剂量柴胡桂枝汤加减治疗，常可取得事半功倍之效。柴胡桂枝汤为小柴胡汤与桂枝汤各半量之合方，既能调和营卫气血、和解表里，又能疏利肝胆、调理脾胃。至于药物用量，当权衡营卫不和与少阳不和之主次，详察脾胃之气损伤之轻重，而灵活加减，不必拘泥。若胸胁痛甚者，加川楝子、延胡索；兼腰背部痛者，加葛根、桑寄生、川续断；痛发于头部者，加细辛、白芷；兼上肢痛者，加络石藤、桑枝、姜黄；兼下肢痛者，加牛膝、独活、乌药；局部色暗，以刺痛为主者，加制乳香、制没药、当归、蜈蚣；以窜痛、胀痛为主者，加三棱、莪术、王不留行；脾胃气虚者，加黄芪、白术；湿邪偏盛者，加苍术、薏苡仁、茯苓；热邪偏盛者，加龙胆草，重用黄芩等。

正虚邪恋，热郁少阳案

王某，女，42岁。1980年10月21日初诊。

主诉：右胸胁及腰背部疼痛半年余。

病史：患者自述半年前"感冒"后，右胸胁及腰背部出现透明水疱如黄豆大，经治疗疱疹消失，但局部疼痛逐渐加重，先后用中、西药（药名不详）治疗半年余疼痛未减，遂来就诊。刻下症：右胸胁及腰背部疼痛难忍，以胸胁为重，痛如针刺，活动时接触衣服即痛甚，局部皮肤色暗，形体素弱，倦怠乏力，稍活动即出汗，口干，口苦，不欲饮食，情志抑郁，小便黄，大便干，舌质淡略暗红，苔薄白微黄，脉弦细。西医诊断：带状疱疹后遗神经痛。中医诊断：蛇丹痛。证属正虚邪恋，热郁少阳。治宜益气通络，透郁和营，和解少阳。用柴胡桂枝汤合升降散加减。

处方：柴胡12g，黄芩9g，党参15g，清半夏9g，桂枝12g，白芍15g，生姜3片，大枣6枚，僵蚕12g，蝉蜕6g，全蝎6g，姜黄12g，制大黄9g，炙甘草9g。每日1剂，水煎400mL，分2次温服，全蝎研粉冲服。嘱其忌食辛辣及海鲜之品。

二诊：服上方至14剂，疼痛有所减轻，但仍口干、口苦、不欲饮食、大便干，以生大黄易制大黄，加枳实12g。

三诊：服上方3剂，大便已畅，口干、口苦消失，饮食增加，疼痛明显减轻，此为毒邪渐去，正气渐复之象。遂予原方减升降散，加黄芪15g，当归15g，以增强益气养血之力。

四诊：继续服用上方21剂，疼痛消失。

按：患者形体素弱，倦怠乏力，患带状疱疹后遗神经痛半年余未愈，显属正气不足，余毒未尽，痛久入络。加之稍活动即出汗，口干，口苦，不欲饮食，小便黄，大便干，乃营卫不和，热郁少阳之象。故治当宜益气通络，解郁和营，和解少阳。用柴胡桂枝汤加减，取小柴胡汤透泄少阳之邪，疏泄气机之郁滞，其中党参、大枣、炙甘草健脾益气，共奏通荣相济之效。俾正气旺盛，则邪无内向之机，可以直从外解；桂枝汤外和营卫，内调气血，可治外感、内伤杂病营卫气血经脉不通之病；合升降散升轻降浊，疏风清热而解郁，俾内外通达，气血调和，而诸恙尽除。

5. 治疗胃脘痛

《伤寒论》有"伤寒，阳脉涩，阴脉弦，法当腹中急痛者，先与小建中汤"之训。由于以桂枝汤为基础的小建中汤具有温中补虚，和里缓急之功效，所以用治中焦虚寒、肝脾不和的胃脘痛最为合拍。此病证虽以虚为主，但桂枝味甘辛而气温，甘温能补、能缓、能温，味辛能行，其君臣药虽为饴糖、芍药，但如不用桂枝，则难以收效。桂枝与饴糖相配，辛甘化阳，温中焦而补脾虚；桂枝与生姜合用温阳气，祛寒邪；芍药配炙甘草，酸甘化阴，缓肝急而止痛；大枣合炙甘草，益气和中，调和诸药。可见，本方既可温中补虚，又兼柔肝理脾，益阴和阳之用。桂枝虽有温阳之功，但未见辛燥之弊，前贤"投以桂枝，犹如离照当空，阴霾自散，历来多以舌红为桂枝之禁忌……只要舌上有津，其有桂枝适应证者，舌红亦可选用"之论，诚属经验之谈。脾胃虚寒之胃脘痛，虽以胃脘拘急疼痛、喜暖喜按为特征，但由于其病程较长，病因复杂，而且患者体质各异，以致易于形成寒热错杂、虚实相兼之候，其中以气血俱虚、木郁乘土、土壅木郁、痛久入络等兼证为常见，或兼肝寒、饮停、湿聚、食积之象等，故临证当详察细辨，灵活遣药。举要而言，若木郁乘土者，合四逆散，以疏肝和胃；湿聚者，合平胃散，以燥湿健脾；饮停者，合小半夏汤，以化饮降逆；痛久入络者，合丹参饮，以通络止痛；肝寒犯胃者，合吴茱萸汤，以温中补虚，降逆止呕；反酸者，去饴糖，合左金丸加瓦楞子，以疏肝清热，和胃止酸；泛吐清水较多者，合理中丸，以温中化湿；面色萎黄、气短乏力者，合四君子汤，以补益气血；阳虚寒甚而痛剧者，合大建中汤，以温中散寒，降逆止痛；寒热错杂者，合甘草泻心汤，以辛开苦降，和胃消痞，但必须权衡其寒热之偏胜，而调整干姜、黄连用量之轻重。疼痛缓解，寒象不明显，以脾胃气虚为主者，改用香砂六君子汤，益气健脾，行气和胃，以善其后。上述桂枝汤与有关方药的合用、改用，共10"合"1"改"，计11首方，虽难概括临证用药之全，但对于探究脾胃虚寒胃脘痛之用药规律不无裨益。

脾胃气虚，清阳下陷，湿热瘀血互结案

魏某，男，20 岁。1981 年 7 月 21 日初诊。

主诉：胃痛反复发作 1 年余，加重 1 周。

病史：患者自述平时喜吃凉食，加之 1 年余前学习压力大，以致出现胃脘疼痛，疼痛时作时止，不思饮食，经止痛、助消化等西药治疗虽可缓解，但仍反复发作。1 周前进食凉面后，胃痛加重。经用香砂六君子丸等药治疗，疼痛无明显缓解。刻下症：胃脘隐隐作痛，绵绵不休，按之痛缓，入夜痛甚，伴晨起口臭，眩晕、耳鸣时作，饮食减少，嗳气不爽，肢体倦怠，少气懒言，面色萎黄，形体瘦削，大便稀溏，每日 2～3 次，舌质暗淡有瘀斑，舌苔白厚腻微黄，脉虚大无力。西医诊断：慢性浅表性胃炎；胃下垂。中医诊断：胃痛；胃缓。证属脾胃气虚，清阳下陷，湿热瘀血互结。治当健脾升阳，辛开苦降，化瘀通络。用黄芪建中汤合半夏泻心汤、丹参饮加减。

处方：黄芪20g，桂枝12g，白芍25g，生姜6片，大枣5枚，党参15g，茯苓20g，陈皮12g，清半夏12g，黄连6g，柴胡12g，升麻6g，丹参30g，砂仁12g（后下），醋延胡索12g，炙甘草9g。每日 1 剂，水煎400mL，分 2 次温服。嘱其忌食生冷及油腻之品。

二诊：服上方 5 剂后，胃脘痛基本消失，唯在空腹及夜晚胃脘隐痛偶作，效不更方，继服 5 剂。

三诊：继服上方 5 剂后疼痛消失。以补中益气丸善后调理，三个月后随访，胃痛未作。

按：患者素食生冷，思虑过度，必致脾胃损伤，加之痛久入络，湿郁化热，以致虚实错杂，湿、瘀、热互见，然虚而不寒，总以脾胃气虚，"虚""瘀"并存为病机特点。胃脘隐痛，入夜痛甚，舌质暗淡有瘀斑，为虚而兼瘀之象；晨起口臭，眩晕、耳鸣、嗳气、纳少、便溏，乃脾胃升降失常，清浊壅滞，湿郁生热之征。治当以黄芪建中汤健脾益气，缓急止痛为主；选方虽未言补中益气汤，但黄芪与党参、柴胡、升麻并用，体现了补中益气汤补气升阳举陷的基本结构；配陈皮、砂仁，以和胃降浊，使诸药补而不滞；合半夏泻心汤意在辛开苦降，以分解中焦之湿热；与丹参饮同用，以活血祛瘀，行气止痛。药证合拍，共奏健脾升阳，辛开苦降，化瘀通络之功。

第二章　学术思想撷要

第一节　辨治痛证学术思想

一、痛证的科学内涵

痛证是指人体经络气血失和，而以自觉疼痛（苦楚）为主要临床表现的一类病证。其病位在经络，其病机特点为气血失和，其临床特点系以自觉疼痛为主，其范围系一类病证。若因局部非伤害性刺激，而乍痛乍止，而且无相关兼症者，不属于痛证之范围。《广雅》曰："疼，痛也。"《说文解字》曰："痛，病也。"说明痛与疾病有关，本义为疼痛。《辞海》曰："痛，因疾病或创伤而感觉苦楚，如头痛。"在此可以理解为"疼"与"痛"的含义并无严格区别，是泛指"感觉苦楚"而言。

经络气血失和致痛系对其病机之总概括，一般谓之"不通则痛"。从临床实际情况看，疼痛的病机并非仅限于"不通则痛"，还应包括"不荣则痛""诸痛属心"和"久痛入络"，而且"不通"与"不荣"往往互为因果，密切相关。《医学三字经·心腹痛胸痹第七》提出了"痛不通，气血壅"的观点，并以"通则不痛""痛则不通"释之。此确系提纲挈领之语，同理，"不荣则痛"则应指"痛不荣，气血空，荣则不痛，痛则不荣"。由于心藏神，主血脉，故"诸痛属心"说，意在强调心神、血脉的功能失常亦可导致疼痛，而患者受疼痛的折磨又可造成心神失守，甚至抑郁和焦虑而加重疼痛。由是观之，疼痛是一种复杂的生理、心理失调病证，如果忽视心神因素，则有失偏颇。

痛证可泛见于内、外、妇、儿、骨伤、肿瘤、神经、五官等科的常见病、疑难病之中，涉及的范围甚广。以部位言，人之一身，自顶至踵，俱有痛证；以病位言，脏腑、经络的病变皆可致痛，而以经络为共性；从病因论，举凡寒凝、热壅、湿阻、痰结、气滞、血瘀、食积、虫聚、结石、损伤，或脏腑阴阳气血亏虚诸因，悉可致痛，而以寒邪为关键；从临床特征看，表现有多样，如胀痛、刺痛、冷痛、灼痛、绞痛、坠痛、隐痛等；在治疗方面，除药物疗法外，其他如针灸、气功、推拿、按摩、捏脊、刮痧等非药物疗法和外治疗法亦颇为丰富，而且安全简便，每获药（针）到痛除之效，很少有毒副作用。这些内容表明，中医学对痛证的认识和经验形成了独特的理论、诊疗体系，其丰富疗法和可靠疗效，为人类的卫生保健事业做出了巨大贡献，是中医学的重要组成部分。

二、痛证分类

痛证的临床表现错综复杂，可发于身体的任何部位。因此，为便于临床辨证，审知病因，勘清病位，昭明病性，对痛证尤须进行纲举张目地分门别类。《素问·举痛论》根据疼痛的部位、特点，将痛证分为14种，可谓痛证分类的开端。如谓："其痛或卒然而止者，或痛甚不休者，或痛甚不可按者，或按之而痛止者，或按之无益者，或喘动应手者，或心与背相引而痛者，或胁肋与少腹相引而痛者，或腹痛引阴股者，或痛宿昔而成积者，或卒然痛死不知人，有少间复生者，或痛而呕者，或腹痛而后泄者，或痛而闭不通者。凡此诸痛，各不同形……"后世诸贤，代有补充，迄今已较完善。

（一）病因分类

痛证发生的原因多端，举凡外感六淫，使经络闭阻，营卫凝涩；或情志内伤，气滞血瘀，脏腑壅滞；或脏腑气血亏乏，络脉空虚失养等，均可致痛。诚如《本草求真》所说："痛有因寒、因热、因风、因湿、因滞、因血、因气、因火、因虫之分。"现结合临床实际，从病因角度将痛证分为外感六淫、疫疠疼痛，内伤七情、饮食疼痛，劳逸失度疼痛，外伤疼痛，痰饮疼痛，瘀血疼痛等数种。

1. 外感疼痛

外感疼痛指感受外界风、寒、湿、燥、火热及疫疠之气所致的疼痛。六淫侵袭，使经络闭阻，营卫凝涩，气血不通，而致疼痛。至于疠气，则为一类具有强烈传染性的病邪，所致疼痛见于某些传染病，如大头瘟、疫毒痢、霍乱等，因是从外感受，故归之于外感疼痛。外感疼痛多较剧烈，往往是痛而不休，临床多为实证。

（1）风袭痛：人体感受风邪，壅塞经络，可致疼痛。其特点是：①因风为阳邪，易袭阳位，故疼痛部位多见于人体上部（头面），所谓"伤于风者，上先受之"，"高颠之上，唯风可到"是也，如头风痛、面痛等，大多为风邪所为；②因风性善行数变，故所致疼痛多是游走不定，如风寒湿杂至之痹证，若见肢体疼痛，游走不定之行痹，即是风气盛所致。正如《素问·痹论》说："风寒湿三气杂至合而为痹也，其风气胜者为行痹。"

（2）寒凝痛：寒邪侵袭，极易致痛。因寒性凝滞收引，易致经脉闭阻，气血不通，"不通则痛"。正如《素问·举痛论》说："寒气入经而稽迟，泣而不行，客于脉外则血少，客于脉中则气不通，故卒然而痛。"可见，疼痛乃寒邪致病之一大特点。寒痛的特点：①疼痛剧烈；②部位较固定；③得温则减；④可发于身体各处。

（3）湿着痛：人体感受湿邪，遏阻经络，影响气血运行而致疼痛。其特点是：①因湿性趋下，易袭阴位，故湿痛多见于人体下部（下肢关节为多），所谓"伤于湿者，下先受之"是也；②因湿性重浊，故所致疼痛多是重着不移，如着痹之四肢关节沉重疼痛，即为湿邪偏盛所致；③因湿性黏滞，不易速去，故湿邪致痛多缠绵反复，病程较长。

（4）火灼痛：火热之邪侵袭人体，易灼伤津血，壅塞经络，从而导致疼痛。火热致痛临床虽不及寒邪致痛为多，但也屡见不鲜，尤其是外科疮疡疼痛及眼科疾患疼痛，更是属火者为多。故《素问·至真要大论》指出"诸病胕肿，疼酸惊骇，皆属于火""诸痛痒疮，皆属于心（火）"。火热致痛有以下特点：①灼痛或红肿热痛；②疼痛剧烈；③得凉则减；④全身可见，尤以上部为多。

（5）燥涩痛：感受燥邪，使津血亏少，络脉失养致痛。其特点是：①因燥性干涩，故其痛多为干痛；②因燥邪侵袭途径多经口与鼻，故疼痛部位常是咽部、鼻部；③燥易伤肺，肺居胸中，故燥邪干肺，易致胸痛。

（6）疫疠痛：其致痛机理为疫毒闭阻经脉所致，常见于大头瘟、霍乱、疫毒痢、烂喉痧等疾病之中。其特点是：①疼痛剧烈，如大头瘟之头痛如劈，霍乱之腹痛如绞，烂喉痧之咽喉剧痛等；②具有传染性。

2. 内伤疼痛

内伤疼痛指因七情过激、饮食不节、劳逸过度所致的疼痛。因这 3 种因素损害人体皆由内所伤，故称为内伤疼痛。若因于饮食、七情者，疼痛较剧，常为实证；若因于劳逸者，疼痛较缓，虚证为多。

（1）情志过激致痛：七情致痛主要是影响了脏腑气机的运行，使气机紊乱，气血运行不畅而发病。如大怒则使气机上逆，所谓"怒则气上"，所伤内脏为肝。肝气逆乱，气滞血瘀，则可出现胁痛、妇女痛经、胃脘痛等证。疼痛特点多为胀痛走窜。再如过喜，可使气机缓散不收，所谓"喜则气缓"，气血运行无力，脉络不畅可致心痛、腹痛等。

（2）饮食不节致痛：《症因脉治》云："食积腹痛之因，饮食不节，或饥饱伤损，或饱时强食，或气食相凝，或临卧多食，皆成腹痛之症也。"又云："饮食不节，伤其胃口，太阴升降之令，凝结壅闭，则食积之痛作矣。"饮食不节泛指饥饱失调、饮食不洁，饮食偏嗜等。临床上以饮食过饱致病最为多见。其疼痛部位多发于胃肠。正如《素问·痹论》所说："饮食自倍，肠胃乃伤。"若饮食过饱，食积内停，阻滞气血，其痛多是胀满疼痛，拒按，食后痛剧，嗳气、矢气后痛减，属于实证；若饮食偏少，日久则气血亏虚，络脉失养，其痛多为隐痛，饥渴时加剧，得食后减，故临床以虚证为多；若饮食不洁，除可直接引起腹痛、泄泻等肠胃疾患外，尚可酿生虫疾，而致腹部阵发性疼痛；若饮食偏嗜，亦可致痛。如饮食偏寒，可致腹部冷痛、泄泻；饮食偏热，则可致腹部胀满疼痛、便秘等，临床以实证为多见。

（3）劳逸失度致痛：《医学正传》曰："若夫劳役伤形，致身体解体而作痛。"劳，指过度劳累，包括劳力过度、劳神过度和房劳过度。劳力伤气血，劳神伤心脾，房劳伤肾精，久则致内脏亏损，阴血不足，精气衰少，络脉失养，而出现疼痛。疼痛虽可发于全身，但以头、腰、胸腹部最为多见，其痛多为隐痛、空痛、绵痛，多属于虚证。过度安逸，使气血壅滞，亦可致痛。其痛可为闷痛、滞痛或木痛。如伏案过久，胸阳不展，可致胸部闷痛；久坐久卧，气血壅滞肌肉，可致机体郁滞疼痛，临床常表现为虚实夹杂之证。

3. 外伤疼痛

《景岳全书》曰："跌仆伤而腰痛者，此伤在筋骨，而血脉凝滞也。"外伤包括跌仆闪挫、持重努伤、枪弹金刃所伤、冻伤、虫兽伤等。外伤疼痛多是肿痛，即疼痛时伴有局部肿起高大，多发于躯干、四肢及头颈、腰骶部。

4. 痰饮疼痛

外感、内伤皆可致水液代谢障碍而形成痰饮。痰饮既成，便停留于身体某一局部，堵塞经络，闭阻气血，而致疼痛。痰饮致痛较为广泛，可发于全身任何部位。如痰饮阻于心肺，可见胸痛；痰饮上泛，可致头痛、面痛；痰饮流注筋骨，可致阴疽流注作痛等。饮邪致痛，临床多见于"悬饮"之胸胁咳唾引痛，亦可见于饮泛肌肤之身体重痛。

5. 瘀血疼痛

瘀血，指体内血液运行不畅，甚至停滞，或离经之血积于体内所形成的病理产物，凡气虚、气滞、血寒、血热皆可致瘀血。瘀血既成，便阻碍气血之运行，而致疼痛。可以说，疼痛是瘀血的必有症状，瘀血则为疼痛的根本原因，所谓"痛则不通""通则不痛"也。瘀血疼痛可发于身体任何部位，如瘀阻于心，则见真心痛；瘀阻于肺，致胸痛；瘀阻于胃肠，致胃痛、腹痛；瘀阻于肝，致胁痛；瘀阻于胞宫，致小腹痛；瘀阻于肢体，致局部肿痛等。其特点表现为：①刺痛、刀割样痛；②痛处固定不移；③疼痛拒按；④夜间痛甚；⑤痛处或见肿物。

（二）病位分类

病位，指疾病发生、发展的部位，由于疾病是在不断地发展变化中，因此病位也会随着这种动态变化而由一处引发或牵连到另一处，于是在临床上便有原发病位和继发病位之别，疼痛也是如此。需要指出的是，疾病发生的部位应与疾病表现的部位相区别，前者为病位，后者则为症位。就疼痛而言，痛位不能代表病位，如肝气犯胃所致的胃脘痛，则是痛在胃脘，而病在肝胃。疼痛的病位可表现在脏腑、经络、气血、津液等多处，因此，从病位上对疼痛进行分类，主要以脏腑经络、气血津液为基础，兹分别论述之。

1.脏腑经络分类

人体以五脏为中心，通过经络连属六腑，从而构成一个完整的整体。脏腑功能异常所致的疼痛，可出现在脏腑所处的部位及其经络循行路线上，因此，通过经络和脏腑的配属关系，将多种疼痛分类归纳，归属于脏腑，尤以五脏为主对痛证进行分类甚为重要。

（1）病在肝（胆）：肝（胆）居于胁肋，足厥阴肝经和足少阳胆经循行于人体头部两侧及颠顶、耳周围、少腹、阴器等部位。因此，凡上述这些部位出现疼痛，如头顶及两侧痛、耳痛、胁肋痛、少腹痛、股阴痛、外阴痛等，均与肝（胆）密切相关。此外，肝气失和所致的疼痛如肝气郁结之胃痛、疝痛，肝阳上亢之头痛、目痛等，亦属此列。

（2）病在心（小肠）：心居胸中，手少阴心经和手太阳小肠经循行于人体两眼内外眦、颜面、胸部正中、肩胛及上肢内侧，分别沿小指向上至相应部位，故凡上述这些部位出现的疼痛，如眼部两眦痛、面痛、胸痛、肩胛痛、上肢内侧痛等，均与心（小肠）密切相关。此外，本病位也包括因心（小肠）功能失调所致的疼痛，如心血瘀阻之真心痛、背痛，心火上炎之舌痛，心热移于小肠之小便时痛，小肠气滞之盘肠气痛等。

（3）病在脾（胃）：脾胃居于脘腹，足太阴脾经和足阳明胃经循行于人体头角、前额、鼻根、上齿、舌、胃脘、股腹、胫骨外侧等部位。因此，凡上述部位出现疼痛，如前顶或额部痛、上齿痛、舌痛、胃脘痛、大腹痛、股腹痛、下肢外侧痛等，均与脾（胃）密切相关。此外，因脾胃功能失调所致的疼痛，如脾气下陷之小腹痛，胃火上攻之咽喉痛等，亦属此列。

（4）病在肺（大肠）：肺居胸中，手太阴肺经和手阳明大肠经循行于人体鼻咽部、下牙齿、肩背部、胸部、肛门及上肢相应部位。故这些部位出现疼痛，如鼻痛、咽喉痛、下齿痛、肩背痛、胸痛、肛痛、肘痛等均与肺（大肠）密切相关。此外，亦包括肺（大肠）功能失调所致的多种疼痛。

（5）病在肾（膀胱）：腰为肾之府，膀胱居小腹，足少阴肾经和足太阳膀胱经循行于人体之顶、枕项、脊背、腰骶、膝腘、足跟、足心及外阴部。因此，上述部位出现疼痛，如头颠痛、头项痛、脊、背痛、腰痛、尾骶痛、小腹痛、足痛、外阴痛等，均与肾（膀胱）密切相关。此外，因肾（膀胱）功能失调所致的疼痛，如肾中虚火上炎之牙痛、耳痛、咽痛，膀胱气滞之身痛等，亦属此列。

2. 气血津液分类

气、血、津液为人体所需之营养物质，其失常，非不足便易为郁滞。气血津液之虚、滞，皆能导致疼痛。

（1）气病致痛：若见头部、胸胁、脘腹等处空痛或绵绵作痛，伴肢倦神疲，气短懒言，动则汗出之症，则为气虚；若见疼痛且胀，攻窜不定，常因情绪不畅而加重者，属气滞；若是小腹、肛门坠痛，伴少气倦怠，脱肛久泄之症，为气陷；若见头部、胸脘疼痛，伴眩晕或呕哕、或咳喘者，则为气逆。

（2）血病致痛：若见头面、胸胁、脘腹等处隐痛，伴面白无华，唇甲色淡，头晕眼花，心悸失眠之症，属血虚；若是痛如针刺刀割，固定不移，拒按，夜间加重，面色、唇舌青紫，肌肤甲错者，则为血瘀；若是痛见于手足、少腹，得温痛减，形寒肢冷，肤色紫暗发凉者，属于血寒。

（3）津液病致痛：如胁肋、胸脘、咽喉等隐隐作痛，悠悠不休，并伴口唇干燥，咽干口渴，皮肤无泽，小便短少，大便秘结之症，即为津液亏乏；若见胸痛咳喘，头痛昏蒙，乳核作痛，瘰疬作痛等，则为痰气交阻；若见胸胁咳唾引痛，或肢体痛重，盖是饮邪泛留。

气病致痛或血病致痛发展到一定的程度，往往影响到另一方的生理功能而发生病变，从而表现为气血同病而致疼痛，如临床常见的气滞血瘀痛证、气虚血瘀痛证、气血两虚痛证等。

（三）病性分类

即按疼痛特性进行分类。疼痛特性虽多，但归纳起来，总不外寒、热、虚、实四类。

1. 寒痛

总为寒邪凝滞，经脉闭阻，或阳气虚衰，络脉失养所致。其痛多剧烈，得温则减。临床以冷痛最为多见，若是寒凝经脉，使经脉拘急，也可出现掣痛、急痛、牵引痛等。另外，表寒不散，可致紧痛。

2. 热痛

总为热邪壅滞，气血遏塞，或阴虚火旺，灼伤经脉所致。其痛或剧或缓，得冷则减。临床以灼痛为多见。若热与痰结或与湿合，其痛多剧，常表现为痛如刀割。此外，实热上攻，发于舌部，可见辣痛；阴虚火旺，熏于鼻、咽，可见干痛；火热攻于尿道、眼部，可见涩痛；热盛肉腐，疮疡成脓，可见跳痛等。

3. 虚痛

凡因精、气、血、津液、阴、阳等不足，使络脉失养所致的疼痛，均为虚痛。虚痛大多喜温喜按，休息后稍减。其中，阴血不足，多见隐痛；阳气虚衰，多见绵痛；肾精亏损，多见空痛；中气下陷，多见坠痛。虚痛多发于头颅、胸腔及腹腔脏器等部位。

4. 实痛

实痛多由六淫、食滞、痰饮、瘀血等有形之邪阻滞经脉，使气血运行受阻而发。实痛大多疼痛剧烈且拒按。诸如气滞之胀痛、血瘀之刺痛、砂石阻滞及蛔虫窜扰之绞痛、风淫之游走痛、湿着之酸痛、痰阻之重痛、饮留之悬痛、外伤之瘀痛、风痰阻络之木痛、食积之满痛、湿热下注之窘迫痛，皆属实痛范畴。因此，实痛可发于身体各处。此外，寒痛、热痛中大部分疼痛，也属于实痛范畴，当相互参考，不可机械认知。

三、痛证论治

1.痛证论治三要

痛证范围甚广，病机复杂多变。其病情有轻重缓急之分，病位有脏络深浅之异，病性有寒热虚实之殊，病程有长短久暂之别。故临证必须综合考虑，详察细辨，才能加强论治的针对性，进而提高疗效。

（1）辨缓急，治分标本：《素问·标本病传论》说："病有标本……知标本者，万举万当……"痛证的辨治，也必须权衡标本缓急，有的放矢。宗"急则治其标，缓则治其本"原则，对卒痛、剧痛当从标治，其具体运用，当首选靶向止痛疗法。当疼痛缓解后，应根据其疼痛的部位、特点、时间，并结合兼症，参照脉舌，分析病性，寻求病因，进而从本论治，这对巩固疗效和防止复发具有重要意义。如"真心痛"发作之时，往往胸痛彻背，背痛彻心，剧痛难忍，甚至有厥脱之虞，故治宜噙化疗法配合针刺速止其痛。待疼痛缓解后，当视其脉症，分别调补气血阴阳。如表现为心悸气短，畏寒肢冷，心痛时作，舌质暗淡，脉涩，嘱患者慎起居节饮食，调精神，综合调理以利早愈。

脉沉涩者，为心阳亏虚，治当立足于温通心阳，俾阳气复振，则既有利于血脉畅达，又可防止疼痛复发。同时对于某些痛证属于标本俱急，不宜单独治标，或单独治本者，则应采用"标本同治"之法，以免"虚虚实实"之弊。如素体气血亏虚，复因感受风寒之邪所致的痹证，其肢节疼痛既有风寒阻络"标实"的一面，又有气虚血亏"本虚"的一面，治疗时若单用疏风散寒之剂则气血益伤，仅用补益气血之剂，则邪气又不能除，而必须扶正祛邪、标本兼顾，庶无偏弊。

（2）察病位，脏络异治：痛证的病位甚广，涉及脏腑、经络。从病机而言，大抵痛证发于经络者，多为外感引起，而以实痛为多；病在脏腑者，外感、内伤皆可引起，而以内伤为常见，虚痛、实痛皆有。因疼痛部位不同，治法亦有很大差异。

病在脏腑的痛证，应视其具体脏腑所属及病性之别，采取相应的调补之法，而突出疏理气机，俾脏腑功能协调，气机通畅，则痛证可愈。还应考虑到脏腑之间的相互联系和影响，溯本求源，找出病位之所在。如胃脘痛，除胃腑本身的功能失调可发生疼痛外，因肝气犯胃或由脾肾阳衰，胃失温养而致者亦复不少，治当明辨主次，或肝胃同治，或脾肾兼顾。

病在经络的痛证，治疗上首先应根据病邪性质的不同而分别选用相应疗法，其中尤需重视运用通经活络法。其次，还要依据脏腑与经络的关系，调整其相应脏腑的功能。如阴囊睾丸冷痛紧缩者，可用暖肝散寒法；足跟空痛者，采用补益肝肾法等，脏络并治，取效更捷。此外，病程长而病情顽固者，多属"久痛入络"，可伍用虫蚁类搜剔之品，通经活络，以提高疗效。正如叶天士所说："虫蚁迅速飞走诸灵，可使血无凝着，气可宣通。"再者，治疗经络痛证，还应据其经络所属，而选用引经药，使药力直达病所。

（3）审病程，法随证转：痛证的发生发展是一个不断变化的动态过程，由于邪正盛衰、阴阳消长等病理因素，使病机往往处于转化阶段与相对稳定阶段。痛证的阶段性，不仅能反映出病情的轻重、病势的进退，还能揭示出病机的变化，进而作为分期论治的依据。治疗方法应随着病程长短和证候趋势，而做相应的调整，才能紧扣病机，提高疗效。如外感痛证的初期阶段，邪气未盛，正气未衰，病证轻浅，治宜疏散表邪，扬而祛之；若邪气稽留不去，渐传入里，正气日伤，治疗虽仍当以祛邪为主，然亦应顾护正气，扶正祛邪。内伤痛证的初期，虽多属实，需用峻剂而治者，亦只宜暂用，以免伤正之虞。倘若病程进入中期，邪未去而正气渐伤，治当祛邪扶正兼顾，攻邪勿忘扶正；病至后期，邪未衰而正气益虚，治疗应注意调补气血，养益五脏，使正气复而邪易祛。如胃痛因恣食生冷，寒积胃脘而致者，治宜温胃散寒，理气止痛。若日久不愈，损伤脾阳，又当以温阳益气，散寒止痛为法。又如肝经火热上犯所致之目痛，初则当以清泻肝火为主，日久损伤肝肾之阴者，又当用补益肝肾之法善后。由是观之，病程的长短久暂是判断病机转化的一个重要方面。临床应根据其动态变化，因证立法，方能冀获全效。

由于病证有常，亦有变，故具体治法亦有常法和变法之别。所谓"常法"，是指在论治中运用针对性很强的常用治法；所谓"变法"，是指针对患者的体质，兼症、宿疾等情况，在运用常法的基础上，针对病证的变化而对常法予以变通应用，故临证选用具体治法时，应知常达变。如治疗瘀血痛证，用"活血化瘀法"治疗是其"常法"，但在血瘀证形成和发展过程中，由于病因、体质、病程等的不同，临床往往有寒凝血瘀、热壅血瘀、气滞血瘀、气虚血瘀、阴虚血瘀、阳虚血瘀等的不同，而治疗上采取的散寒化瘀、清热化瘀、理气化瘀、补气化瘀、育阴化瘀、温阳化瘀等相应治法，即为活血化瘀法的"变法"。具体治法的多样性，是中医学宝库瑰丽丰富的体现。

2. 痛证论治步骤

痛证的临床类型虽多，但概括其要，不外卒痛、久痛两大类。针对卒痛、久痛的病机和临床特点，先父创立了抓主症，从标止痛；辨病性，从本治痛；防复发，杂合以治的"痛证论治步骤"新格局。这一学术见解提纲挈领，对指导痛证的辨证论治具有重要意义。

（1）抓主症，从标止痛：所谓主症，是患者的主要症状和体征，其一般由医生从患者的主诉中加以分析确定。而主诉是指患者感觉最明显、最痛苦的症状、体征，或就诊的主要原因，一般应包括1～2个主要症状或体征的发生及其持续时间。抓主症要以主诉为线索，以兼症为佐证和鉴别，了解疼痛发生的部位、性质、程度、持续时间、缓解或加重因素等，从而为辨证论治提供可靠依据。尤其是在诊治疑难疼痛病或急重症过程中，常遇到症状繁多，病因复杂，病性交错，病位难分，虚实互见的情况，这就更要抓主症，解决主要矛盾。主症往往能揭示疾病本质，可作为辨证的主要依据，它可以随着病机的转化而发生改变。临床辨证抓住了主症，即是抓住了疾病的主要矛盾。由于疼痛并非独立存在，而常与其他繁多的症状交织在一起，所以，当病情复杂，主次难辨时，就需运用四诊手段从疾病的因果关系上来确定主症。例如"腹痛"往往与发热、呕吐、泄泻或腹胀、便秘并存，若先出现发热、吐泻等症，而渐见腹痛，而且疼痛不剧，则难以诊断为腹痛；若腹痛剧烈，而渐至发热、吐、泻，则腹痛的诊断自可当机立断。抓主症还必须详问病史及治疗经过，因为病程阶段不同，其主症、次症可以相互转化。如悬饮初期，其主要临床表现为胸闷、咳嗽、气短、呼吸不畅等，经用宣肺逐水等法治疗，饮邪渐得祛除，则胸闷、气短诸症消失，而又出现胸痛、干咳、咳则加剧等症，此时胸痛就已上升为主症。由此说明，抓主症的重点在于权衡病情的轻重变化，分析疾病的先因后果，审辨证象的真假异同。

　　一般而言，卒痛大多具有发病急、变化迅速或病情较重的特点。持续或剧烈的疼痛，不但可使患者精神、心理上遭受折磨，而且每有厥脱之险。故对痛证的治疗，重在积极采取以外治为主的"靶向疗法"，多可迅速止痛。如其中的放血疗法，因其具有开窍通痹，宣通经脉等作用，用于治疗气滞血瘀，经脉闭塞所致的各种急性疼痛，多有立竿见影之效。再如用嗜鼻疗法治疗偏头痛，用噙化法治疗真心痛，用热熨法治疗肩凝症，用手针疗法治急性腰痛，用水针疗法治疗腰胯痛等，每获速效。总之"从标止痛"实乃"急则治标"的权宜之计，其目的是尽快减轻患者的痛苦，使病势发展逆转，为"从本治痛"争取更多的时间。然而，对有些痛证的病因尚未弄清之前，绝不能见痛止痛，还要从疼痛的部位特性、程度等方面寻求病因，确诊病证。否则，就易掩盖病情真相，而贻误病机。例如临床上常见的急性腹痛，在其确诊之前不可贸然单纯止痛，以免延误病情，造成不良后果。

　　（2）辨病性，从本治痛："本"是相对于"标"而言的。标本常用以概括说明事物的本质与现象、原因与结果、先与后、主与次等关系，包含范围广泛。因此，中医学的标本理论可以从不同角度概括说明疾病变化过程中各种矛盾的关系。如以邪正关系言，正气是本，邪气为标；以病因与症状言，病因是本，症状为标；从发病先后来分析，旧病、原发病为本，新病、继发病是标；从病变部位言，病在内为本，病在外为标等。在一般情况下，应当先治其本，后治其标，这是因为随着病变主要矛盾的解决，许多次要矛盾也往往迎刃而解。在特殊情况下，则应该根据病情的轻重缓急，以"急则治其标，缓则治其本"，或"标本同治"原则为指导，确定具体的治疗步骤。《素问·阴阳应象大论》中的"治病必求于本"，旨在说明治病必须寻求疾病的"阴阳变化"之本。后世对"治病求本"的认识多有发挥，主要是指治疗某些疾病时，必须要寻求其根本原因，并针对根本原因进行治疗，丰富了其内涵，也颇合临床实际。痛证的病性，有虚实寒热之不同，宜详察细辨，分而治之。《质疑录》关于"凡痛而胀闭者多实，不胀不闭者多虚；痛而喜寒者多实热，喜热者多虚寒；饱而甚者多实，饥则甚者多虚；脉实气粗者多实，脉虚气少者多虚；新病壮年者多实，愈攻愈剧者多虚"之论，言简意赅，实为辨析痛证病性的重要依据。如在寒性疼痛中，凡疼痛卒作，痛处较固定，表现为冷痛、掣痛、紧痛，得温痛减，遇寒痛增，舌苔薄白，脉浮紧或弦紧者，为寒邪凝滞，脉络缩踡所致，治宜辛温散寒，同时据其经络所属，分别配伍引经止痛药；若痛势绵绵，时作时止，喜温喜按，伴畏寒肢冷，小便清长，大便稀薄，脉沉弦或沉迟无力者，多属阳气亏虚，脉络失养所致。治宜温补阳气，散寒止痛，并视其以何脏为主，而治有主次。

热性疼痛：其痛或剧或缓，痛处有灼热感，多表现为肿痛、切痛、跳痛、得凉则稍减，伴有壮热，烦渴，腹部胀满拒按，便结，尿赤，苔黄，脉数大滑实等，为火热内盛，壅遏气血所致，治宜清热泻火，或通里攻下；若隐隐灼痛或烦痛，绵绵不休，伴见低热盗汗，五心烦热，或肢体烦痛，舌质红少苔，脉弦细数者，为阴虚火旺，脉络挛急所致，治当养阴清热，缓急止痛。

虚性疼痛：一般起病较缓，其痛多为隐痛、空痛（痛而伴有空虚感）、酸痛，痛势绵绵，或久痛不愈，痛处喜按，遇劳即甚，休息则减，多为正虚不荣、不充、不润、不煦所致，治当补虚止痛。并据其病因和病位的不同，而分别采取相应的补虚之法。诚如《质疑录》所云："治表虚而痛者，阳不足也，非温经不可；里虚而痛者，阴不足也，非养荣不可；上虚而痛者，心脾受伤也，非补中不可；下虚而痛者，脱泄亡阴也，非速救脾肾，温补命门不可。凡属诸病之虚者，不可以不补也。"尤其要指出的是，治疗"虚痛"切不可拘于"通则不痛""痛随利减"之说，而肆用通利、攻逐之剂，否则，必犯"虚虚"之戒，致使痛势益甚。

实性疼痛：大多起病急，病程短，病情重，变化快，其疼痛多为胀痛、刺痛、结痛、掣痛、绞痛等，痛势剧烈而拒按，多为气滞、血瘀、寒凝、虫积、食滞等实邪阻滞脏腑，壅塞经络，不通则痛。治宗"通则不痛"之旨，并据病邪性质及所阻部位之不同，而运用不同的"通""利"之剂，如气滞者疏理之，血瘀者宜祛之，寒凝者温散之，积滞者消导之，务使邪气祛而气血畅，经络得通则疼痛自止。此外，临床上本虚标实，寒热夹杂的痛证也非少见。如疼痛本由气血阴阳的不足，脏腑功能衰弱所致，久而久之，尚可造成气滞、血瘀、痰阻、寒凝等多种病理变化，致使本虚标实而疼痛加重。而实痛经久不愈，或失治误治，气血渐耗，亦可转为虚实夹杂之证。此类疼痛的病机，"不荣则痛"与"不通则痛"并存，治当权衡主次，通补并用，标本兼顾。至于寒热相兼的痛证，又当分辨寒热之多寡，而治有主次。

（3）防复发，杂合以治：痛证初愈之时，若失于调治，则正虚邪恋而疼痛易于反复发作。如周学海《读医随笔》云："盖凡大寒、大热病后，脉络之中，必有推荡不尽之瘀血，若不驱除，新生之血不能流通，元气终不能复，甚有传为劳损者。"痛证尤其如此。故病后邪气虽已去大半，但为了防止邪气留恋而病复，应给予适当的善后调治。"杂合以治"思想源于《素问·异法方宜论》，如谓："圣人杂合以治，各得其所宜，故治所以异而病皆愈者，得病之情，知治之大体也。"张志聪于《黄帝内经素问集注》中注曰："夫天有四时之气，地有五方之宜，民有居处衣食之殊，治有针灸药饵之异，故圣人或随天地之气，或合地之宜，或随人之病，或用针灸、毒药，或以导引按摩，杂合以治，各得其宜。"疼痛病位广泛，病机复杂，在恢复阶段尤其要遵循"得病之情,知治之大体"之理,学"圣人杂合以治",使病证和治疗"各得其所宜",达到各类痛证虽"治各不同,皆愈"的目的。瘥后综合调摄之要,就是要采取顺应四时,调摄情志,运动健身,配合食疗,重视外治疗法等措施,以促进患者的顺利康复。择要举例如下。

1)顺应四时:此属《黄帝内经》的"天人相应"观,为"防重感复"的重要举措。四时阴阳的变化规律,乃万物由生而死、由始而终的根本法则。痛证往往因感受外邪而复发,因此顺应四时,避免外邪,使人体的内环境与外环境相统一,才能达到预防疼痛复发、促进健康之目的。如在一年之中,春季防风;夏季防暑热;长夏防湿;秋季防燥;冬季防寒。注重病后调护,慎避外邪,对防止疼痛复发有着重要的意义。

2)调摄情志:应根据患者的性格特征,观察其情绪的变化,综合应用移情、疏导、相制等的矫正方法,改变患者的感受、认识、情绪、态度和行为,使其保持舒畅、宁静的心理环境,树立战胜疾病的信心。如《素问·阴阳应象大论》中的"悲胜怒""恐胜喜""怒胜思""喜胜忧""思胜恐"就是一种"以情胜情"的调摄情志疗法。这是依据五行相胜的制约关系,用一种情志去纠正相应所胜的情志,从而有效地治疗疾病。再如,中医学的"移情易性"疗法,可以排遣情思,将患者的注意力转移他处。如可以让患者放风筝,在风和日丽的天气踏青问柳,登山赏花,临溪戏水等,以陶冶性情,使其情志与大自然相适应,充满勃勃生机。也可以通过学习、娱乐、交谈等方式,排解内心的悲愤、忧愁等不良情绪,达到促进康复之目的。

3)运动健身:适当运动可以强筋骨,利关节,行气血,通经脉,调养脏腑。常用的运动健身项目很多,但对于患者而言,要选择那些运动强度较小的慢活动为宜,如散步、太极拳、五禽戏、八段锦、健身气功等。还应根据天气的冷、暖、晴、雨,掌握活动的时间和场所,如寒冷季节不宜在室外活动,炎热季节应避开烈日等。

4)配合食疗:《养老奉亲书》强调:"凡老人有患,宜先食治;食治未愈,然后命药……是以善治病者,不如善慎疾;善治药者,不如善治食。"

食疗必须重视辨证，因证施膳。应根据病证的寒、热、虚、实及患者的年龄、体质等因素，结合中药的四气、五味、升降浮沉及药物归经等理论，选择食物。并根据"寒者热之，热者寒之，虚则补之，实则泻之"的调治原则，注意不同疾病的饮食宜忌，做到因时、因地、因人、因证施膳。但不可急于求成，既不能迭进大补而壅滞助邪，更不能不辨证而致膳证相悖，每致病情复发。应遵循扶正宜平补，勿助邪；祛邪宜缓图，勿伤正的原则。

5）外治疗法：不同的外治疗法皆有其运用范围，应酌情选择运用。如艾灸疗法擅长祛除经络中的寒邪，多用于阳虚体质或寒性疼痛；刮痧疗法的治疗面积较大，善于治疗邪气中于经络表浅、疼痛部位广泛的疾病，如风寒客于足太阳经所致的疼痛等；拔罐疗法对于寒邪凝滞局部的疼痛及寒性疼痛为宜；放血疗法、耳针疗法对于痛证效果较好；磁贴疗法对经穴刺激轻柔，无痛苦，而且具有改善微循环等作用，对气血郁滞者疗效尤佳。所以必须辨证使用方能达到良好疗效，也就是《素问·异法方宜论》所谓的"得病之情，知治之大体也"。

6）药后调护：服药后的调养不仅直接影响着疗效，而且关系到痛证的康复。如《伤寒论》桂枝汤的服法为"服已须臾，啜热稀粥一升余，以助药力"。一般服解表药应取微汗，不可大汗，亦不能汗出不彻。服泻下剂后，不宜进生冷、油腻食物，以免影响脾胃的健运。药后调护尚应注意饮食的宜忌，如伴水肿者宜少食盐，体质肥胖者慎食肥甘油腻，阴虚证慎食辛辣等。此外，汗后避风，以及慎劳役，戒房事等，皆为药后调护的重要内容。

四、止痛经验用药

止痛在古代中医药文献中又谓之"定痛""逐痛""祛痛"。止痛中药应用历史悠久，临床应用十分广泛，其不仅能缓解或消除疼痛，而且在一定程度上可以消除疼痛的病因，标本兼治，提高治愈率。因此，止痛中药之"止痛"，是以辨证论治为指导，通过运用理气、化瘀、疏风、散寒、祛湿、养血、滋阴、温阳等药物，以祛除致痛之因，从而达到止痛目的，而并非单纯具有止痛效果。在历代中药文献中，立止痛药类别者甚为罕见，如解表药麻黄、羌活；平肝息风药蜈蚣、全蝎；止咳平喘药白芥子、洋金花；清热药羚羊角（山羊角代）、生石膏、重楼；止血药三七、血竭；化痰开窍药麝香、冰片等，皆具有可靠的止痛作用，但均不属于止痛药类别。由此提示，中药的止痛作用与临床证型具有一定相关性。

止痛中药大多属于天然植物，临床用其治疗疼痛副作用较少、安全性较高，从而使得中药可有效治疗疼痛。随着现代科技手段应用的不断深入，止痛中药的应用将日趋广泛。止痛中药的来源、性味、归经、毒性、功效、主治等具有一定规律性。有资料研究表明，《中华本草》记载的609种具有直接止痛功能的药物，主要来源于毛茛科、豆科、菊科、罂粟科、伞形科植物，药性偏于温性，药味以辛、苦为主，近四分之一的药物明确记载有毒，归经以入肝、肺、心、脾经为主，功效以止痛兼祛风湿、清热解毒、活血化瘀为主，主治风湿痹痛、外伤疼痛、疮疡肿毒、胃脘疼痛、出血症、牙痛等。现代研究表明，有很多中药对人体有镇静、镇痛和麻醉功效，在止痛方面发挥了重要作用，如常用的有祖师麻、洋金花、雪上一枝蒿、罂粟壳、川乌头、草乌头、马钱子、制附子、羊踯躅、七叶莲、细辛、桂枝、汉防己、夏天无、当归、川芎、防风、白芷、徐长卿、蔓荆子、藁本、秦艽、乳香、没药、冰片、麝香、樟脑、独活、香附、青皮、怀牛膝、白芍等。

通过对历代医家用药经验的分析，并结合临床实践，初步总结止痛中药的临床用药规律，将止痛中药依据其不同性能，分为理气止痛、活血止痛、温里止痛、清热止痛、祛湿止痛等，共12类，每类选择常用药物，论述其止痛功能、常用配伍与适应证，以期有助于临床辨证用药。现择要介绍单味止痛药与药对的运用如下。

（一）单味止痛药运用

1. 理气止痛

人体之气宜冲和流通，若气机运行障碍而郁滞，则可导致疼痛，其特点为胀痛或窜痛，时痛时止，无固定痛点。治当根据"结者散之"的原则，选用理气之品，疏通气机，以除疼痛。本类药物主要用于胸中气机痹阻所致的胸痛，脾胃气滞所致的脘腹胀痛，肝气郁滞所致的胁肋胀痛、疝痛等。由于本类药物多为辛温香燥之品，易于伤阴耗气，故应中病即止，不可过用。对于阴虚、气弱者当慎用，若需运用时应酌以养阴、补气。此外，孕妇当慎用本类药物。对于气滞痛证，除用理气之品外，还应根据引起气滞的原因及兼证，进行适当配伍。如寒湿困脾当配温中燥湿药；兼脾胃虚弱当配伍健脾药；气滞偏热当配清热之品；气滞日久易致血瘀，当酌配活血药等。现将常用理气止痛药的适应证及主要配伍简介如下。

（1）柴胡：长于治疗肝气郁结而致的胁肋胀痛，常与白芍、当归、茯苓等配伍，如逍遥散。

（2）青皮：用于胁肋胀痛，常配柴胡、香附；乳房肿痛配瓜蒌、香附；疝痛配乌药、橘核；食积气滞之胃脘胀痛，常配草果、山楂。

（3）香附：用于肝气郁结而致的脘腹、胁肋、乳房胀痛及疝痛等。寒凝气滞胃痛可配高良姜，如良附丸；乳房胀痛如属乳痈初起，可配蒲公英、赤芍等；寒疝腹痛可配吴茱萸、乌药等。此外，本品还常用于肝郁气滞所致的痛经。

（4）枳实：用于痰浊胸痹，常与薤白、桂枝配伍，如枳实薤白桂枝汤；痰热结胸之胸痛，可配黄连、半夏，如小陷胸加枳实汤；食滞肠胃、热结便秘之腹部胀痛，多配厚朴、大黄等，如小承气汤、大承气汤等。

（5）陈皮：宜于脘腹胀痛属湿阻气滞而偏寒者，常配苍术、厚朴，如平胃散；偏于虚寒者常配党参、白术、干姜、炙甘草等，如五味异功散。

（6）佛手：用于肝郁气滞所致的胁肋胀痛、胸腹胀满等，常配伍木香、青皮等。

（7）厚朴：宜于湿阻中焦，气滞不利所致的脘腹胀痛，常配苍术、陈皮、甘草等，如平胃散。

（8）木香：脾胃气滞而致的腹满胀痛，可单用本品磨汁服或入热酒调服，亦可配槟榔、厚朴等；湿热下利腹痛、里急后重，常配黄连，如香连丸；肝胆湿热气滞之胁痛，常配大黄、茵陈、金钱草等，现多用于胆绞痛。

（9）乌药：适用于寒凝气滞作痛。胸腹胀痛常配香附、木香；寒疝腹痛则多配小茴香、青皮；肝郁气滞之痛经，常与延胡索、香附、木香等配伍。

（10）檀香：宜于胃寒气滞作痛，多配砂仁、丁香等；对于心绞痛、胸痛、腹痛等属气滞血瘀者，可配砂仁、丹参、石菖蒲、毛冬青等。

（11）沉香：用于胸腹气滞、胀闷作痛而属于寒证者，常与乌药、槟榔等配伍，如四磨汤；如寒盛手足厥冷、脐腹疼痛，痛极欲绝者当配附子、丁香、麝香等，如《御药院方》接真汤。

（12）薤白：用于寒湿痰浊滞于胸中所致的胸闷疼痛，常与瓜蒌同用，如栝楼薤白白酒汤、栝楼薤白半夏汤；若属气滞血瘀之胸痹疼痛，可在上方基础上加入川芎、红花等；寒凝气滞之脘腹疼痛，则可配木香、枳壳、厚朴等。

（13）川楝子：适用于肝郁气滞之胁肋及腹部胀痛、疝痛而偏热者，常配延胡索，如《太平圣惠方》金铃子散。若治寒痛，则应配吴茱萸等温药。本品兼有驱虫之功，常用于蛔虫腹痛，并配伍槟榔、鹤虱等。

2. 活血止痛

血能载气，血随气行，周流全身，循环无端。一旦因某种原因造成血行不畅甚或瘀滞，则可发生疼痛。其痛如针刺，固定不移。治当遵"血实者宜决之""结者散之，留者攻之"的原则，选用具有促进血行、消散瘀滞作用的药物，活血祛瘀，以除其痛。因本类药物有促进血行之力，故月经过多者当慎用。由于气与血关系密切，气滞可致血瘀，血瘀常兼气滞，故本类药物多与行气药同用，以增止痛之效。此外，寒凝血瘀当配伍温通散寒之品；瘀血兼热则宜配伍清热药；气虚血瘀当配补气药。现将常用活血止痛药的适应证及配伍择要介绍如下。

（1）川芎：用于血瘀气滞痛经及产后瘀滞腹痛、跌打损伤、疮痈肿痛等，常与当归、白芍、乳香等配伍；对于肝气郁滞而致血行不畅之胁肋疼痛，可配柴胡、香附、郁金等；疮疡肿痛可配白芷、赤芍等。

（2）丹参：用于瘀血所致的多种疼痛。产后恶露不尽，瘀滞腹痛，可单用本品为末，陈酒冲服，亦可配伍当归、泽兰、益母草等，心腹刺痛可配砂仁、檀香，如丹参饮；用于心绞痛，常配降香、川芎、赤芍、红花等，如冠心Ⅱ号方。

（3）泽兰：用于血滞痛经及产后瘀滞腹痛，多与当归、丹参、益母草等合用；跌打损伤、瘀血作痛宜配伍赤芍、川芎、乳香等。

（4）王不留行：宜于血滞痛经及乳痈肿痛，前者常配当归、川芎、红花等，后者则宜配蒲公英、夏枯草等。

（5）毛冬青：多用于血栓闭塞性脉管炎，即脱疽痛甚，常与金银花、甘草、玄参、当归合用，亦可煎汤熏洗。本品又为治疗心绞痛的常用药物，除单用外，常配丹参、郁金、檀香等。若与板蓝根、桔梗、甘草等配伍，又可治咽喉肿痛。

（6）益母草：主要用于血瘀下焦之痛经及产后血瘀腹痛等，并可治疗跌打损伤、瘀血作痛和疮疡肿痛。

（7）川牛膝：长于治下半身瘀血疼痛，如腰、膝关节疼痛等，肝肾不足宜配杜仲、续断、狗脊、桑寄生；湿热下注之关节肿痛则应配苍术、黄柏、薏苡仁，如四妙丸；风湿关节疼痛，可配威灵仙、五加皮。

（8）红花：治妇人腹中血气刺痛，可单用，如《金匮要略》红蓝花酒；血滞痛经及产后瘀阻腹痛，常配桃仁、当归、川芎等；跌打损伤、瘀血疼痛，常配桃仁、乳香、没药；疮痈肿痛则宜配赤芍、连翘、蒲公英。

（9）桃仁：用于血瘀痛经，常与红花、川芎、当归、赤芍等配伍；治跌打损伤、瘀血肿痛，常配酒大黄、红花等，如复元活血汤；肠痈腹痛可与大黄、牡丹皮、冬瓜仁同用，如大黄牡丹皮汤；肺痈胸痛则与苇茎、冬瓜仁、薏苡仁等合用，如千金苇茎汤。

（10）血竭：用于跌打损伤、瘀滞作痛。本品既可内服，又可外用，常与乳香、没药、红花等同用，如七厘散。

（11）苏木：用于血滞痛经，常配当归、赤芍、红花；损伤疼痛，多与乳香、没药、血竭、自然铜等同用，如八厘散。

（12）自然铜：用于跌仆骨折、瘀滞肿痛，常与其他活血祛瘀止痛药配伍制成丸、散剂，如自然铜散等。

（13）姜黄：治血滞经闭腹痛，常配莪术、川芎、当归等，如姜黄散；血瘀气滞之胸胁刺痛，常与大黄、黄柏、陈皮、白芷等研末外敷，如如意金黄散；治风湿肩臂疼痛，以血滞经络不通为宜，常配羌活、白术、当归等，如舒筋汤。

（14）郁金：用于气滞血瘀等所致的胸腹胁肋胀痛或刺痛、痛经等，常与柴胡、白芍、香附、当归等配伍；若偏于热，则配伍牡丹皮、栀子；治疗心绞痛常配红花、石菖蒲、薤白。

（15）乳香：用于血瘀胃痛，可配五灵脂、高良姜、香附等，用于痛经常配当归、香附、延胡索等；跌打瘀滞肿痛，可与没药、血竭、红花等配伍，如七厘散。此外，本品还可用于痈毒肿痛及风湿痹痛。

（16）没药：功类乳香，并常与其相须为用。

（17）五灵脂：用于血滞痛经、产后瘀滞腹痛、胃痛及一切血瘀痛证。常与蒲黄、延胡索、没药等配伍，如失笑散、手拈散。

（18）三棱：宜于产后瘀滞腹痛，常与莪术同用；饮食积滞、胸腹胀痛之证，则常同青皮、莪术、麦芽等配伍。

（19）水蛭：用于瘀血阻滞及跌仆损伤瘀滞疼痛，常与桃仁、三棱、莪术、当归等配伍，体虚者则须配扶正之品。

（20）虻虫：用于血滞疼痛、蓄血证及损伤疼痛等，本品效近水蛭而性尤峻猛，常与水蛭同用。

（21）莪术：用于气血瘀滞之腹痛等，常与三棱、川芎等配伍；用于食积气滞、腹部胀痛，则常配木香、神曲、麦芽等。

（22）三七：用于瘀血阻滞及跌打损伤疼痛，可单味研粉，用黄酒或白酒微热送服；或配合活血、行气等汤药冲服。此外，三七还可用于治疗心绞痛。

（23）蒲黄：用于脘腹疼痛，产后血瘀腹痛及痛经等，常与五灵脂同用，如失笑散。

3. 温里止痛

《素问·痹论》曰："痛者，寒气多也，有寒故痛也。"故阴寒偏盛是痛证最常见的病因，此类疼痛多有冷感而喜暖。治当遵"寒者热之"的原则，选用温热之品，散寒止痛。温里止痛药适用于外寒入里，阳气受损，或心、脾、肾阳虚，阴寒内生而致的里寒诸痛。由于本类药物多辛温燥烈，易于伤津耗液，故凡属热痛及阴虚患者均应忌用或慎用。临床应用本类止痛药应根据病情适当配伍。如外寒入侵兼表证，应配辛温解表药；寒凝气滞应配理气药；寒湿阻滞则配健脾化湿药；脾肾阳虚应配温补脾肾药等。现将常用的温里止痛药适应证及配伍择要介绍如下。

（1）附子：用于阴寒内盛，脾阳不振之脘腹冷痛，可配人参、白术、干姜等，如附子理中汤；治疗风湿痹，寒湿偏盛之周身骨节疼痛等，常与桂枝、白术等配伍，如甘草附子汤。

（2）干姜：用于脾胃虚寒，脘腹冷痛，单用即有效。

（3）肉桂：治疗脘腹冷痛，可单用或与干姜、吴茱萸同用；寒痹腰痛，常配独活、桑寄生、杜仲等；治虚寒痛经，则须与艾叶、当归、川芎等合用。

（4）小茴香：用于寒疝腹痛，常配肉桂、沉香、乌药等，如暖肝煎；治疗睾丸偏坠胀痛，则配橘核、山楂等，如香橘散；用于胃寒脘腹胀痛，常配干姜、木香等。

（5）花椒：脾胃虚寒，脘腹冷痛者，可用本品炒热，布包温熨痛处，亦可与干姜、人参、饴糖等配伍，如大建中汤；治疗蛔虫所致腹痛，可单用本品，但多随证配伍，寒证可配乌梅、榧子、干姜、细辛；热证常配乌梅、黄连、黄柏。

（6）荜茇：用于胃肠寒冷所致的脘腹疼痛，可与厚朴、木香、高良姜等配伍。

（7）荜澄茄：用于胃寒所致的脘腹疼痛，常与高良姜、白豆蔻等配伍；寒疝腹痛多配吴茱萸、香附等，如《丹溪心法》四神丸。

（8）高良姜：治疗寒凝胃脘疼痛，常配香附，如良附丸；腹部冷痛则多与肉桂、厚朴同用。

（9）吴茱萸：治疗脘腹冷痛可配干姜、木香；寒疝疼痛常配乌药、小茴香；脚气疼痛可配木瓜；中焦虚寒，肝气上逆之头痛可配人参、生姜，如吴茱萸汤；肝胃失调之胁痛、口苦、吞酸，可配黄连，如左金丸。

（10）艾叶：用于虚寒性的脘腹疼痛、少腹冷痛、痛经等，常与吴茱萸、当归、香附同用。

4. 清热止痛

阳热偏盛，可使气血逆乱，运行不畅，导致疼痛。此类疼痛多有热感和喜冷。治当遵"热者寒之"的原则，选用寒凉之品，清热止痛。清热止痛药适用于热盛于上之头痛、牙痛、咽喉肿痛、目赤肿痛，热毒壅盛而致的痈肿疼痛等。因本类药物多为苦寒之品，易伤脾胃，故应中病即止，若脾胃虚弱则应酌以健脾。使用清热止痛药，应根据具体病情配伍。如实热壅盛，可配伍攻下之品导热下行；热壅血瘀之疮痈肿痛，当酌配活血药等。现将常用清热止痛药的临床运用及配伍择要介绍如下。

（1）石膏：用于胃热头痛、牙痛，可配地黄、牛膝、麦冬等，如玉女煎。

（2）栀子：用于肝热目赤肿痛，多配伍菊花、甘草。生栀子粉用水调糊外敷，又可治外伤性肿痛。

（3）淡竹叶：用于心经有热之口舌生疮、小便短赤而涩、尿时刺痛，常与生地黄、木通等配伍，如导赤散。

（4）黄芩：治湿热泻痢腹痛，常与白芍、甘草同用，如芍药汤、黄芩汤；治咽喉肿痛，多与连翘、金银花配伍。

（5）黄连：用于湿热痢疾腹痛常配黄芩、木香等，如香连丸；治胃火牙痛可配生地黄、牡丹皮等，如清胃散；肝胃热盛之脘胁胀痛、呕吐吞酸，可配吴茱萸，如左金丸；黄连煎汁或浸入乳取汁点眼，又治目赤肿痛。

（6）黄柏：治疗湿热痢疾腹痛，常配白头翁、黄连，如白头翁汤；湿热下注之足膝肿痛，常配苍术、牛膝，如四妙丸；治热淋尿痛，多与清热利尿通淋药同用。

（7）龙胆草：用于肝经热盛所致的目赤肿痛、胁痛、耳肿、头痛等，常与黄芩、栀子等配伍，如龙胆泻肝汤。此外，本品同黄连浸汁点滴耳目，可治目赤、耳肿疼痛、胁痛。

（8）玄参：用于脱疽痛甚，常配金银花、甘草、当归等，如四妙勇安汤。

（9）牡丹皮：治肠痈腹痛，可配大黄、冬瓜仁等，如大黄牡丹皮汤。

（10）赤芍：用于跌打损伤肿痛，配丹参、桃仁、红花等，疮痈肿痛常配金银花、连翘等。

（11）金银花：用于热毒壅盛之疮痈疔肿疼痛，可单用，亦可配蒲公英、野菊花等，如五味消毒饮；或以鲜品捣烂外敷。

（12）大青叶：用于血热毒盛之丹毒、口疮、咽喉肿痛等；鲜品打汁饮服可治喉痹咽痛，捣烂外敷可治丹毒疼痛。

（13）穿心莲：治肺痈胸痛、咽喉肿痛，单味研细末装胶囊吞服即可，或前者配鱼腥草、桔梗、冬瓜仁等，后者伍大青叶、牛蒡子等；鲜品捣烂外敷，可治疔肿疼痛与毒蛇咬伤；若与清热利尿药同用，又治热淋尿频涩痛。

（14）重楼：单味煎服，可治火毒壅盛之痛风、咽喉肿痛。

（15）紫花地丁：多用于火毒疔疮、乳痈、肠痈、丹毒等红肿热痛之证，鲜品可捣汁服，并以其渣敷患处；常伍金银花、重楼、赤芍等煎服。

（16）蒲公英：治疗毒、乳痈之疼痛，可用鲜品捣敷或捣汁饮服；治肺痈胸痛常配鱼腥草、芦根、冬瓜仁等；肠痈腹痛多伍赤芍、大黄等；咽喉肿痛常配板蓝根、玄参；小便淋痛可配金钱草、白茅根。本品还可用治目赤肿痛。

（17）野菊花：痈疽疔疖肿痛可单味煎服，亦可捣烂外敷，复方多伍蒲公英、紫花地丁等，如五味消毒饮；治咽喉肿痛常配桔梗、金银花。目赤肿痛，多与夏枯草、千里光等同用。

（18）漏芦：用于乳痈肿痛，常配连翘、蒲公英、大黄等。

（19）鱼腥草：治肺痈胸痛要药，常配桔梗、芦根、蒲公英等；疗热毒疖肿，可单用煎服。

（20）败酱草：善治内痈，多用于肺痈、肠痈。内服并以鲜品捣敷患处，又治疮疖肿痛。此外，本品还可用于血滞胸腹疼痛。

（21）白头翁：用于热毒血痢腹痛，可单用，若配黄连、黄柏、秦皮则效尤佳。

（22）秦皮：治热痢腹痛，常与白头翁、黄连等同用；治肝热上冲之目赤肿痛，常配黄连、竹叶，亦可单用煎汁洗眼。

（23）山豆根：治咽喉肿痛，轻者单用煎服，并含漱；重者须配玄参、射干、板蓝根等。

（24）决明子：适用于肝热或肝经风热所致的目赤涩痛，轻者可单用，重者多配夏枯草、千里光等；若配黄芩、菊花、钩藤，可治肝阳上亢之头痛。

（25）夏枯草：用于肝火上炎之目赤肿痛、目珠痛等，常配石决明、菊花等。

（26）青葙子：宜于肝火上炎之目赤肿痛，常配决明子。并可用于肝火亢盛之头痛。

（27）冰片：治疗各种疮疡、咽喉肿痛、口疮、目疾等。单用点眼可治目赤肿痛；配伍硼砂、朱砂等，可治咽喉肿痛及口疮，如冰硼散。

（28）牛黄：用于热毒郁结所致的咽喉肿痛、腐烂及疔疮毒肿痛等。配伍珍珠吹喉，可治咽喉肿痛，如珠黄散。

5. 祛湿止痛

湿邪为患，易遏伤阳气，阻遏气机，影响气血之行而致疼痛发生，其痛多为重痛。治当遵《素问·至真要大论》"湿淫所胜，平以苦热，佐以酸辛，以苦燥之，以淡泄之"的原则，选用祛湿药物，祛除湿邪，通利气机而达止痛目的。本类药物中，芳香化湿药主要用于湿滞中焦之脘腹胀痛；利湿通淋药用于淋证尿痛；祛风除湿药则用于风湿痹证之肢体、关节疼痛。由于祛湿止痛药多为辛燥或淡渗之品，故阴虚血燥及气虚、津亏者当慎用。治疗湿胜痛证，除选用祛湿止痛药外，应根据具体病情酌配他药。如湿易困脾，阻遏气机，故湿滞中焦当酌配健脾、行气之品；湿邪在表宜配解表药；淋病尿痛，多是湿热为患，或有砂石内阻，除用性味寒凉的祛湿通淋药外，还应酌配清热或排石药；湿客经络、筋骨间，应配活血通络药物；湿痛兼寒应配散寒之药，兼热则宜伍清热之品；久病正虚又当酌以扶正。现将常用祛湿止痛药分为芳香化湿、利湿通淋、祛风除湿三类择要介绍如下。

（1）芳香化湿止痛药：藿香用于湿浊内阻之胸膈满闷、脘腹胀痛，多与佩兰、白术、厚朴配伍，如藿香正气散。砂仁用于湿滞中焦及脾胃气滞的脘腹胀痛，常与白豆蔻、厚朴、枳实、木香、陈皮等配伍；若脾虚气滞当配党参、茯苓，如香砂六君子汤；脾胃虚寒之腹痛泄泻，多与干姜、附子、陈皮等同用。草豆蔻用于寒湿阻滞脾胃的脘腹胀痛，常配砂仁、厚朴、半夏、高良姜、吴茱萸等。草果用于寒湿阻滞中焦之脘腹胀痛，可与苍术、厚朴、草豆蔻等同用。

（2）利湿通淋止痛药：赤茯苓用于湿热蕴结之淋痛，可配栀子、甘草，如五淋散。薏苡仁用于湿郁肌表经络之身痛，可配竹叶、滑石等，如薏苡竹叶散；风湿身痛可配麻黄，如麻杏薏甘汤；脚气疼痛、风湿痹痛或手足挛急，可与粳米煮粥常服；用于肺痈胸痛常配苇茎、冬瓜仁，如苇茎汤；治肠痈腹痛，则常与败酱草配伍，如薏苡附子败酱散。蝼蛄用于石淋作痛，可将本品焙研为末，酒送服。车前子用于热结膀胱之小便不利、淋沥涩痛，单用或伍木通、滑石等，如八正散；若与菊花、决明子等配伍则治目赤肿痛。木通宜用于心经火热之口舌生疮及湿热淋痛，常配生地黄、竹叶等，如导赤散；治湿热痹痛则常伍忍冬藤、海桐皮、桑枝等。滑石宜用于小便短赤涩痛，常配车前子、冬葵子、通草，如滑石散；湿温、暑温等湿热盛之肢体烦痛、小便短赤，常可配黄芩等。萹蓄用于湿热下注之小便淋沥涩痛，常配瞿麦、滑石等，如八正散；若与小蓟、茅根等配伍，又可治血淋尿痛。瞿麦功似萹蓄，并每与其同用。石韦用于小便短赤、淋沥涩痛，常单用或与白茅根、车前子、滑石等配伍；用治血淋尿痛常配蒲黄、当归、芍药等，如石韦散；治石淋尿痛则常伍车前子、金钱草、甘草等。海金沙用于湿热淋痛及血淋、石淋尿痛，单用或配伍石韦、滑石、甘草等。冬葵子用于小便不利、淋沥涩痛，常配车前子、海金沙等；用治乳汁不行之乳房胀痛，可与砂仁配伍。金钱草宜用于热淋、石淋尿痛，常配鸡内金、石韦、海金沙等；用治胆石症疼痛，常伍茵陈、黄芩、木香、枳实等。虎杖宜用于热淋尿痛，与茵陈、金钱草等配伍，可治胆囊炎及胆石症疼痛；与茜草、马鞭草、益母草等合用，可治血瘀痛经；配伍乳香、没药又治跌打损伤之瘀滞作痛。

（3）祛风除湿止痛药：独活用于风寒湿痹疼痛，尤宜于身半以下者，常伍桑寄生、秦艽、细辛等，如独活寄生汤。威灵仙善治风湿痹痛，《千金方》单用本品为末温酒调服，治腰足疼痛；《滇南本草》用其水煎加酒少许兑服，治脚气肿痛；《证治准绳》则配当归、桂心治风湿腰痛；本品还可用于跌打损伤疼痛，常配桃仁、红花等。苍术用于湿邪偏重的痹证疼痛，常配独活、秦艽；若为湿热痹痛可配黄柏，如二妙散；若配羌活、防风，又治外感风寒湿邪的头痛、身痛。松节主要用于风湿痹痛，可单用浸酒服，或与苍术、牛膝等配伍；还可用治龋齿疼痛、阴寒腹痛及跌打损伤疼痛。蚕沙用于风湿痹痛、腰膝冷痛，常配松节、防风、当归；湿阻经络，一身重痛则可配秦艽、薏苡仁、丝瓜络、地龙等；湿浊内阻之霍乱吐泄、转筋腹痛，常用其配黄芩、木瓜、吴茱萸等，如蚕矢汤。木防己用于湿热痹证身痛，常配薏苡仁、滑石、蚕沙等，如宣痹汤；用治风寒湿痹疼痛，则应伍附子、桂枝等。秦艽用于风湿痹痛，常配独活、防风，如独活寄生汤。海桐皮用于风湿痹痛，《传信方》用其配牛膝、薏苡仁、五加皮等治腰膝疼痛难忍，若配白术、当归、赤芍等，可治气血凝滞、经络不通之肩臂痛。寻骨风主要用于风湿痹痛和跌打损伤疼痛，可单用浸酒或制成浸膏服用，亦可配威灵仙、川芎等，还可治疗胃痛、牙痛、疝痛等。木瓜用于风湿痹痛、脚膝拘挛，可配虎骨（现已禁用，可用狗骨代）、地龙、当归等，如虎骨木瓜丸；治脚气肿痛可伍吴茱萸、槟榔、生姜等，如吴萸木瓜汤；湿困脾胃之吐泻、腹痛、转筋，常配薏苡仁、蚕沙、黄连、吴茱萸等；此外，本品还可用治肉食积滞、消化不良之脘腹胀痛。伸筋草治风湿痹痛、筋脉挛急，常配桑枝、威灵仙、五加皮等。络石藤用于风湿痹痛、筋脉拘挛，常配木瓜、薏苡仁、海风藤等；若配皂角刺、乳香、没药及甘草等，又治痈疽掀痛。海风藤用治风寒湿痹、关节不利、腰膝疼痛、筋脉拘挛等，常配威灵仙、络石藤、秦艽等。桑枝用于风湿痹痛、四肢拘挛等，尤宜于上肢痹痛，可单用或配伍防己、威灵仙、羌活、独活等。丝瓜络用治风湿痹痛、筋脉拘挛，常配桑枝、薏苡仁、地龙等；又治胸胁疼痛，宜伍瓜蒌皮、枳壳、桔梗等。路路通治风湿痹痛、肢体麻木、四肢拘挛等，常配络石藤、秦艽、伸筋草等；治跌打损伤、筋骨疼痛，配苏木、赤芍、红花等；气血郁滞之乳汁不通、乳房胀痛，伍青皮、王不留行。穿山龙用于风湿痹痛、肌肤麻木、筋骨疼痛及跌打损伤所致瘀滞作痛等，可单用或伍川芎、伸筋草等。白花蛇治风湿顽痹、肢体麻木、筋脉拘急等，多入膏、酒、丸、散剂。乌梢蛇功同白花蛇而力量稍弱。五加皮用于风寒湿痹、腰膝疼痛、筋骨拘挛等，尤宜于老人和久病体虚的患者，可单用浸酒常服；与木瓜、松节配伍，可治下肢痹痛、筋骨拘挛，如五加皮散；若配狗骨、龟甲等，则治肝肾虚弱、筋骨不健之腰膝酸痛。桑寄生宜于风湿痹痛兼有肝肾虚损之腰膝酸痛、筋骨痿弱者，常配独活、杜仲、牛膝、当归等，如独活寄生汤。此外，本品可治冠心病、高血压之心痛、头痛属肝肾不足者；狗脊适用于风湿日久、腰脊酸痛、足膝无力等，常伍杜仲、牛膝、薏苡仁、木瓜等。

6. 祛痰逐饮止痛

本类止痛药，包括祛痰与逐饮两类。治疗痰浊阻滞之疼痛，当以燥湿化痰药物为主；治疗痰饮内阻，气血郁滞之疼痛，当遵"留者攻之"的原则，逐其痰饮，以利气血通行而止痛。逐饮之品性多峻烈，当中病即止，不可久服，并当注意护正；对于体虚、孕妇等当慎用或忌用。另外，还应注意有毒、性峻药物的炮制、配伍、剂量、用法及禁忌，严格掌握适应证。痰饮内阻，致气血不畅而痛，治用祛痰逐饮止痛药外，还应酌配行气、活血之品。痰饮痛证又有寒热之分，应酌配散寒或清热之品。现将常用祛痰逐饮止痛药择要介绍如下。

（1）半夏：用于痰浊闭阻之心痛彻背，常配瓜蒌、薤白，如栝楼薤白半夏汤。治痰热互结之胸脘痞闷胀痛，可伍黄连、栝楼实，如小陷胸汤。

（2）白附子：治痰厥头痛，可配半夏、胆南星；偏正头痛可伍白芷、细辛、川芎等。用于痰热蕴肺之咽痛，可配薄荷、牛蒡子、蝉蜕等。

（3）瓜蒌：用于痰浊痹阻胸阳之胸背痛。如栝楼薤白半夏汤、小陷胸汤。若与蒲公英、乳香、没药等配伍，又治乳痈肿痛。

（4）瓦楞子：多用治胃痛反酸。若与莪术、三棱、鳖甲等配伍，可治癥瘕痞块疼痛。多用于肝脾肿大及消化道肿瘤之痛。

（5）甘遂：与芫花、大戟配伍可治饮停胸胁之咳唾引痛，甚则胸背掣痛，头痛目眩等，如十枣汤，研末水调敷患处，可治湿热肿毒疼痛。

（6）大戟：功近甘遂。

（7）芫花：功近甘遂、大戟而力稍弱。

7. 消导、泻下止痛

饮食停滞或邪结胃肠，使其满而不传，则发为脘腹胀痛。治当遵《素问·阴阳应象大论》"其下者，引而竭之，中满者，泻之于内"的原则，选用消导或泻下之品，通畅胃肠，以除其痛。此外，邪热壅盛于上之头痛、牙痛、目赤肿痛、咽喉肿痛等，虽无邪结胃肠之大便不通，亦可用泻下药导热下行。使用消导、泻下止痛药时，若脾虚食滞应以补脾健胃为主，不能单靠消导之品；泻下药易伤胃气，应中病即止，慎勿过量；作用强烈的泻下药，对久病正虚、年老体弱、月经过多及孕妇均当慎用。因积滞内停，每致气机阻滞，故使用本类药物多配理气之品；若脾胃虚寒应配温补中焦药；湿浊内阻当伍化湿药；积滞化热应配伍清热药；寒积应选温下之品，并配温里药；热结应用苦寒泻下，并配清热药；正虚配扶正之品。现将常用消导、泻下止痛药的临床应用及配伍简介如下。

（1）鸡内金：宜于食滞胀痛兼有脾虚者，尤宜用于伤肉之证，可配白术、干姜等；又常用于结石痛证，石淋尿痛常配车前草、海金沙、川牛膝等；胆结石绞痛多伍金钱草、郁金、硝石等。

（2）麦芽：用于米面、薯类等食滞胀痛，多配神曲、陈皮等。

（3）谷芽：功同麦芽而性较缓和。

（4）神曲：常与山楂、莱菔子等配伍，治食积不消之脘腹胀痛。

（5）山楂：宜用于肉积不消之脘腹胀痛，可单用或配木香、枳壳等。用于血滞痛经及产后瘀滞腹痛，可单用水煎加砂糖服，或配当归、川芎、益母草等。治胸痹心痛，可配丹参、桃仁等。

（6）炒莱菔子：用于食滞胀痛，多与山楂、神曲、陈皮、半夏等配伍。

（7）鸡矢藤：用于胃肠瘀滞疼痛、胆绞痛、肾绞痛、风湿痛，以及各种外伤、骨折、手术后的疼痛、神经痛等，多制成针剂、酒剂使用。鲜品捣烂外敷，可用于外伤瘀滞肿痛。

（8）大黄：治胃肠实热积滞之便秘腹痛等，常配芒硝、枳实、厚朴等，如大承气汤。治湿热下利腹痛，可配黄连、芍药、木香等，如芍药汤。治寒积便秘腹痛，则须伍附子、干姜等，如温脾汤。近年来常用大黄配行气、活血及清热解毒药治疗急腹症腹痛。大黄还可用治咽喉肿痛、口疮、牙痛等，常配黄连、黄芩，如泻心汤。

（9）芒硝：与大黄、甘草配伍可治实热积滞、便秘腹痛，如调胃承气汤。治饮热结聚所致的心下至少腹硬满而痛，可配大黄、甘遂，如大陷胸汤。若与大蒜、大黄末捣敷痛处，又治急性阑尾炎腹痛。本品置豆腐上蒸化取汁点眼可治目赤肿痛。溶于水中涂搽，又治皮肤痛痒。

（10）芦荟：适用于便秘兼见肝经实热所致的头晕、头痛等，常配龙胆草、栀子、青黛等，如当归芦荟丸。又常用于蛔虫所致的腹痛。

（11）巴豆：适用于里寒冷积之便秘腹痛，常与干姜、大黄配伍，如三物备急丸。近年来常用治肠梗阻及胆绞痛。

（12）牵牛子：适用于胃肠实热壅滞之便秘腹痛及虫积腹痛。

8. 驱虫止痛

虫居体内，气机壅滞不通，易致脐腹疼痛反复发作，或呈绞痛。治当遵"客者除之"的原则，选用驱虫药物，驱除或杀灭体内寄生虫，以除其致痛之本。因驱虫止痛药多系攻伐之品或具有毒性，故对年老体弱及孕妇宜慎用，同时还须注意用量，以防伤正或中毒。虫证剧痛之时应以安虫为主，待痛缓后再行驱虫。虫证之痛乃因虫动，而虫动则因脏腑气虚、胃肠有寒或有热、功能紊乱等，故治疗虫证之痛，除驱虫外，应酌配补虚、散寒或清热、和胃等药。如有积滞可配消导药，脾虚应兼用健脾药，体虚应先补后攻或攻补兼施。为助虫体顺利排出，驱虫时多酌配泻下药。

（1）使君子：宜于蛔虫所致腹痛，单用炒香嚼服。蛔虫较多可配苦楝皮、槟榔等。

（2）苦楝皮：驱蛔力强于使君子，可单用煎汤顿服，亦可制成糖浆，或配槟榔、使君子。治胆道蛔虫腹痛可配茵陈、郁金、青皮、木香。

（3）鹤虱：用于蛔虫腹痛，可单用制成散剂，或配苦楝皮、槟榔等，如化虫丸。

（4）榧子：宜于虫积腹痛，可配槟榔、贯众、鹤虱等，加榧子杀虫丸。

（5）槟榔：适用于虫积腹痛。并可治脚气疼痛，常配吴茱萸、木瓜、紫苏叶、陈皮等。

9. 补虚止痛

正虚机体失养，可致痛证发生。治当遵"虚者补之""损者益之"的原则，选用补益之品，以除正虚之痛。使用本类药物应注意真假虚实之识别，勿犯"实实"之戒。另外，脾胃虚弱者当先调理脾胃再予补益，或在进补时酌配和胃之品，以资运化，防虚不受补。阳气、阴血不足之痛，多伴血行滞涩，除运用补益药物外，还当酌配活血之品。根据气血阴阳的相互关系，补血常兼补气，补阳常兼补阴，补阴常兼补阳。常用补虚止痛药的临床应用及配伍择要介绍如下。

（1）黄芪：用于气虚血滞之痹痛，常配桂枝、芍药、生姜，如黄芪桂枝五物汤、黄芪建中汤。

（2）炙甘草：用于脘腹疼痛及腓肠肌痉挛疼痛，常配芍药，如芍药甘草汤。

（3）饴糖：用于脾胃虚寒之里急腹痛，常配桂枝、白芍、炙甘草，如小建中汤。若痛而寒盛，则配干姜、蜀椒、人参等，如大建中汤。

（4）蜂蜜：配乌头可治寒疝腹痛，如大乌头煎；配芍药、甘草可治胃脘痛。

（5）补骨脂：用于肾阳不足之腰膝冷痛，常配核桃仁、杜仲，如青娥丸；治脾肾阳虚之腹痛泄泻，可伍肉豆蔻、吴茱萸等，如四神丸。

（6）九香虫：用于脾阳不足之脘腹疼痛，多配白术、木香等；若与香附、延胡索等配伍，可治肝胃气痛。

（7）仙灵脾：与威灵仙、川芎等配伍，治行痹走窜疼痛；与杜仲、巴戟天、桑寄生等配伍，用于风湿痹痛兼肾虚筋骨痿软。

（8）仙茅：用于脾肾阳虚之脘腹冷痛，常配补骨脂、肉豆蔻、白术等；治肾虚阳弱之腰膝冷痛，可配仙灵脾、杜仲、桑寄生。

（9）杜仲：宜于肾虚腰痛、下肢痿软。

（10）菟丝子：宜于肾虚腰痛，可配杜仲等。

（11）胡桃肉：宜于肾虚阳衰之腰痛酸楚，常与补骨脂、杜仲配用。

（12）胡芦巴：宜于肾阳不足、阴寒凝滞之腹痛，常配附子、硫黄等；治寒疝疼痛多配小茴香、吴茱萸等；治寒湿脚气肿痛则伍吴茱萸、木瓜等。

（13）骨碎补：宜于风湿日久、肝肾虚弱之腰膝疼痛，可配狗脊；用治肾虚牙痛，可单用研末纳入猪肾中煨熟食之，亦可配牛膝、山药、菟丝子等。还可治跌打损伤、筋断骨折之瘀肿疼痛，内服、外用均可常配续断、乳香等。

（14）续断：宜于肝肾不足、血脉不利所致的腰膝酸痛及风湿疼痛，常配杜仲、牛膝、狗脊；治外伤或骨折疼痛，常伍骨碎补、当归、赤芍。

（15）当归：用于血虚腹痛，常配白芍、炙甘草，若兼寒则伍生姜等，如当归建中汤、当归生姜羊肉汤；治血虚痛经，可伍地黄、芍药，如四物汤；治跌打损伤、风湿痹痛、疮痈肿痛、心绞痛、血栓闭塞性脉管炎之疼痛等，则常配川芎、红花等。

（16）鸡血藤：与当归、熟地黄、川芎等配伍，用于血虚或兼瘀滞之痛经；与桑寄生、当归、木瓜等配伍，宜于老人、虚人血不养筋或经络不通所致的肢体麻木、腰膝痛、风湿痹痛等。

（17）石斛：用于胃阴不足之烦渴、胃脘痛，常与麦冬、天花粉、沙参等配伍；用于阴虚火旺之咽喉干痛，以本品单味泡茶频服。

10. 平肝止痛

肝气上逆、肝阳上亢或肝火上炎，可致头痛眩晕或目赤肿痛等，治当遵"高者抑之"的原则，选用平肝药物，降逆止痛。使用本类药物时，应根据引起肝阳上亢的不同原因和兼证配伍，阴血虚者当配滋阴、养血药；兼肝热者须伍清泄肝热药。现将常用平肝止痛药的配伍择要介绍如下。

（1）山羊角：善治肝阳上亢头痛。用于肝阳上亢之眩晕头痛，常配菊花、石决明等；治肝火炽盛之头痛、目赤肿痛，则伍石决明、黄芩、龙胆草等。若配桑枝、忍冬藤、络石藤等，又治热痹肿痛、屈伸不利。

（2）钩藤：用于肝经有热之头胀、头痛，常配夏枯草、黄芩；肝阳上亢之眩晕头痛多伍菊花。

（3）天麻：用于肝阳上亢之眩晕头痛，常配钩藤、黄芩、川牛膝等，如天麻钩藤饮；治疗风痰上扰之眩晕头痛，常配半夏、白术等，如半夏白术天麻汤；治偏正头痛可配用川芎，如天麻丸；用于顽固性偏正头痛及风湿痹痛，单用研末吞服，或配蜈蚣、僵蚕等。外用又可治疮痈肿毒疼痛。

（4）蜈蚣：用于顽固性头部抽掣疼痛及风湿痹痛，可与全蝎、天麻、僵蚕、川芎等配伍。本品又治疮疡肿毒疼痛及毒蛇咬伤。

（5）石决明：用于肝阳上亢之眩晕头痛，若肝肾阴虚应配枸杞子、白芍等；治肝火上炎之目赤肿痛、头痛，则多配菊花、黄芩、夏枯草等。

（6）代赭石：用于肝阳上亢之头痛眩晕，常配龙骨、牡蛎、白芍等，如镇肝熄风汤。

（7）珍珠母：用于肝阴不足、肝阳上亢之头痛眩晕，常配白芍、桑寄生、龙齿等，如甲乙归藏汤。

（8）白芍：用于肝阴不足、肝阳上亢之头胀、头痛等，常配石决明、钩藤等；血虚痛经常配川芎、地黄等，如四物汤；肝郁胸胁疼痛常配柴胡、香附等，如逍遥散；肝气犯胃之胃脘疼痛及肝脾不和之腹部挛急作痛，常配甘草，如芍药甘草汤。

（9）龙骨：用于阴虚阳亢头痛，可配牡蛎、白芍、石决明。

（10）磁石：用于阴虚阳亢头痛，常配石决明、白芍、白蒺藜等。

（11）罗布麻：用于肝阳或肝热头痛，可单味开水泡服，亦可配夏枯草、钩藤、野菊花等。用于肝阳上亢头痛，常配钩藤、珍珠母、决明子等。风热头目疼痛，常配菊花、蔓荆子、决明子等。

11. 解表止痛

外感六淫，邪在肺卫，可致头痛身痛、咽喉肿痛等，治当遵"其在皮者，汗而发之"的原则，驱除外邪，以治表证之痛。辛温解表药用于风寒表证疼痛，辛凉解表药用于风热表证疼痛。此外，疮疡肿痛若兼表证，亦可选用本类药物。使用解表止痛药时应注意不可过汗，以防伤正。正虚者慎用本类药物，或用时酌配以扶正。温病初起而见表证者，解表应配清热解毒药。现将常用解表止痛药的临床应用及配伍分辛温、辛凉两类择要介绍如下。

（1）辛温解表止痛药：麻黄用于外感风寒所致的头痛身痛、寒湿痹痛等，常配桂枝、羌活、瓜蒌、薤白等，如枳实薤白桂枝汤；用于妇女经寒腹痛，常配芍药、桃仁等。香薷用于夏季感受寒湿所致的头痛头重、腹痛吐泻等，常配厚朴等，如香薷饮。荆芥对于风寒或风热感冒之头痛身痛均可应用，前者常配防风、羌活，后者多伍薄荷、桑叶。治疮痈肿痛而有表证可配防风、连翘等。防风用于风寒感冒之头痛身痛等，常配荆芥、羌活等；风热感冒之头痛咽痛，多伍荆芥、薄荷、连翘。风湿痹痛则常伍羌活、当归等，如蠲痹汤。羌活用于外感风寒之头痛身痛，常配防风、白芷、苍术，如九味羌活汤；用于外感风寒湿邪所致的肢冷疼痛、肩背酸痛，尤多用于上半身疼痛，常配防风、秦艽、威灵仙、独活等；风寒头痛常配川芎、细辛等。白芷用于感冒风寒头痛常配羌活、细辛；用于阳明经头痛可配石膏、知母等；治眉棱骨痛属风寒者可单用，属风热者可配黄芩；治齿痛常配石膏、升麻；疮痈肿痛常配瓜蒌、贝母等。细辛宜于风寒或风湿头痛、身痛及牙痛，常配羌活、防风、白芷等。藁本用于风寒、风湿头痛，偏头痛或颠顶痛，齿颊、脑后等部疼痛以及风寒湿所致的痹痛，常与川芎、羌活等配伍，如羌活胜湿汤；此外，亦可用于寒疝腹痛。辛夷宜于鼻渊头痛，偏寒者配白芷、细辛、防风等，如辛夷散；偏热者伍薄荷、黄芩、金银花等。苍耳子用于鼻渊头痛常配辛夷、白芷等；风寒头痛及头风头痛常伍防风、白芷、藁本等；风湿痹痛则多配威灵仙、肉桂、苍术、川芎等。

（2）辛凉解表止痛药：薄荷用于风热感冒或温病初起之头痛、咽痛等，常配菊花、牛蒡子、黄芩等，如薄荷汤；配柴胡、白芍等则治肝郁胸闷胁痛。牛蒡子用于外感风热之咽喉肿痛，常配金银花、连翘、荆芥、薄荷、桔梗，如牛蒡汤；热毒痈肿疼痛未溃者，常伍紫花地丁、野菊花等。桑叶宜于外感风热之头痛、咽喉肿痛，常配菊花、薄荷等，如桑菊饮；用于肝经风热或实火之目赤涩痛，可单用煎汤洗或配菊花、车前子、决明子等。菊花宜于外感风热或温病初起之发热头痛，常配桑叶等，如桑菊饮；肝经风热或肝火上攻之目赤肿痛，则多伍夏枯草、桑叶等。葛根用于外感头痛、项背强痛，属风寒者常配麻黄、桂枝，如葛根汤；风热则多伍柴胡、石膏、黄芩等；此外，本品又可治高血压头痛项强及心绞痛。升麻宜于风热感冒之头痛、咽痛，常配葛根；治阳明胃热之头痛、牙龈肿痛、口舌生疮等，则常伍生石膏、黄连，如清胃散。蔓荆子用于风热头痛、偏头痛，常配防风、菊花、川芎等，如菊芎饮；风热上扰之目赤肿痛，常配菊花、决明子、蝉蜕等；治风湿痹痛则多伍防风、秦艽、木瓜等。蝉蜕用于风热感冒或温病初起之咽痛音哑，常配薄荷、连翘，如蝉蜕散。

12. 应急止痛

治疗痛证一般应审证求因，去其致痛之本，但若疼痛剧烈难以忍受，则应遵"急则治其标"的原则，选用高效速效药以救其急。这些药物多有麻醉或开闭之功，止痛效果明显，但多有毒性，或辛香走窜之力极强，故使用时应掌握其剂量，不可久服，以免中毒或伤正。此外，还应根据具体病情，辨证用药。常用应急止痛药的临床应用及配伍如下。

（1）乌头：制川乌头多用于阴寒内盛所致的心腹剧痛、疝痛、风寒湿痹痛甚、跌打损伤剧痛等，可单用或配五灵脂、威灵仙等；又治头风疼痛、偏头痛，常配细辛、茶叶等。

（2）雪上一枝蒿：止痛作用和毒性似乌头而力更强。主要用于跌打损伤及风湿痛，除小剂量内服外，多作外用滴鼻剂或酒剂。

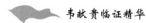

（3）祖师麻：多用于风寒湿痹筋骨疼痛及跌打损伤疼痛等，常制成酒剂使用。现有外用膏剂和注射剂，祖师麻甲素注射剂常用于中药麻醉手术中。

（4）羊踯躅：含本品 5%～10% 注射液可用作麻醉药，酒浸液和散剂口服主要用于风湿痹痛及跌打损伤疼痛。

（5）天仙子：主要用于牙痛、胃痛、风湿痹痛及跌打损伤疼痛等疼痛剧烈者。

（6）曼陀罗：用于心腹冷痛、风湿痹痛、跌打损伤等痛剧者，单用有效。配川芎、防己等制成注射液可做手术麻醉剂。

（7）延胡索：用于气血阻滞所致之心绞痛、胃痛、腹痛、胁肋痛、疝痛、腰痛、关节痛及痛经等多种痛证。

（8）夏天无：多用于风湿痹痛、跌打损伤疼痛、胃痛、腹痛等，可作延胡索的代用品。

（9）八角枫：主要用于风湿痹痛及跌打损伤瘀滞作痛等。

（10）两面针：宜于风寒湿痹痛甚，里寒或气滞所致的胃痛、腹痛、疝痛、跌打损伤疼痛及坐骨神经痛等，已制成注射剂。

（11）徐长卿：治风湿痛可配威灵仙、五加皮；腰痛可配续断、杜仲；跌打损伤及痛经可配桃仁、五灵脂；心腹寒痛可配高良姜、香附；心绞痛可配姜黄。徐长卿注射剂常用于风湿痛、腰肌劳损之疼痛、胃痛、腹痛、癌症疼痛及手术后疼痛等。

（12）雪胆：宜于热盛胃痛、腹痛、牙龈肿痛、咽喉肿痛等，外敷可治热毒痈肿及烫伤疼痛。

（13）麝香：用于心绞痛及疮疡肿痛、跌打损伤疼痛及痹证疼痛等。

（14）樟脑：用于跌打损伤之瘀滞肿痛、龋齿疼痛、心腹胀痛、胃寒腹痛等，多作外用。

（15）苏合香：用于胸腹满闷冷痛，常配麝香、丁香、安息香等，如苏合香丸；治心绞痛常伍檀香、冰片、乳香等，如冠心苏合丸。

（16）安息香：用于气滞血瘀之心腹疼痛。

（17）蟾酥：对于饮食不洁或感受秽浊不正之气，而见暴发腹痛吐泻，甚则昏厥者，常与麝香、丁香等配伍，如痧药蟾酥丸；治疗痈肿疔毒剧痛及咽喉肿痛，外用或内服均可，六神丸即含本品；蟾酥外搽又可治牙痛。

（二）对药临床运用

对药又称药对，是中医临床常用的相对固定的两味（或三味）中药的配伍组合，也是中药配伍应用的基本形式。对药不是随意拼凑的药物组合，其组成有一定的规律，如寒热相配、升降相伍、散收相合、动静合用、气血配伍，或有相互协助增强药力者，或有相互制约其副作用而展其长者等。精于用方，必精于药物的配伍，故历代医家都很重视对药的运用。在张仲景有名有药的252张经方中，其中约有40首方剂仅有两味药组成，可见对药之重要。本节所载之对药，有先贤已用参以先父经验者，有先父习用者，但皆为临床所验证，现择要述之于次。

1.仙鹤草 - 鸡血藤

【单味功用】仙鹤草味苦、涩，性平，归肺、肝、脾经，为蔷薇科多年生草本植物龙牙草的全草。本品功善收敛止血，适用于多种出血证，还可用于脱力劳伤。鸡血藤味苦、辛，性温，归肝、肾经，功能补血行血，舒筋活络，对风湿痹痛兼有血虚或瘀滞者尤为适宜。《本草纲目拾遗》言其"壮筋骨，已酸痛……手足麻木瘫痪等证"。《现代实用中药》谓其"为强壮性之补血药，适用于贫血性之神经麻痹症，如肢体及腰膝酸痛，麻木不仁等"。现代药理研究表明，鸡血藤酊剂对大鼠甲醛性关节炎有显著疗效。

【配伍功用】仙鹤草民间称之为"脱力草"，苦涩收敛止血，又有补虚健脾强壮之功，可用于脱力劳伤疼痛，兼神倦乏力、面色萎黄之症。用本品补虚，可与大枣相配。若用于疮疖痈肿，有解毒消肿之功。还可用于癌肿及全血细胞减少等。鸡血藤苦甘温，补血活血，舒筋通络。二药伍用，补益气血，通络止痛，相得益彰，效果显著。

【用量用法】用仙鹤草补虚以15～30g为宜，大剂可用30～60g，鸡血藤 15～30g，水煎服。

【用药心得】二者配伍既能止血又能行血补血，临床用于治疗月经不调、痛经、闭经、风湿痹痛等属于气血亏虚兼血瘀者。若气血亏虚甚者，可配伍黄芪、当归、熟地黄，以益气养血；产后恶露，绵绵不绝，配伍益母草、桃仁、红花；治疗风湿痹痛，可配伍独活、羌活、威灵仙等。用仙鹤草治疗各部位出血，常与旱莲草相须为用，如属于气不摄血，加党参、黄芪；虚寒性出血，可配伍温阳止血药，如炮姜、灶心土、艾叶等；如属于血热妄行，可配合凉血止血药，如赤芍、牡丹皮、侧柏叶、藕节等。仙鹤草治疗汗证，无论寒、热、虚、实者均可应用，用量多在 60g 以上，可单独服用，亦可配合其他方药同用。

2. 海风藤 – 鸡血藤

【单味功用】海风藤味苦、辛，性微温，入肝、肺经，能祛风除湿、通经活络，用于风湿痹痛、关节不利、筋脉拘挛、腰膝疼痛。《本草再新》谓其："行经络，和血脉，宽中理气，下湿除风，理腰脚气，治疝，安胎。"鸡血藤苦而不燥，温而不烈，性质和缓，活血、补血、通络之功效兼备，凡血瘀及血虚之风湿痹痛、麻木、瘫痪、血虚萎黄、月经不调、痛经、闭经等病证均可应用。

【配伍功用】海风藤祛风除湿，通经止痛，鸡血藤行血补血，舒筋活络，二者均属藤类药物，补养力稍显薄弱，走散入络缓和，用于治疗久痹、顽痹尤为适宜，符合叶天士"宿邪宜缓攻"之旨。二药合用，祛风除湿止痛之力相得益彰，适用于风湿痹痛，筋脉拘急，肢体麻木、疼痛及半身不遂等。

【用量用法】海风藤 9～15g，鸡血藤 15～30g，水煎服。

【用药心得】临床用海风藤、鸡血藤治疗风寒湿痹痛，每与羌活、独活、桂枝、白芍、当归等相配。偏于风盛者，常与辛味重、善治风疾之青风藤配伍；偏于寒湿者，常重用苦味重、善祛湿邪之海风藤；若风湿化热，全身游走性疼痛，可用苦寒之络石藤、秦艽相配，以寒热平调，祛风除湿。治中风手足麻木、疼痛，常配伍益气活血通络药，如黄芪、丹参、当归、地龙、乌梢蛇等。治疗跌打损伤瘀肿疼痛，可与三七粉、土鳖虫、红花、苏木等配伍。风寒湿痹兼血瘀之月经不调、痛经、闭经者，可配伍当归、川芎、香附、益母草等，以活血化瘀，调经止痛；兼血虚月经不调、痛经、闭经者，则配当归、红花、白芍等，以补血活血。

3. 巴戟天 – 肉苁蓉

【单味功用】巴戟天味辛、甘，性微温，归肝、肾经，功能补肾阳，强筋骨，祛风湿，对肾阳虚兼风湿之证尤为适宜。《本草备要》曰："巴戟天，补肾益精，治五劳七伤，辛温散风湿，治风湿脚气水肿。"肉苁蓉味甘、咸，性温，质润，归肾、大肠经，味甘能补，甘温助阳，质润滋养，咸以入肾，为补肾益精之良药，能补肾助阳，润肠通便，用于肾阳亏虚，精血不足，肠燥津枯便秘等。

【配伍功用】巴戟天辛甘而温，温阳助火力胜，兼有祛风除湿之力。肉苁蓉甘咸而温，质地滋腻，性柔而不燥，补肾壮阳之中还兼有润燥益精之功。二药合用，可增强温肾壮阳，祛风除湿，强筋健骨之力，而且二者润燥相宜，具有补火而无燥水之妙，临床常用于治疗肾阳虚衰之腰膝酸冷、筋骨痿软、便秘等证。

【用量用法】巴戟天 10 ～ 15g，肉苁蓉 10 ～ 20g，水煎服。

【用药心得】巴戟天与肉苁蓉相伍，补肾阳，益精血，温而不燥，临床颇为常用。对年老体弱，肾阳亏虚的高血压、习惯性便秘、慢性腰腿痛、风湿寒痹、少腹冷痛、小便不禁，男子性功能衰退，女子月经不调、不孕者皆为适宜。此外，二药适量，泡茶或泡酒作为食疗方，长期规律饮用，对延缓衰老，提高免疫力亦颇有效验。但脾虚便溏，实热便结或阴虚火旺者不宜。

4. 白附子 – 附子

【单味功用】白附子味辛、甘，性温，有毒，归胃、肝经。本品辛温燥烈，其性上达，善除头面、经络风痰湿邪，为治疗风寒湿痰阻滞经络，口眼㖞斜及头痛之要药。附子味辛，性热，有毒，归心、脾、肾经。附子辛热燥烈，补火散寒，上助心阳，中温脾阳，下暖肾阳，可达表入里，温通

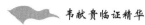

周身之阳气。《本草备要》曰附子："补肾命火，逐风寒湿。"

【配伍功用】白附子辛甘而热，长于散寒逐湿，除痹止痛，用治风寒湿痰所致的筋骨痹痛。附子气雄性悍，走而不守，能温通经络，逐经络中风寒湿邪，有较强的散寒除痹止痛的功效。二药相须为用，可增强其温阳散寒逐湿之功。

【用量用法】白附子 6～12g，制附子 9～15g。附子入汤剂应用文火先煎 60 分钟，以口尝无麻辣感为度。附子亦可与干姜、炙甘草同用，以减缓其毒性。

【用药心得】白附子与附子同用，逐寒湿，祛风痰，止痉痛之力倍增，并能引药上行。临床治疗风痰阻滞经络之口眼㖞斜，常与半夏白术天麻汤合用；治疗阳虚寒凝之头痛、偏头痛，则与桂枝汤合方。治疗阳虚血瘀之头痛、偏头痛，宜与牵正散相配。白附子配羌活，可治疗脓耳；白附子伍升麻，治疗风寒相搏之牙痛。制附子与黄连合用，治疗冠心病、心悸、心律失常等证属寒热错杂者。附子、黄连一寒一热，一补一泻，相互制约，相互为用，辛开苦降，俾温阳而不助热，泻火而不伤阳。

5. 白芍 – 川乌头

【单味功用】白芍味苦、酸、甘，性微寒，归肝、脾经。功能养血敛阴，柔肝抑阳，缓急止痛。张锡纯谓其"能补能泻，能收能散，能柔能疏，能敛能利，能治坚积、血痹、久痛、大小便不利"。现代药理研究表明，白芍对中枢神经有镇静作用，对骨骼肌有抗痉挛作用，对平滑肌有降低张力和抑制运动作用，同时有抑制中枢和脊髓反射弧兴奋的作用。川乌头味辛、苦，性热，有大毒，归心、肝、脾、肾经，功能温经散寒，祛风除湿，尤长于除痹止痛。

【配伍功用】白芍养血柔肝而止痛，经配伍后可用于多种痛证。川乌头辛散温通，善于逐风邪、除寒湿，故能温经止痛，可散在表之风邪、逐在里之寒湿，经配伍可用治风、寒、湿、热、瘀、痰等邪所致的筋骨关节痹痛麻木，尤以治寒湿偏甚者为擅长。二者是治疗风湿痹痛的常用传统药对，也是现代治疗风湿性关节炎、类风湿关节炎等疾病的常用配伍药对。

【用量用法】白芍 15 ～ 30g，水煎服。川乌头 9 ～ 15g，必须经过炮制，入汤剂应用文火先煎 60 分钟。可与干姜、炙甘草同用，以减缓其毒性。

【用药心得】白芍用于解痉止痛时，必须超大剂量应用，剂量可用至 30g 以上，而且需配炙甘草，以缓急止痛。白芍味酸，得木之气最纯；炙甘草味甘，得土之气最厚。二药配伍治疗气血不和、筋脉失养所致的下肢无力、拘挛、疼痛、腹痛、血虚头痛、三叉神经痛，以及胃气不降、腑气不行、中焦郁结而致的胃脘痛。白芍与川乌头合用，一阴一阳，一寒一热，一收一散，相反相成，长于治疗风湿痹痛、骨痹等。《医宗金鉴》谓："古人用辛散必用酸收，所以防其峻厉，犹兵家之节制也。"

6. 白术 – 麻黄

【单味功用】白术味甘、苦，性温，归脾、胃经，甘温益气，苦温燥湿，止汗安胎，用于脾气虚证，胎动不安，风湿痹痛。麻黄味辛、微苦，性温，归肺、膀胱经，外散风寒，内平喘咳，下通水道，能发汗解表，宣肺平喘，利水消肿，止痛。

【配伍功用】白术苦甘性缓，补脾益气，以健脾燥湿为主要作用，为"健脾祛湿第一要药"。麻黄辛温，既发汗解表，又宣肺利水，二药相配，一外一内，一散一补，一肺一脾，麻黄引白术走表行湿，取"湿亦非暴汗可散，使其微汗"之意，不致形成虽汗出寒去而湿滞不解；白术制麻黄发汗峻猛，而无大汗伤正之弊。肺脾同治，补散得宜，运化内外之湿，则水湿下行而风去肿消。故用于治疗寒湿在表，湿留肌肉所致的身体疼痛，独擅其长。

【用量用法】麻黄 6 ～ 12g，白术 10 ～ 15g。先煮麻黄，去上沫，纳诸药。麻黄发汗解表宜生用，白术治湿困肌表时宜生用，健脾止泻宜炒用。

【用药心得】麻黄配白术治疗寒湿在表，湿留肌肉之痹病、颈椎病、头痛、皮肤瘙痒等杂病，皆可收佳效。此类病证大多病程较长，对其治疗，既要祛邪又要扶正，宜缓缓收功。可与玉屏风散合用，以补益脾肺之气，亦可酌加当归、川芎，以养血活血；湿邪盛者，可易白术为苍术；患者一身尽疼，发热，日晡所剧者，可与麻黄杏仁薏苡甘草汤相配；风湿相搏，骨节烦疼，汗出短气，小便不利，恶风不欲去衣，或身微肿者，合甘草附子汤主之；荨麻疹以湿客肌表为主要表现者，当与平胃散相伍，并加蝉蜕、徐长卿，往往可收佳效。麻黄为治痹病要药，仲景之乌头汤、桂枝芍药知母汤、麻黄加术汤等治痹名方都用麻黄。麻黄的剂量一般用9g，但需因时、因地、因人、因证而异，儿童酌减。麻黄毕竟属于温燥发散之品，一般应中病即止，不宜久服。外感时病用麻黄，得汗即须停用；咳、喘等内伤病须用炙麻黄，若需较长时期使用者，一般不宜大量，而宜获效后减量。《张氏医通》用白术祛湿强调必生用，如谓："用麻黄汤开发肌表，不得白术健运脾气，则湿热虽以汗泄，而水谷之气依然复为痰湿，流薄中外矣。然术必生用，若经炒焙，但有健脾之能而无祛湿之力矣。"

7. 阿胶 – 艾叶

【单味功用】阿胶味甘，性平，归肺、肝、肾经，功能补血、止血、滋阴、清肺润燥，用于血虚诸症，以及肺阴虚燥咳，心烦失眠等。《神农本草经》谓其"主心腹……腰腹痛，四肢酸疼，女子下血，安胎"。艾叶味苦、辛，性温而芳香，归肝、脾、肾经，功能温经止血，调经安胎，散寒止痛，用于月经不调，痛经，胎漏下血，胎动不安等。

【配伍功用】阿胶甘平，质地滋润，为补血、止血、滋阴要药；艾叶芳香味辛，温可散寒，能温煦气血，透达经络，逐寒湿，止冷痛。二药相配，一温一补，能增强温经止血、安胎的功效。

【用量用法】阿胶6～12g，烊化或黄酒化服。艾叶6～12g，水煎服。

【用药心得】用阿胶配艾叶治疗气血亏虚之月经过多，疗效可靠。同时服用时间尤为关键，于月经期第二日开始服药，待经净后再服2～3剂，然后停服，下次月经期服用时间同前，一般服用2～3个月经周期可愈。用其治疗各种出血证，心阴不足之心悸、怔忡，以及脱力劳伤，宜配伍仙鹤草。现代药理研究表明，仙鹤草有收缩内脏血管，升高血压，强心，兴奋呼吸等作用。阿胶以养心补血，调整心律为要，二药参合，补心强心，调整心律作用增强。

8. 乳香 – 没药

【单味功用】乳香味辛、苦，性温，归心、肝、脾经。本品辛散苦泄，芳香走窜，行气活血兼能舒筋，通经活络而止痛。没药味苦性平，也归心、肝、脾经，擅散瘀而活血，消肿定痛。

【配伍功用】二药均能活血止痛，消肿生肌，但乳香辛温香润，能于血中行气，舒筋活络，消肿止痛；没药苦涩力强，功擅活血化瘀，偏于活血，两药参合，气血兼顾，共奏宣通脏腑、流通经络、活血祛瘀、消肿止痛、敛疮生肌之功。可泛治外伤痛肿之疼痛，瘀血之胃脘痛、心绞痛、风湿痹痛、经闭、痛经、癥瘕等。

【用量用法】乳香 6～12g，没药 6～12g，煎汤服用。也可研细末温酒调服，每次 3g。二药味苦，入煎剂汤液浑浊，胃弱者多服易致呕吐，故用量不宜过多，胃弱者慎用，孕妇、疮疡已溃者均忌用。

【用药心得】临床常以二药为基础，与其他药物配伍运用，泛治以瘀滞为主的诸痛。如配伍儿茶治疗跌打损伤、瘀滞肿痛，伤口溃而不愈者。儿茶性涩味苦，既能活血散瘀，又能收敛止血，有较好的行血止血效果，但注意内服须包煎；配伍川乌头、片姜黄治疗痹证、跌打损伤等瘀滞疼痛。川乌头其气锋锐，通经络，利关节，寻蹊达径而直达病所，入煎剂宜先煎、久煎；片姜黄辛散温通苦泄，既入血分，又入气分，为血中气药，外散风寒湿邪，内行气血瘀滞，温经通络，尤长于行肢臂而止肩臂疼痛。治疗鹤膝风时，常配伍地骨皮，取"五圣散"之意，该药苦寒散湿，可用于治疗腰腿疼痛，筋骨痹痛；伍用制马钱子治疗风湿顽痹、四肢不遂及一切疮疡肿痛、跌打损伤等；配伍人工麝香治疗风寒湿痹，筋骨关节疼痛，顽固不愈，取麝香辛香，开通走散，使气行血活，脉通络畅，引药透达，即《本草述》所云："即虚而病于壅结痹者，亦必借之为先导"；配伍土鳖虫治疗瘀滞肿痛，土鳖虫味咸性寒入血，性善走窜，功擅破血逐瘀，续筋接骨。临床治疗多种痛证时，常配伍醋延胡索，该药辛润走散，既入血分，又入气分，《本草纲目》云："延胡索能行血中气滞，气中血滞，故专治一身上下诸痛。用之中的，妙不可言。"《本草求真》谓延胡索："跌仆损伤，不论是血是气，积而不散者，服此力能通达……以其性温，则于气血能行能畅；味辛，则于气血能润能散……盖延胡索能活血行气，第一品药也。"用醋制可加强其止痛之功。

9. 三棱 – 莪术

【单味功用】三棱味苦、辛，性平，归肝、脾经。本品味苦开泄，行散力猛，既入血分，又入气分，长于破血行气止痛，消积散结，用于血滞经闭或产后瘀滞腹痛，癥瘕积聚以及食积饱胀气滞，腹痛较甚之症，尤多用于治疗气血凝结所致的腹部肿块。据现代药理研究，三棱能改善血液流变性，具有抗凝血、抗血栓形成作用，还有抗癌作用。莪术味苦、辛，性温，归肝、脾经，本品温通之力较大，功专行气破血、消积散结，用于治疗血瘀气滞所致的癥瘕积聚、心腹胀痛、血滞经闭、产后瘀阻等，又能治疗饮食积滞、胸腹满闷作痛、跌打肿痛等。现代药理研究表明，莪术油可增强肿瘤细胞的免疫原性，从而起到抗肿瘤作用。

【配伍功用】三棱味苦能降泄，为强有力的破血行气药，长于破血中之气，为血中气药，以破血消积；莪术辛温行散，苦温降泄，为气中血药，善破气中之血，以破气消积。二药合用，气血双施，活血化瘀，行气止痛，化积消癥力彰，主治瘀血癥瘕诸症。《医学衷中参西录》云："三棱，气味俱淡，微有辛意。莪术，味微苦，气微香，亦微有辛意。性皆微温，为化瘀血之要药……若细核二药之区别，化血之力三棱优于莪术，理气之力莪术优于三棱。"

【用量用法】三棱 6 ~ 12g，莪术 6 ~ 12g，水煎服，醋制可加强止痛作用。

【用药心得】三棱、莪术伍用，出自《经验良方》三棱丸，用于治疗血滞经闭腹痛。临床上以此二药配伍，可治疗气血瘀滞诸痛、癥瘕等。由于二药皆入肝经，既能活血，又能行气，故尤以治疗胁痛为常用。胁痛病程较短者，与四逆散合用，则柔肝理气，活血止痛之力倍增；病程较长者，或胁下有癥块，可与逍遥散相配，以补消兼施；胁下癥块坚硬，正气大伤者，当与四君子汤相伍，以健脾益气，复加醋鳖甲以软坚消积；兼湿热者，可合用茵陈蒿汤，以清肝利胆。治疗风湿痹痛时合用片姜黄，该药味辛、苦，性温，辛散温通苦泄，入肝、脾经，既能入血分活血祛瘀，又能入气分行散滞气，以活血行气止痛。治疗妇科癥瘕，常与桂枝茯苓丸合用，每收消癥止痛之效。张锡纯有"三棱、莪术，若治陡然腹胁疼痛，由于气血凝滞者，可单用三棱、莪术，不必以补药佐之；若治瘀血积久过坚者，原非数剂所能愈，必以补药佐之，方能久服无弊"之训，但三棱、莪术毕竟属于破血行气之品，易于耗气伤正，临床可视病程之长短，体质之强弱，适当配伍健脾益气药，俾攻伐而不伤正，补气以助气血畅行。

10. 蒲黄 – 五灵脂

【单味功用】蒲黄味甘、辛，性凉，入肝、心包、脾经。本品生用、炒用均能止血，止血多炒用，因炒后性涩收敛，能增强止血作用，常用于外伤出血（外敷）及各种内出血。生用性滑，又能消瘀，用于多种血瘀证，可起到瘀去而痛止之效。五灵脂味苦、甘，性温，归肝经，苦泄温通，甘缓止痛，独入肝经，专行血分，长于止痛。《本草述》载五灵脂可"主损伤接骨"，用于瘀血阻滞所致的经闭、痛经、产后腹痛、胃脘痛及一切血滞作痛。

【配伍功用】蒲黄辛香行散，专入血分，功善化瘀止血，祛瘀止痛；五灵脂味甘性温，入肝经血分，能通利血脉而散瘀止痛，止痛之力较强。二药合用，具有行气通经、祛瘀散结、芳香避秽之功效，临床适用于因气滞血瘀、邪闭所致的痛证。

【用量用法】蒲黄内服 6～12g，须包煎，外用适量，研粉撒或调敷，化瘀止痛多生用，止血须炒用；五灵脂内服 6～15g，包煎，外用适量，研粉酒调敷。醋炒五灵脂可增强化瘀止痛作用。血虚无瘀及孕妇慎用。

【用药心得】蒲黄、五灵脂伍用，名曰失笑散。本方出自宋代《太平惠民和剂局方》，用其治疗痛证疗效可靠。古人谓用本方后，痛者每在不觉之中诸痛悉除，欣然失笑，故名失笑散。现代药理研究证明五灵脂能够缓解平滑肌痉挛，蒲黄可缩短凝血时间。蒲黄、五灵脂皆可活血化瘀，但蒲黄甘辛性凉，活血化瘀兼能止血，生用凉血止血、炒用收涩则功专止血；五

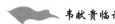

灵脂苦甘性温，生用行气活血，化瘀止痛，炒用则化瘀止血。二药生用有通利血脉、化瘀止痛之功，经适当配伍，可用于治疗气滞血瘀之心腹疼痛、胸胁刺痛、痛经、闭经、月经不调、产后腹痛、恶露不绝等，亦可治疗跌打损伤之肿胀疼痛。如胸痹心痛属气滞血瘀者，配伍长于活血化瘀，行气止痛之降香，其化瘀止痛功效更加显著；如属于痰瘀互结者，伍栝楼薤白半夏汤，以化瘀通脉，宽胸化痰，降逆散结。失笑散配伍三棱、莪术，长于治疗气滞血瘀胁痛、胃脘痛；失笑散配高良姜、香附，治疗寒凝血滞所致之胃脘痛、痛经，收效多速；失笑散配伍生化汤，治疗妇人产后瘀血不下腹痛，功专力宏。二药炒炭用，功专化瘀止血，用于治疗瘀血失血诸症。用失笑散止痛、止血，多属于"急则治其标"的权宜之计，还当依据辨证，全面权衡遣方用药，或待病情缓解后从本论治。

11. 桃仁 – 红花

【单味功用】桃仁味苦、甘，性平，入心、肝、大肠经，有破血祛瘀，润燥通便之功。本品苦能泻血滞，为破血祛瘀要药，善于治疗瘀血积滞之经闭、痛经；又治腹中包块、产后瘀血腹痛、蓄血发狂、跌打损伤、瘀滞作痛、肺痈、肠痈诸症。又因其体润多脂，有润燥滑肠之效，用于肠燥便秘。红花味辛，性温，入心、肝经。《本草求真》云："红花，辛苦而温，色红入血，为通瘀活血要剂。"红花善活血通经，祛瘀消肿止痛，用于治疗血瘀心胸疼痛、经闭、痛经、产后恶露不尽、瘀血积滞、小腹胀痛，还可用于治疗跌打损伤、瘀血肿痛以及关节酸痛等症。随着使用剂量的不同，红花具有和血、活血、破血的不同功效。

【配伍功用】桃仁药性缓和而纯，无峻利克伐之弊，质重沉降，走下焦，达脏腑，长于破在下、在脏腑有形之瘀血；红花辛散温通，质轻升浮，走上焦，通经络，善于祛在上、在经络之瘀血。二药合用，相互促进，可化瘀血，通经闭，祛瘀生新，消肿止痛，治疗瘀血胸痛、腹痛、经闭、痈肿、瘀血肿痛等。

【用量用法】桃仁 6 ～ 12g，红花 6 ～ 12g，水煎服。注意桃仁中的苦杏仁苷有致呼吸麻痹的副作用，故用量不宜过大。

【用药心得】桃仁、红花的运用极其广泛，其配伍形式以《医宗金鉴》的桃红四物汤为代表。该方由四物汤加味桃仁、红花而成，其以养血活血的四物汤为基础，以化瘀而不峻猛的桃仁、红花为主药。现代药理研究表明，桃红四物汤具有扩张血管、抗炎、抗疲劳、抗休克、调节免疫功能、降脂、补充微量元素、抗过敏等作用。其可泛治内、外、妇、儿、眼、耳鼻喉、肿瘤等科以瘀血为主的病证，如功能性子宫出血、痛经、偏头痛、癫痫、糖尿病周围神经病变、冠心病、慢性肾小球肾炎、血栓闭塞性脉管炎、小儿血小板减少性紫癜、荨麻疹、眼底出血等。如本方加入大剂量黄芪及适量地龙，即为补阳还五汤，用于治疗脑梗死证属气虚血瘀者，疗效可靠；对偏头痛、面神经麻痹的治疗，则与牵正散合方；兼风痰阻滞者，再合入半夏白术天麻汤，屡用屡验。桃红四物汤与黄芪桂枝五物汤相配，为治疗糖尿病周围神经病变气虚血瘀证的基础方，兼烦渴多饮，多食易饥者，加玄参、天花粉、黄连；手足麻木甚者，加蜈蚣、地龙。桃红四物汤与地肤子、白鲜皮、白蒺藜、炒乌梅相伍，治疗皮肤瘙痒症，颇为灵验。本方与桂枝汤合用，可治疗皮肤色素沉着。用本方合失笑散系治疗痛经的常用方，兼气滞者加柴胡、香附、青皮；兼寒凝者加小茴香、肉桂；痛剧者加醋延胡索；兼血虚者加阿胶；兼气虚者黄芪。

12. 乌贼骨 – 茜草

【单味功用】乌贼骨、茜草对药始见于《黄帝内经》，二药配以雀卵、鲍鱼汁治疗血枯经闭，称"四乌鲗骨一藘茹丸"。乌鲗骨即乌贼骨，芦茹即茜草。乌贼骨味咸、涩，性微温，归肝、肾经，长于收敛止血、固精止带，又能制酸止痛，用于治疗胃和十二指肠溃疡之反酸烧心、胃脘痛等，还能研末外用以祛湿敛疮。茜草味苦，性寒，归肝经，功能凉血化瘀，止血通经，用于血热夹瘀之出血证、跌打损伤，以及风湿热痹等。

【配伍功用】乌贼骨禀水中阳气，有收敛止泻止血、固精止带、制酸止痛之功，以收为主；茜草凉血止血，行瘀通经，以行为要。二药伍用，一涩一散，一止一行，以补涩为主，涩中寓通，相反相成，共奏止血不留瘀，活血不耗血之妙，多用于治疗慢性胃炎、胃溃疡、多种妇科疾病等。雀卵

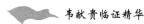

（无麻雀卵可用鹌鹑蛋代替）为补益精血之妙品；鲍鱼能通血脉，益精气。四药相伍，精血得以滋填，化源不绝，冲任脉盛，则月事应期而潮。

【用量用法】乌贼骨 10～30g，茜草 10～15g，水煎服。茜草止血炒用或炙用，活血通经生用或酒炒用。

【用药心得】乌贼骨与茜草配伍，内服外用均可，临床运用广泛。如用于胃痛、胃脘痛烧心吐酸者，每与浙贝母、煅瓦楞子同用，效果较著，但乌贼骨多服久服易致便秘，需适当配伍润肠药；用于湿疮、湿疹溃烂者配黄连、苦参，以清热燥湿，泻火解毒；用于遗精、滑精、带下淋漓者，伍桑螵蛸、益智仁，助肾阳固肾气，以治其本，涩敛止遗，固精止带以治其标；二药用于不同证型的崩漏皆有可靠疗效，尤宜用于肾虚不固者。月经过多或尿血不止者，茜草、乌贼骨合用，一凉血止血，一收敛止血，用于热迫血分证，颇为合拍；气不摄血而月经过多者，加党参、黄芪、阿胶、当归，以补气摄血养血。乌贼骨与桑螵蛸均可固涩，但同中有异。前者味咸涩，性微温，虽无补益之功，但善收敛止遗；后者甘咸性平，补肝肾、固肾气而涩精止带。

13. 栀子－淡豆豉

【单味功用】栀子味苦，性寒，入心、肝、肺、胃、三焦经，本品生用泻火，炒黑止血，姜汁炒止呕。它既能清泻三焦之火而除烦，治疗肝热目赤肿痛等症，还能清利湿热，治疗湿热黄疸、疼痛、发热、纳呆、尿频色黄等症，兼能凉血止血，治疗血热妄行所致的吐血、衄血、尿血等症。淡豆豉味辛、甘、微苦，性平，入肺、脾经，既能发散表邪，透邪外达，用于治疗感冒、发热等症，又能散郁清热除烦，用于治疗热病后期的余热未尽，胸中烦闷、虚烦不眠等症。

【配伍功用】栀子色赤入心，苦寒清降，通利下行，善导心肺三焦之热下行而利小便，有良好的清热除烦、解毒除湿之功。本品炒后入药，既能走血分以清血分之热，又能出于气分，以清气分之热，可谓气血两清。淡豆豉色黑，能发汗开腠理，宣透表邪，散郁除烦。栀子偏于清，淡豆豉偏于解，二药伍用，一清一解，发汗解肌，宣透表邪，清泄里热，解郁除烦甚妙。

【用量用法】栀子 3 ～ 10g；淡豆豉 10 ～ 30g，水煎服。栀子清热解毒宜生用，凉血止血宜炒用。

【用药心得】栀子、淡豆豉伍用，出自《伤寒论》栀子豉汤，用于治疗伤寒汗、吐、下后虚烦不得眠，心中懊恼。临床常用于治疗妇女更年期综合征所出现的心烦不得眠等症，并且根据患者的临床表现，结合舌象、脉象，权衡郁热在气在血的主次，而决定二药的剂量。

14. 僵蚕 – 全蝎 – 蝉蜕

【单味功用】僵蚕味咸、辛，性微寒，归肝、肺经，外能祛风定痛，内能息风止痉，可用于多种肝风及风热诸症，还能化痰散结，用于治疗痰核瘰疬等。现代药理研究表明，僵蚕有催眠、抗惊厥、降血糖、抗肿瘤作用。全蝎味辛性平，有毒，主入肝经，为治肝经风痰要药，长于息肝风，止惊搐，兼有祛风通络止痛之功，主要用于肝风内动、风湿顽痹之证。蝉蜕味甘，性寒，归肺、肝经，其甘寒清热，质轻疏散，外能疏散风热以解表，内能平息肝风以止痉，为风热诸症及肝风内动所常用。蝉蜕退热以头脚为强，全蝉蜕次之，蝉蜕身为差。

【配伍功用】僵蚕得清化之气，僵而不腐，其气味俱薄，轻浮而升，能祛风解痉，化痰散结，通络止痛；全蝎平肝息风解痉，祛风通络止痛，解毒散结消肿；蝉蜕为土木余气所化，质轻性浮能达表，其气清虚，味甘性寒能凉散风热，又善清肝经风热，祛风定惊解痉。三药配伍，外能疏风清热，内能息风止痉、通络止痛，其力倍增。

【用量用法】僵蚕 3 ～ 10g 水煎服，研末每次 1 ～ 1.5g，每日 2 次；全蝎 2 ～ 5g 水煎服，亦可研为细末，每次服 1 ～ 1.5g，每日 2 次，本品有毒，不可用量过大；蝉蜕 3 ～ 10g 水煎服。

【用药心得】僵蚕与全蝎、蝉蜕同用出自五虎追风散，该方为治疗破伤风初期的常用方。三药配伍，具有祛风止痛、化痰通络、凉肝息风、解痉安神之功，是治疗肝风内动，痰瘀互结头痛的主药。蚕食桑而生长，故得桑叶凉散走泄、肃杀清降之性，而长于行散走窜，以散风热，清头目，利肝气，镇肝风；蝉蜕甘寒清热，质轻上浮，长于疏散风热，既能疏散肝经风热，又可凉肝息风止痉；全蝎无清热之力，其在僵蚕、蝉蜕疏风清热的基础上，以搜风通络定痛，为治标之用。三药相伍，其散风通络，解痉镇痛之功弥增，经合理配伍可适用于多种头痛。《中医方剂大辞典》共收集治疗头痛处方 500 余首，除去重复及外用方，实得用虫类药方剂 81 首，全蝎、僵蚕同用方 19 首，可见全蝎、僵蚕是治疗头痛方剂中最常用的虫类对药。若用于治疗痰热头痛，当与生石膏、胆南星合用，以清热化痰，降逆通窍，使清泄与通络并重。虚证头痛用虫类药宜慎，必要时需酌情与益气养血等扶正药配伍。此外，以僵蚕、全蝎、蝉蜕为主，经适当配伍，运用范围较广。如治疗风热攻目、脾虚肝旺之儿童风热上攻头目，痛彻眉骨，眼渐昏暗，每获显效；用其治疗风痰阻络而致的功能性面神经麻痹、三叉神经痛，可与半夏白术天麻汤、白附子同用；各型颈椎病兼有"风痰入络"之象者，与三味药配伍多可提高疗效；治疗风寒湿顽痹之筋脉拘挛、肢体关节疼痛等证，以僵蚕、全蝎与制川乌同用，可收息风舒筋，蠲痹止痛之功效。

15. 石菖蒲 – 远志

【单味功用】石菖蒲味辛，性温，主入心、胃经，既能除痰利心窍，治疗痰湿蒙蔽、清阳不升而引起的神志不清，耳聋目昏，精神迟钝以及癫痫、痴呆等症，又能化湿以和中，用于湿困脾胃所致的胸脘胀闷、腹痛等症，还可治疗和痰有关的某些病证，如癫证、狂证等。远志味苦、辛，性温，归心、肺、肾经，有苦泄辛散温行之效，能交通心肾而安神，用于治疗思虑过度、情志抑郁所致的心神不安、失眠、健忘等；又可豁痰开窍，治疗痰阻心窍所致的神志不安、癫痫、咳嗽痰多等。

【配伍功用】石菖蒲辛散温通，利气通窍，辟浊化湿，理气化痰；远志芳香清冽，辛温行散，宁心安神。远志通于肾交于心，石菖蒲开窍启闭宁神，二药伍用，通心窍，交心肾，益肾健脑聪智，开窍启闭宁神之力增强，治疗头脑不清，心神不稳，心烦意乱，失眠，记忆力减退，甚或痴呆等。

【用量用法】石菖蒲 9 ～ 15g，远志 9 ～ 15g，水煎服。

【用药心得】石菖蒲、远志伍用，名曰远志汤，出自《圣济总录》，用于治疗久心痛。《备急千金要方》加入龟甲、龙骨，谓之孔圣枕中丹，用于治疗心血虚弱，精神恍惚，心神不安，健忘，失眠等。临证时往往以二药伍用温胆汤，治疗中风失语、痰蒙心窍，收效甚佳。治疗心肾不交之心神不宁、失眠健忘、遗精等，往往以二药联合龙骨、牡蛎等甘涩质重之品，以下入肾经，固涩精液，收敛阳气，使精气秘而不泄，从而使水火相济，生化无穷。

16. 木瓜 – 桑枝

【单味功用】木瓜味酸，性温，入肝、脾经，《本草正》载："木瓜，用此者用其酸敛，酸能走筋，敛能固脱，得木味之正，故尤专入肝，益筋走血。疗腰膝无力、脚气，引经所不可缺。气滞能和，气脱能固。"木瓜入肝经能益血舒筋而活络，为治疗风寒湿痹、筋脉拘挛之要药；入脾经能化湿调中而和胃，治疗湿浊伤中，吐泻转筋，脚气水肿。桑枝味苦性平，归肝经，主要作用祛风通络，而苦寒又能清热，主治风湿痹痛，以热痹、偏于上肢痹痛尤为适宜。

【配伍功用】木瓜味酸入肝，善于舒筋活络，和血益筋，祛湿除痹，为治疗筋骨风寒湿痹，筋脉拘挛之要药；桑枝祛风湿而善达四肢经络，通利筋脉关节。二药相合，祛风湿，利关节，痹证无论新久、寒热均可应用。

【用量用法】木瓜 15 ～ 30g；桑枝 15 ～ 30g，水煎服。

【用药心得】临床以二药配伍治疗风湿痹痛，以上肢痹痛明显者效果甚佳，若治疗下肢痹痛明显者，可伍用牛膝。临床治疗高尿酸血症或痛风时，往往以二药联合，配合山慈菇、土茯苓、萆薢、重楼，并以白茅根水煎代茶饮频服，可收到降尿酸的效果。若兼小腿抽筋，疼痛难忍者，可加入大剂薏苡仁、白芍，以渗湿通痹、柔筋缓急。

17. 防风 – 乌梅

【单味功用】防风味辛、甘，性微温，入膀胱、肝、脾经。本品辛散祛风，微温不燥，甘缓不峻，前人称之为风药中润剂，善走上焦，通治诸风，不论外风内风均可应用，功能祛风解表，祛湿止痛，息风解痉，用于治疗外感风寒表证、风湿痹痛及破伤风等。据现代药理研究，防风煎剂有解热、抗惊厥作用。乌梅味酸，性平，归肝、脾、肺、大肠经。本品酸涩，功善收敛，上能敛肺气，下能涩大肠，入胃能生津、安蛔，凡久咳、久泻、蛔虫腹痛及内热消渴等证，均为常用。乌梅煎剂有促进胆汁分泌和排泄、抗过敏、增强机体免疫力作用。

【配伍功用】防风系治疗风邪为患之主药，辛温祛全身之风；乌梅酸涩，清凉生津，敛肺和胃。防风以升散祛风为主，乌梅以酸敛肺胃为要，二药配伍，一散一收，相互制约，相互为用，祛风抗过敏之力增强，为治疗荨麻疹、过敏性鼻炎、湿疹等的常用对药。

【用量用法】防风 6～12g；乌梅肉 9～15g，大剂量可用 25～50g，水煎服。

【用药心得】乌梅、防风配伍，能祛风胜热，补血敛阴，临床治疗过敏性疾病，收效甚佳。药理研究表明乌梅、甘草、大枣均有抗过敏作用，防风对关节有镇痛作用。在防风祛风胜热、乌梅酸收敛阴的基础上，合用生甘草之清热解毒、大枣之补血养血，以提高疗效。脾肺气虚，营卫不和者，合黄芪桂枝五物汤；皮肤紫癜鲜红，舌质红者，配水牛角粉、生石膏、鲜地黄、紫草；阴虚内热者加六味地黄丸或大补阴丸。据报道乌梅有增强抗凝效果，大剂量联用时易发生出血性不良反应。

18. 大黄 – 制附子

【单味功用】大黄味苦，性寒，入脾、胃、肝、大肠、心经。本品苦寒沉降，走而不守，既善荡涤胃肠实热积滞以通便，又泻血分热毒而破瘀，治疗便秘腑实证、产后瘀血腹痛、血瘀经闭、跌打损伤及湿热黄疸等。制附子味辛，性大热，有毒，归心、脾、肾经。本品辛热燥烈，纯阳有毒，其性走而不守，上助心阳，中温脾阳，下暖肾阳，为"回阳救逆"第一品，用于治疗阳气衰微、阴寒内盛或因大汗、大吐、大下所致的四肢厥逆，冷汗自出，脉微欲绝的亡阳虚脱证。本品辛甘温煦，功能峻补下焦元阳，归十二经，补一身之阳气，用于心、脾、肾诸脏阳气不足之证。借其纯阳燥烈，善行之性，能散一身风寒湿邪，温经通络散寒止痛，用于风寒湿痹，寒湿较盛，周身骨节疼痛之症。《本草备要》曰："附子，补肾命火，主风寒湿。"

【配伍功用】大黄与制附子相伍，是临床常用的温下对药。大黄苦寒泻下，其性沉而不浮，其用走而不守，故号称将军，功专通腑导滞，祛瘀解毒，推陈出新，泻下体内蓄积浊邪；附子大辛大热，走而不守，功专温脾暖肾，治疗寒气生于内，卫阳虚于外。二药温清并用，温而不燥，清而不凝，补泻兼顾，治疗寒积内停之效彰。

【用量用法】大黄 5 ～ 10g，泻下宜生用，后下；制附子 5 ～ 15g，先煎 60 分钟，至口尝无麻辣感为度。

【用药心得】附子上温心阳以通脉，中温脾阳以助健运，下温肾阳以益火，温经散寒止痛。大黄荡涤胃肠积滞而泄浊，泻血分实热，清热解毒，祛血热瘀滞。二药寒温并用，温清合施，补泻兼顾，清热无伤阳之弊，温阳无劫阴之害，温阳之中具有导滞之功，通而拔邪，推陈出新。清代医家徐灵胎指出："附子补火以温积寒，大黄通闭以除结热。寒热各制而合服之，是偶方中反佐之奇法也。"临床常用二药伍用蒲公英治疗慢性肾功能不全失代偿期及尿毒症期，疗效可靠。尿毒症与中医"关格"一证相类似，即如《伤寒论》所云："关则不得小便，格则吐逆。"其多因脾肾阳衰，气化功能不足，使湿蕴成浊，升降失司，浊阴不降而在体内蓄积，故治疗应以固护肾气，通下泄浊，为基本治法。方用附子温补以治本，大黄泄浊以治标，宣清导浊，标本兼顾，二药合用，共奏温脾益肾，泄浊祛瘀之功。还可用制附子、生大黄为主保留灌肠，以提高疗效。可加蒲公英清热解毒，降低肠道毒素，抑制肠道细菌的繁殖；加生牡蛎镇惊安神，益阴潜阳，并能制约大黄泻下太过。

19. 龙骨 – 牡蛎

【单味功用】龙骨味甘、涩，性平，入心、肝、肾经。本品质重，黏涩，能镇惊安神、平降肝阳、收敛固涩，用于治疗阴虚阳亢证之烦躁易怒、头晕目眩等，又能治疗神志不安、心悸、失眠以及惊痫、癫狂等。牡蛎味咸、涩，性微寒，入肝、胆、肾经，本品既能平肝潜阳，用于治疗阴虚阳亢证之烦躁不安、心神不宁、心悸怔忡、失眠、头晕耳鸣等，又能软坚散结，用于治疗痰火郁结所致的瘰疬、痰核、瘿瘤，以及气血不活所致的肝脾肿大等。

【配伍功用】龙骨质体重坠，为化石之属，功专平肝潜阳，镇静安神，敛汗固精，止血涩肠；牡蛎质体沉重，为贝壳之类，功善敛阴潜阳，涩精，止汗止带，化痰软坚。二药参合，相互促进，益阴潜阳，镇静安神，软坚散结，涩精止血止带作用增强，治疗心神不宁、惊悸、健忘、失眠、虚汗、遗精、久痢久泻、崩漏、白带及虚阳上越之头昏目眩，以及胁下胀痛、咯血、吐血久不愈者。

【用量用法】生龙骨 15～30g，生牡蛎 15～30g，打碎先煎，二药煅用可收湿敛疮。

【用药心得】龙骨、牡蛎伍用，出自《伤寒论》桂枝甘草龙骨牡蛎汤，治疗火逆下后加烧针，心阳受损而烦躁不安。近代著名医家张锡纯善用龙骨、牡蛎，常获奇效，值得借鉴。其所著《医学衷中参西录》认为："龙骨、牡蛎敛正气而不敛邪气，凡心气耗散、肺气息贲、肝气浮越、肾气滑脱，用之皆有捷效。即证兼瘀、兼疼或兼外感，放胆用之，毫无妨碍。"临证受其启发，用二药相伍治疗更年期综合征、心因性疾病等，并可治疗由心阳虚损所引起的其他一些病证。如凡心虚怔忡、惊悸不寐者，用其治疗，有补心养神，镇惊安魂之妙，实为安魂强魄之良药。若治疗营卫不和之自汗证，可用桂枝加龙骨牡蛎汤；治疗妇人脏阴不足，致精神恍惚，悲伤欲哭，不能自主之"脏躁"证，则合用甘麦大枣汤，以养心安神，补脾益气。

20. 防风 – 防己

【单味功用】防风味辛、甘，性微温，入膀胱、肝、脾经，微温不燥，甘缓不峻，前人称之为风药中润剂。功能祛风解表，祛湿止痛，祛风解痉，用于治疗外感风寒表证、风湿痹痛及破伤风等。《本草汇言》曰："防风，散风寒湿痹之药也，故主诸风周身不遂，骨节酸痛，四肢挛急，痿躄痫痉等证。"防己味苦、辛，性寒，归膀胱、肺、胃经。本品苦寒清降，味辛发散，外能祛风除湿，内能利水消肿，用于风湿痹痛，水肿，小便不利，脚气而兼有热象者。汉防己利水消肿作用较强，木防己祛风湿止痛作用较好。

据现代药理研究，汉防己有抗炎、降压、抗心律失常作用，木防己有镇静、镇痛作用。

【配伍功用】防风气薄性升，不缓不燥，外可祛肌肉筋骨之湿，内可胜脾胃之湿，能祛风则去外湿之力更强，为较常用的祛风湿、止痹痛药物。防己辛苦性寒，宣通上下，祛风除湿，宣壅滞，通经络，善走下行，利水饮之邪，清湿热而利大小便，使水气、湿热之邪从下而去，为治水气之要药。二药相合，一散一利，宣行表里水湿之功增，祛风湿通经络止痹痛之力强。

【用量用法】防风 6 ～ 12g；防己 6 ～ 15g，水煎服。临床运用防己，凡水肿、腹水、脚气浮肿之实证，宜生用；若属虚证，则炒用；治湿热痹痛，应生用；治寒湿痹痛，宜酒炒用。

【用药心得】汉防己、木防己均有祛风湿止痛、利水消肿之功，用于风湿痹证及水肿、小便不利等证。然二者各有所长，汉防己主水气，而长于利水消肿，治下半身水肿，湿脚气多用；木防己主风气，而偏于祛风湿止痛，多用于风湿痹痛及上半身水肿等证。正如《本草求真》所言："治风须用木防己，治水须用汉防己。"《金匮要略》用防己治水病的方剂有防己黄芪汤、防己茯苓汤；用防己治痰饮病的有木防己汤、木防己去石膏加茯苓芒硝汤。《备急千金要方》治遗尿、小便涩，有三物防己汤。这些方剂皆运用了防己通气行水的功效。防己用量不可过大，以免引起恶心、呕吐、震颤、呼吸麻痹、窒息等中毒症状。防风善走上焦，通治诸风，不但外风内风均可应用，治疗内伤杂病亦可运用。如脾虚湿盛泄泻用防风，意在风药胜湿；中气下陷用防风，可随补气诸药升举阳气；因肝脾不和所致泄泻者，防风可辛散肝郁，疏理脾气，又为脾经引经之药，并能胜湿以助止泻；若属中气下陷崩漏者，防风升举阳气，气上则血上，更何况防风炒黑止血尤妙，可生、炒两用，但用量皆宜小，取其轻者升散，若用量重则成发散，反致不利。防己与防风同用，还可治疗面目四肢水肿，若小便不利者加黄芪、茯苓，以甘温补中，益气升阳行水。黄芪与防己相配，外宣内达，通行诸经，益气利水而不伤正；防风配黄芪，还可走表行水，以加强祛风除湿之效；茯苓淡渗健脾利水，与防己相合，健脾利水消肿作用得以增强。

21. 羌活 – 独活

【单味功用】羌活味辛、苦，性温，归膀胱、肾经。本品辛温发散，苦温除湿，既能除肌表风寒之邪，又能祛经络寒湿痹阻，擅长治疗上部疼痛。独活味辛、苦，性温，归肝、肾、膀胱经。本品辛散苦燥，祛风除湿，功擅治疗偏于下、偏于里之风湿痹痛、腰膝部疼痛等。

【配伍功用】羌活发散力强，主散肌表之游风及寒湿，故风寒在表之头痛、身痛及人体上部之风寒湿痹多用之；独活辛散力缓，善祛在里之伏风，又可除湿，故多用于人体下部腰膝筋骨间风湿痹痛，兼治伏风头痛。二药合用，一上一下，擅治肩、臂或一身尽痛，属于风寒湿痹者。

【用量用法】羌活 6 ～ 12g，独活 9 ～ 15g，水煎服。

【用药心得】羌活、独活，为临床常用对药，皆能逐风胜湿，通利关节，常可用于风寒湿痹，以及风寒兼湿的外感表证。但临床运用又不尽相同，羌活气味雄烈，燥散性大，还主入足太阳膀胱经，其发散解表力强，能直达颠顶，横行肢臂，以除上部头项肩背之痛见长，故病邪在上在表者宜用之，如风寒湿表证、太阳经头痛及项背强痛。而独活气味淡薄，性亦和缓，主入足少阴肾经，性善下行而入里，长于祛腰膝筋骨间风湿及少阴伏风头痛，而且祛风湿力强，是治风湿痹痛之常用要药，但解表之力不如羌活。若一身尽痛，则二者可配伍同用，以提高疗效。用羌活治疗上肢、肩、臂疼痛，宜与片姜黄、桂枝、葛根相配；治疗风寒夹湿，头痛如裹者，与苍术、荆芥、防风、川芎相伍，可获奇效；颈椎病肩臂麻木、疼痛，久治不愈，属风湿伏于足太阳膀胱经，血瘀脉络者，常需重用羌活，并合用葛根、鹿角霜、乌梢蛇、地龙，以升太阳经和督脉之阳，通络止痛。用独活治疗腰腿痛独擅其长，偏于寒湿者，与制川乌头、薏苡仁、川木瓜、苍术同用；偏于肝肾亏虚者，与桑寄生、川续断、杜仲、川牛膝相配；偏于血瘀者，伍桃仁、红花、川牛膝、蜈蚣。

22. 防风 – 白术

【单味功用】防风味辛、甘，性微温，入膀胱、肝、脾经。本品辛散祛风，微温不燥，甘缓不峻，前人称之为风药中润剂，善走上焦，通治诸风，不论外风内风均可应用，功能疏风解表，祛湿止痛，祛风解痉，用于治疗外感风寒表证、风湿痹痛及破伤风等。《本草汇言》曰："防风，散风寒湿痹之药也，故主诸风周身不遂，骨节酸痛，四肢挛急，痿躄痫痓等证。"白术味甘、苦，性温，归脾、胃经，以健脾燥湿为主要作用，被誉为"补气健脾第一要药"。本品既长于补气以复脾运，又能燥湿、利尿以除湿邪。

【配伍功用】防风辛温散风，甘缓不峻，为治风通用之药，而且能胜湿，又有解痉作用；白术甘苦性温，功能健脾益气，兼能燥湿、止汗安胎，用于脾胃气虚，胎动不安，风湿痹痛。二药参合，攻补兼施，外解表邪，内补中气，治疗太阴脾虚，肌表不固，感受风寒，内外交困，恶风，头痛，自汗，食少泄泻等症。

【用量用法】防风 6～12g；白术 9～15g，水煎服。白术燥湿利水生用，补气健脾炒用，健脾止泻炒焦用。

【用药心得】防风、白术与黄芪合用即玉屏风散，具有益气固表止汗之功，主治表虚汗出恶风，面色㿠白，舌质淡，苔薄白，脉浮虚，亦治虚人腠理不固，易感风邪。临床常用于治疗或预防反复上呼吸道感染、肾小球肾炎易于因伤风感冒而诱致病情反复者，以及过敏性鼻炎、慢性荨麻疹、支气管哮喘等每因感受风邪而致反复发作的过敏性疾病。白术甘苦温，健脾益气，助黄芪以加强益气固表之功；防风辛温走表而散风邪。而且黄芪得防风，固表而不致留邪；防风得黄芪，祛邪而不伤正，补中寓疏，散中寓补，相得益彰。若汗出较多，可加浮小麦、煅牡蛎等，以加强固表止汗之功；若兼风寒袭表，可与桂枝汤合用，以益气固表，调和营卫；急慢性鼻炎、鼻窦炎及过敏性鼻炎等，鼻流浊涕不止，证属风邪所致者，可配伍苍耳子、辛夷、白芷、川芎，以疏风解表，通利鼻窍。急性肠炎、慢性结肠炎、肠易激综合征等，症见泄泻肠鸣，泻必腹痛，泻后痛缓，属于脾虚肝旺所致者，可与白芍、陈皮相配，即合痛泻要方，以土中泻木，共奏健脾柔肝，祛湿止泻之功。防风为理脾引经要药，取其"风能胜湿"之意，有利于祛湿止泻；防风与疏肝药合用，可助疏肝解郁之力；与健脾药相伍，能鼓舞脾胃清阳，使清阳升，湿气化，脾自健而泻自止。白术苦燥湿，甘补脾，温和中，炒焦用尤能燥湿醒脾以止泻。药物用量应随证变化，以腹痛为主者，责之肝强，宜重用白芍；以泄泻为主者，责之脾虚，宜重用焦白术。久泄者，加炒升麻以升阳止泻；腹胀，纳呆者，加焦山楂、炙鸡内金以消积导滞；大便夹有黏液，舌苔黄腻者，可加黄连、煨木香，以清热燥湿，理气止泻；泄泻如注者，加茯苓、车前子，以利湿止泻；倦怠乏力者，加党参、炒山药，以健脾益气。同时，治疗肝脾失调泄泻，发作期以抑肝扶脾、调和肠胃治标为主；缓解期以健脾益气治本为重，以恢复胃肠正常的受纳、传导功能，防止腹痛泄泻复发。若属于溃疡性结肠炎者，每因情志失调而发作，要重视调畅情志，治疗要持之以恒，善于守方守法。

23. 郁金 – 合欢花

【单味功用】郁金味苦、辛，性微寒，入心、肺、肝、胆经。本品辛散苦泄能祛血中瘀滞，可行气解郁，活血祛瘀，用于肝郁气滞所致的胸腹胁肋诸痛、痛经及跌打损伤等；又能凉血清心，利胆退黄，用于惊痫癫狂、痰热蒙窍，以及肝胆湿热或郁热所致的黄疸、胁肋疼痛；还能凉血止血、祛瘀生新，用于治疗热邪伤于络脉而引起的吐血、衄血、尿血等症而兼有瘀滞证候者。合欢花味甘，性平，入心、肝经，功能养心安神，解郁活血，用于烦躁失眠等。

【配伍功用】郁金既入气分，又入血分，行气解郁，祛瘀止痛，凉血清心，利胆退黄；合欢花疏肝解郁安神。二药合用，气血并治，行气活血，解郁止痛之力增强，用于治疗肝郁气滞，气血不和所致的胁肋胀痛、心烦失眠等。

【用量用法】郁金 6～12g，合欢花 10～15g，水煎服。

【用药心得】郁金、合欢花配伍，可广泛用治所欲不遂，气血不和，心神不宁所致的心烦失眠等，临证每以解郁合欢汤为代表方化裁，获效多良。该方出自《证类本草》卷十引《本草图经》，名见《赤水玄珠》卷九，由合欢花、郁金、当归、白芍、丹参、柏子仁、栀子、柴胡、薄荷、茯神、红枣、沉香、橘饼组成，具有解郁清热，养血安神之功。若病程日久，肝郁化火伤阴，症见情绪不宁，口渴喜饮，多食易饥，烦躁易怒，心烦口苦，溲赤便秘，舌质红，舌苔黄或少苔，脉弦数者，减沉香、橘饼，加生地黄、牡丹皮、地骨皮、枸杞子，以疏肝理气，滋阴清热；女子因情志内伤而月经量少，色暗，甚或闭经，兼性情忧郁，心烦失眠，口干咽燥，大便干结，舌苔薄白，舌质暗红，脉弦细者，证属阴虚血瘀，肝郁气滞，宜加入紫丹参、紫参（石见穿）、紫石英、淮小麦、琥珀，"三紫"相伍，上能定志除烦，下能养血通经。淮小麦与柏子仁相配，养心安神，润燥养营，属疗神志之要药；琥珀功擅重镇安神，而且本品主降，善走血分，消气滞，逐瘀血，通经脉，和气血。神经衰弱之失眠多梦，兼头胀痛，眩晕，或口苦面红，舌质红苔少，脉弦细数者，证属肝阴不足，肝阳上亢，宜与石决明、桑寄生、枸杞子、菊花同用，以平肝潜阳，养阴安神。

第二节　疼痛诊疗经验

一、卒痛证治规律

人之一身，自顶至踵，俱有痛证，其是一类复杂的生理、心理失调病证。其病因病机甚为繁杂，举凡寒凝、热壅、湿阻、痰结、气滞、血瘀、食积、虫聚、结石、损伤，悉可致痛，而以寒邪为关键。脏腑、经络的病变，阴阳气血亏虚诸因亦可致痛，而以经络为共性。其疼痛性质多样，如胀痛、刺痛、冷痛、灼痛、绞痛、坠痛、隐痛等。《素问·举痛论》辨识痛证尤详，如谓："其痛或卒然而止者，或痛甚不休者，或痛甚不可按者，或按之而痛止者，或按之无益者，或喘动应手者，或心与背相引而痛者，或胁肋与少腹相引而痛者，或腹痛引阴股者，或痛宿昔而成积者，或卒然痛死不知人，有少间复生者，或痛而呕者，或腹痛而后泄者，或痛而闭不通者。"先父诊疗卒痛理论认识独特，临床经验丰富，现将其诊疗卒痛的规律择要整理如下。

（一）头痛

头为诸阳之会，脑为清灵之府，五脏六腑之气血皆聚会于首。举凡外邪侵袭，上犯颠顶，阻遏清阳，气血凝滞，络脉不畅；或内伤诸疾，气血逆乱，浊气上干，郁阻清窍，脑络失养，悉可导致头痛。其痛或发于一侧，或两侧，或头后、额前、颠顶，抑或连及眉棱骨或鼻梁骨等。痛势多剧烈难以忍受，甚或头昏，呕吐抽搐，或手指麻木等。《证治准绳》谓："医书多分头痛、头风为二门，然一病也，但有新久去留之分耳。浅而近者名头痛，其痛卒然而至，易于解散速安也。深而远者为头风，其痛作止不常，愈后遇触复发也。"头风病程虽长，但因其易在"愈后遇触复发"，故将二者合并讨论。西医学之感染性发热性疾病、高血压等以头痛为主症时，以及神经官能症头痛、偏头痛等均可参照本篇辨证论治。

1. 证治规律

（1）治法要点：头痛暴作，有外感内伤之殊，外感者治在表，宜疏散达邪，通经活络；内伤者治在肝，宜清热泻火，调气行血。头痛虽分属诸经，但皆在头部，宜借川芎"上行头目，下行血海"之力，以统治各经头痛。

（2）寒邪直中厥阴：寒邪直中厥阴循经上犯颠顶，阻遏脉络，致卒然头痛而冷，痛无休止，入夜尤甚，甚者喜用重棉紧裹，伴见呕吐涎沫，四肢不温，纳呆，无汗，舌苔白润，脉沉弦。治当温肝散寒降逆，宜吴茱萸汤加当归、肉桂助其春生之气。痛势剧烈者，加制川乌头、冰片少许（研极细，冲服），每能应手取效。若颠顶痛及前额，畏寒尤甚，得温痛减，形寒肢冷，脉沉迟者，此为肾阳不足，督脉虚寒，治当温肾扶阳，慎用辛温发散之品，以免重伤其阳，宜宗右归丸意出入。

（3）真头痛：头痛引脑，痛不可忍，手足青冷至节，旦发夕死，夕发旦死者，此为真头痛，乃足太阳膀胱经与督脉大虚，风冷客脑所致，与一般风寒头痛迥殊。急当温脑强督，通阳散寒，宜灸百会穴，并进大剂通脉四逆汤，力挽危局。若天柱骨已倾折者，最为危候，终难抢救。

（4）风湿头痛：风湿上犯颠顶，清窍被蒙，清阳不升，头痛昏胀沉重，如蒙如裹，鼻塞而喘，肢体困重，胸闷不适，泛恶欲呕，舌苔白腻，脉象濡缓。治宜疏风胜湿，《金匮要略》治湿家病身痛，头痛鼻塞，倡"纳药鼻中则愈"，实为应急之法。可选用细辛7.5g，白芷30g，瓜蒂10个，冰片10g。共为极细末，吹鼻内少许，得嚏则肺气宣通，汗出湿解，痛多速止。可配服神术散疏风胜湿止痛，以收全功。

（5）风热头痛：风热头痛痛而胀，甚则头痛如裂，痛处有灼热感，头痛多在两侧或前额，或发热恶风，口干而渴，目赤，溺黄，舌苔薄白而干或微黄，脉浮数或洪数者，证属风热上犯清窍，气血逆乱，治当祛风清热，宜菊花茶调散减细辛、羌活，加生石膏、桑叶。若胀痛剧烈，溺赤便秘，或口鼻生疮者，重用生石膏，加大黄、芒硝、枳实，以解表清里，通腑泄热；若烦渴欲饮，舌红少津者，加芦根、玄参、天花粉等养阴清热。

（6）痰厥头痛：肝风夹痰浊上迸，清窍被蒙，脑络痹阻，症见头昏痛难支，或昏晕如冒，兀兀欲吐，胸脘痞满，食少纳呆，舌苔白腻，脉弦而滑者，属"痰厥头痛"。治当燥湿涤痰，平肝息风，宜芎辛导痰汤加天麻；痛在颠顶，泛吐涎沫者，重用生姜，加吴茱萸，以温肝和胃；脘闷纳呆者，加苍术、砂仁，以醒胃化湿。

（7）气血郁滞：郁怒伤肝、肝失疏泄，气血郁于清阳之府而为痛。若痛在眉棱，或在头顶、头角，或偏于一侧，痛剧时手足发凉，两目昏花，或伴见胸胁胀痛，嗳气、善太息，舌苔薄白、脉弦。治当疏肝解郁，宜逍遥散加川芎、白芷、白蒺藜；气滞阻滞，胸闷不舒，咽梗不利，加紫苏子、清半夏；素体阴虚，伴眩晕，或痛剧时牵引双目抽动，重用当归、白芍，加龙骨、牡蛎、僵蚕。

（8）肝火上炎：头痛如劈，痛处灼热，或头痛时头筋突起，面红目赤，口苦口干，耳鸣耳聋，大便秘结，小便短赤，心烦易怒、食纳不佳，舌质红苔黄，脉弦数者，证属肝火上炎，上攻清窍，殃及三焦。急当清肝降火，宜泻青丸加减。肝火夹阳明痰热上扰，眉棱骨痛，伴头晕呕吐者，加炒黄芩、法半夏、沉香末（冲服）；身热目赤，咽痛者，可权用升降散；小便黄赤, 加木通、竹叶; 筋脉掣痛, 痛连目系, 不敢睁眼者, 加白芍、炙甘草、菊花。

（9）肝厥头痛: 突然头痛如裂, 张目便眩晕欲倒, 终日愤愤, 烦躁不安, 少寐多梦, 心烦易怒, 甚或颠顶、脑后如有物重压, 足膝软弱, 如履棉絮, 舌红少苔, 脉象弦急者, 证属肝厥头痛, 乃水不涵木, 阴不敛阳, 肝阳暴涨, 上扰清空所致。治当滋水涵木, 平肝潜阳, 宗羚羊钩藤汤加减。眩晕甚, 肢体麻木者, 加代赭石、石决明、地龙重镇潜降, 以防中风之虞; 项背强痛, 如物重压者, 加葛根、地龙, 以柔筋通络; 腰膝酸软, 五心烦热者, 加山茱萸、五味子、龟甲, 以育阴固精。

（10）偏头风: 头部一侧筋掣牵痛, 经久不愈, 倏起倏静, 发则疼痛难忍, 痛连眉梢, 目不能开, 眩晕不能抬举, 头皮麻木, 舌苔薄黄或腻, 脉弦小滑, 证属偏头风, 乃肝经素蕴郁热, 热郁生痰, 经络不和所为, 需防"痛久不已, 令人丧目"之虞。治当疏肝散热, 涤痰通络, 宜散偏汤加虫类药, "取虫蚁迅速飞走诸灵", 以搜风解痉通络, 药如全蝎、蜈蚣、地龙、僵蚕、蝉蜕类。因感受风热诱发者, 加菊花、薄荷疏散风热; 因恼怒而诱发者, 加青皮、郁金疏肝理气; 右侧痛者, 加石膏、知母以清泻阳明; 左侧痛者, 加黄芩, 重用柴胡以清泻少阳; 血虚内热者, 减川芎, 加枸杞子、菊花, 以养血清热明目。

（11）行经头痛: 月经将至, 头痛异常, 两乳作胀, 时欲太息, 善急易怒, 小腹胀痛, 舌质略红, 苔薄白, 脉弦细, 证属肝脾失调, 气机郁滞。宗"木郁达之"之意, 用逍遥散加香附、川芎、荆芥、钩藤, 以疏肝理气, 调和肝脾。若痛如锥刺, 固定不移, 或入夜痛甚, 经行则量少色暗, 或夹有血块、舌质紫暗, 边有瘀斑, 脉弦紧而涩, 此乃瘀阻脉络, 气血逆乱所致。治当活血祛瘀通络, 宜血府逐瘀汤重用川芎 15～30g, "上行头目, 下行血海", 更显其长。若头痛热胀, 痛甚时喜用头巾紧束额部, 五心烦热, 口苦咽干, 便干溺黄, 腰骶酸痛, 舌质红少苔, 脉弦数者, 证属肝肾阴虚, 肝阳上亢。治当滋水涵木, 仿杞菊地黄汤出入（熟地黄、枸杞子、山茱萸、牡丹皮、泽泻、当归、川芎、菊花、珍珠母、白蒺藜、沙苑子）, 滋阴不可过用寒凉，以免寒凝经闭，而头痛益甚。每逢月经将尽，头痛剧发，痛连眉梢，眩晕耳鸣，少寐多梦，易于惊醒，舌质淡红，脉弦细者，证属肝血不足，阳气偏亢。治宜养血平肝，药用炒荆芥、当归、川芎、白芍、桑椹、菊花、夜交藤，俾脉络得养，其痛自止。

2. 集验

（1）刺血疗法：取太阳（双）、鱼腰（双）、印堂。常规消毒后，用16号三棱针点刺以上各穴，挤血适量，然后用棉球轻按针孔即可。主治神经性头痛。针刺 1～3 次多可愈。

（2）头痛塞鼻散：川芎 50g，白芷 50g，炙远志 50g，冰片 7g。共研细末，装瓶密贮勿泄气。需要时用绸布或的确良布一小块，包少许药末，塞入鼻孔，右侧头痛塞左鼻，左侧头痛塞右鼻。一般塞鼻 3～5 分钟后，头痛逐渐消失。主治偏头痛。

（3）谈野翁方：白芍 30g，川芎、川乌头、甘草各 13g。混合均匀，取一半炒黄，轧细，另一半生的也同样轧细，各过 90～120 目筛，然后将生、熟药末和匀，分成 10 包，也可制成水丸。每日早晚各服 1 包，以薄荷、茶叶各 3g，水 200mL，煮沸取汁送下，或用开水冲泡亦可。服药期间忌劳累过度、恼怒、吸烟、进食刺激性食物。头痛甚者可临时加服 1 包，但一昼夜勿超过 4 包。发作频繁者，痛止后仍需服药 1 周，以资巩固。

本方可广泛应用于风寒、湿热、气郁、痰饮、血瘀为患之血管神经性头痛。

（4）天麻芎羌汤：天麻、川芎、炒僵蚕、羌活各 10g，细辛 3g，陈皮 6g，全蝎 4 只（微炒去毒），生姜 3 片，黄酒 1 盅，水煎服。

本方对风、火、痰之头痛，神经性头痛及血管性头痛，确有止痛迅速，使用方便的特点。

3. 附方

［1］吴茱萸汤（《伤寒论》）：吴茱萸、人参、生姜、大枣。

［2］右归丸（《景岳全书》）：熟地黄、山药、山茱萸、枸杞子、菟丝子、鹿角胶、杜仲、肉桂、当归、制附子。

〔3〕通脉四逆汤（《伤寒论》）：炙甘草、附子、干姜。

〔4〕神术散（《太平惠民和剂局方》）：苍术、白芷、细辛、羌活、甘草、生姜、葱白。

〔5〕菊花茶调散（《医方集解》）：菊花、僵蚕、川芎、荆芥、防风、细辛、白芷、薄荷、羌活、甘草。

〔6〕芎辛导痰汤（《证治准绳》）：川芎、细辛、陈皮、法半夏、茯苓、南星、枳实、甘草、生姜。

〔7〕逍遥散（《太平惠民和剂局方》）：柴胡、白芍、当归、薄荷、白术、茯苓、甘草、生姜。

〔8〕泻青丸（《小儿药证直诀》）：栀子、大黄、龙胆草、当归、川芎、羌活、防风。

〔9〕升降散（《伤寒温疫条辨》）：白僵蚕、全蝎、蝉蜕、广姜黄、大黄。

〔10〕羚羊钩藤汤（《通俗伤寒论》）：羚羊角（山羊角代）、钩藤、霜桑叶、川贝母、鲜竹茹、生地黄、菊花、白芍、茯神、生甘草。

〔11〕散偏汤（《辨证录》）：川芎、白芷、柴胡、白芍、香附、甘草、白芥子、郁李仁。

〔12〕血府逐瘀汤（《医林改错》）：桃仁、红花、赤芍、川芎、当归、生地黄、牛膝、枳壳、桔梗、柴胡、甘草。

〔13〕杞菊地黄丸（《医级》）：熟地黄、山药、山茱萸、牡丹皮、泽泻、茯苓、枸杞子、菊花。

（二）胁痛

胁痛之病，本乎肝胆二径。肝性刚强，主疏泄，喜条达，恶抑郁。若暴怒伤触，悲哀气结，或跌仆闪挫，或湿热、痰浊蕴积、致肝失条达，气血瘀（郁）滞，脉络痹阻，而疼痛卒作。诚如《证治汇补·胁痛》所云："因暴怒伤触，悲哀气结，饮食过度，风冷外侵，跌仆伤形……或痰积流注，或瘀血相搏，皆能为痛。"若久痛入络，或肝气乘脾犯胃，或肝火损及肝胃之阴，则每致疼痛顽固难愈。西医学中肝脏、胆囊、胸膜、胸肌、肋骨及肋间神经等疾病引起的两胸侧下部及季肋部以疼痛为主要症状者，均可参照本篇辨证施治。

1. 证治规律

（1）治法要点：胁痛暴至，大抵以肝气郁滞为主，其证多实。治当疏肝理气，调和脾胃，视其兼夹，分别配伍清泻火热，活血通络，养血柔肝，清利湿热，温化痰湿等法。疏肝以辛平甘润为贵，不可肆用辛燥，以免肝阴受损，肝气益滞，痛反不愈。

（2）肝气郁结：胁胀痛，走窜不定，甚则引及胸膺、肩臂，不便转侧，恼怒时疼痛尤剧，胸闷善太息，或得嗳气稍舒，舌苔薄白，脉弦。证属肝气郁结，治以疏肝解郁，理气止痛，用柴胡疏肝散加味。若痛甚，加丝瓜络、郁金、延胡索，以宣气通络；肝郁乘脾，伴见脘痛纳呆，肠鸣泄泻者，重用白芍、甘草，加白术、茯苓缓中健脾；肝气犯胃，兼见嗳气频频，腹胀呕吐，加旋覆花、砂仁、生麦芽和胃降逆；喉间多痰，咯吐不利者，加牛蒡子、紫苏子降气化痰；肝血素弱，心怯惊恐，两目干涩，加熟地黄、当归养血补肝。

（3）热郁肝胆：胁肋灼痛，心烦善怒，口干苦，或眩晕耳鸣，面红目赤，大便秘结，小便短赤，舌质红，舌苔黄，脉弦数。证属热郁肝胆，疏泄失常，治宜疏肝泄热，用清肝汤加味。肝火犯胃兼见吞酸吐酸者，合左金丸泄肝和胃；火盛伤津，大便秘结不通者，改用当归龙荟丸加减，以清泻肝火；若伴见口燥唇焦，烦渴引饮，为阴液大伤，加石斛、麦冬、五味子以养阴生津；若胁痛于食油腻后加重，或兼见恶心呕吐，或兼见黄疸，黄色鲜明，舌苔黄腻，脉象滑数者，为湿热蕴蒸肝胆，气血壅滞，宜加大黄、茵陈、金钱草、车前草等，以清利湿热。

（4）热郁少阳：胸胁满痛，时有干咳，咳则引痛，寒热往来，口苦咽干，心烦喜呕，舌苔薄白或薄黄，脉弦数者，证属热郁少阳，枢机不利。治宜和解疏利，用小柴胡汤加全瓜蒌等。高热汗出热不解者，加生石膏、知母清解里热；咳嗽气急，加葶苈子、炙桑皮、炙百部，以宣降肺气；胸

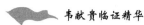

胁痛甚，加旋覆花、郁金、延胡索通络止痛。

（5）饮停胸胁：胸胁胀闷，转侧、呼吸时引痛，咳嗽，气急不能平卧，呼吸短促，舌苔薄白而润，脉沉弦者，证属饮停胸胁，络脉痹阻，气机不利。治宜逐饮通络，方用控涎丹。用量视患者体质强弱而定。一般以1.5～2.5g开始，逐渐增加至4.5g，于早晨空腹时以淡姜汤送下。3～5日为1疗程，间断2～3日再服。服药后可有轻度腹痛、腹泻、恶心等反应。若反应较重，宜减量或停服。对于体质虚弱者，应与补益剂交替服用。病情较轻者，可服辛香宣通、甘淡分离之香附旋覆花汤，以行气和络，渗湿化饮。畏寒加桂枝、葱白通阳化饮；咳剧加炙百部、炙桑皮、杏仁，以宣肺止咳。

（6）瘀血停留：跌仆损伤，致瘀血停留胁肋，痹阻脉络，多痛势剧烈，痛处固定如针刺，入夜尤剧，或皮肤出现青紫伤痕，舌质紫暗，脉象弦涩或沉涩，证属瘀血停留。治宜逐瘀通络，用复元活血汤加三七末3g，分两次冲服。腹部胀痛，大便秘结，重用大黄，加枳实、莱菔子；舌质红，烦躁，口干不欲饮，加生地黄、牡丹皮。若汤药不备，可先服成药七厘散和云南白药。

2. 集验

（1）橘叶饮：橘叶、柴胡、白芍、川楝子、鸡内金各15g，郁金15g，川芎10g。用治肝胆病胁痛。肝气郁结加青皮、陈皮、香附、九香虫各15g；肝血瘀阻者加蒲黄（包煎）、五灵脂（包煎）、丹参、片姜黄各15g；肝胆湿热者，加茵陈20g，泽泻20g，滑石30g（包煎），藿香15g；肝血不足者，减柴胡，加当归15g，五味子25g，枸杞子15g，桑椹20g；阴虚有热者，加生地黄15g；纳呆者，加佛手、五谷虫、谷芽各15g；便溏者，加莲子肉15g，薏苡仁30g，白术15g。

（2）旋覆穿络汤：旋覆花9g（包煎），炙穿山甲（现已禁用）6g，丝瓜络12g，青皮9g，延胡索6g，乳香6g，没药6g。用治肋间神经痛，证属气滞血瘀者。

（3）针刺疗法：取手厥阴心包经之期门穴，令患者仰掌取之。针刺得气后，施以强而持久的捻转手法（两侧相同），留针 20 ～ 30 分钟。在留针期间重复捻转 2 ～ 3 次。一般针刺后疼痛即止。用于治疗胆绞痛。

3. 附方

［1］柴胡疏肝散（《景岳全书》）：柴胡、芍药、炙甘草、枳壳、川芎、香附。

［2］清肝汤（《类证治裁》）：白芍、当归、川芎、山栀、牡丹皮、柴胡。

［3］左金丸（《丹溪心法》）：黄连、吴茱萸。

［4］当归龙荟丸（《丹溪心法》）：当归、龙胆草、栀子、黄连、黄柏、黄芩、大黄、青黛、芦荟、木香、麝香。

［5］小柴胡汤（《伤寒论》）：柴胡、黄芩、半夏、人参、甘草、生姜、大枣。

［6］控涎丹（《三因极一病证方论》）：大戟、甘遂、白芥子。

［7］香附旋覆花汤（《温病条辨》）：香附、旋覆花、紫苏子霜、陈皮、半夏、茯苓、薏苡仁。

［8］复元活血汤（《医学发明》）：柴胡、栝楼根、当归、红花、甘草、穿山甲（现已禁用）、大黄、桃仁。

（三）真心痛

真心痛又称厥心痛，是由心脉痹阻而致的心胸部卒痛。痛如以锥刺其心，心痛彻背，背痛彻心，可波及于左肩臂，蜿蜒于左手小指之侧，或兼心胸憋闷不得卧，呼吸困难，面色苍白等。常因劳累、情志失调、暴食、感受寒邪等诱发。其病因主要为心、脾、肝、肾等脏功能失调，或气血阴阳亏损，导致气滞、血郁、痰浊交互为患，致心脉痹阻，"不通则痛"。若痹阻较甚，痛势剧烈，多可导致大汗淋漓、四肢厥冷、脉微欲绝等亡阳危候，甚或猝死。即所谓"真心痛，手足青至节，心痛甚，旦发夕死，夕发旦死"（《灵枢·厥论》）。西医学的冠状动脉粥样硬化性心脏病心绞痛、急性心肌梗死等，可参考本篇辨证施治。

1. 证治规律

（1）治法要点：心胸卒痛总属本虚（阳气阴血不足）标实（阴寒、气滞、血瘀、痰浊痹阴）之证，而以标实为主。治疗当以温阳、行气、祛血、豁痰等法通脉止痛治标为要，或一法独进，或数法合施。但应"通"而不伤其正，或辅以益气（阳）、养阴（血）之法以扶正。对以正虚为主者，治以扶正为主，兼顾祛邪。用药贵乎清灵，慎用滋腻阴柔。

（2）阴寒凝滞：心胸疼痛，每于感寒后诱发，胸中闷塞，畏寒，心悸气短，甚则喘息不能平卧，自汗，面色苍白，四肢厥冷，舌苔薄白或白腻，脉弦紧者，证属阴寒凝滞，胸阳不展。治宜温阳散寒，宽胸通痹，用栝楼薤白桂枝汤化裁。恶寒肢冷，加附子、蜀椒以扶阳祛寒；痛剧而无休止，喘息而不得卧者，加细辛、檀香、川芎，合用苏合香丸，以芳香温通止痛；心悸脉数者，配用生脉散、炒酸枣仁、龙骨、牡蛎等益气养血，以防厥脱之变；素体虚弱，疼痛频发者，加人参以振奋心阳，温通寒凝。

（3）血瘀心脉：心胸刺痛，或呈绞痛，怒则易发，胸胁胀闷，时或心悸不宁，舌质暗有瘀点或瘀斑，脉弦或涩，证属血瘀心脉，气机不利。治宜活血化瘀，行气止痛，宜在冠心Ⅱ号的基础上，重用丹参、降香；若痛势剧烈者，用化死血方，以逐瘀通痹，通阳行气；若心悸气短，脉沉迟或结，脉沉细无力，舌尖红者，合生脉散，以益气养阴；若眩晕，心烦，失眠，脉弦大有力者，减桂枝，重用牡丹皮、赤芍，加珍珠母、石决明凉血平肝。

（4）痰瘀互结：心胸闷痛，甚或有窒息感，左肩、背、臂内侧胀闷或痛麻，或泛恶欲吐，舌质暗紫或见紫斑，舌苔白腻，脉弦滑或弦涩，证属气血瘀滞，痰瘀互结。治宜通阳豁痰，活血化瘀，用栝楼薤白半夏汤合冠心Ⅱ号化裁。若兼阳虚寒凝，伴见畏寒，手足不温者，加附子、桂枝、荜茇；若心悸不宁，泛恶欲呕，加石菖蒲、炙远志、茯苓；若痰瘀化热，兼见口干苦，烦躁，脉弦滑数者，加黄连、枳实、竹茹。

（5）心胃痛：心痛牵及胃脘，脘腹胀满，嗳气不舒，餐后痛剧，或恶心呕吐，肠鸣腹泻，或大便秘结，舌苔厚腻或垢浊，脉滑而实者，此乃所谓"心胃痛"，不可误以"胃痛"论治。证属胸阳不振，胃气不和，当心胃同治，以通阳宣痹，和胃降浊为法，宜栝楼薤白半夏汤合五磨饮子加减。若畏寒者，加制附子；若动则气短，心悸胸闷者，加茯苓、杏仁、白术；若体弱便溏者，加党参、苍术；若遇寒痛甚者，加荜茇、丁香；若食油腻痛甚者，加焦山楂、鸡内金。对于兼便秘者，当以通腑泻实为主，可用黄龙汤加减，以免因用力排便致心气不支；若虚象明显，不论属阴虚、阳虚悉以补虚为主，通便为辅。

（6）心肾阳虚：胸闷或心痛时作，心悸气短或气喘，面色苍白，畏寒肢冷，倦怠乏力，唇甲淡白或青紫，舌质淡或紫暗，苔少而润，脉沉细或沉迟者，证属心肾阳虚，阴寒内盛，心脉痹阻。治宜温补心肾，宽胸通痹，用参附汤加桂枝、当归、琥珀。若心痛频发，可稍加细辛以升发阳气，散寒止痛；若夜尿增多，腰膝酸软，加锁阳、巴戟天温肾壮阳；若心悸不宁，失眠，加朱茯神、龙骨、牡蛎养心安神；若疼痛偶发，虚象不著，可改用两和散，以益气活血。

（7）气阴两虚：心胸闷痛，心悸气短，头昏失眠，面色少华，自汗或盗汗，神疲乏力，口干少津，舌质淡红，少苔，脉弦细无力或结代，证属心气亏虚，阴血亏耗，络脉失荣。治宜益气养阴，用生脉散加何首乌、炒酸枣仁、当归、丹参、黄芪。若乏力，自汗，便溏，加炙甘草、浮小麦、白术健脾益气；若烦躁，失眠多梦，盗汗，加玄参、山茱萸、龙骨、牡蛎，以滋阴安神；若心烦易怒，头晕耳鸣，加栀子仁、钩藤，以清热平肝；兼舌质紫暗者，加桃仁、红花、琥珀，以活血化瘀。

（8）心阳欲脱：心痛短气，心悸或喘促，大汗出，四肢厥冷，甚则神昏，舌质淡，苔薄白，脉沉微欲绝者，证属阳气虚衰，心阳欲脱。急当回阳救逆固脱，用参附龙牡汤加减，可加干姜、炙甘草、五味子，以助回阳固脱之力。若指端青紫，唇青面黑，舌质紫暗，咳喘倚息不得卧，加沉香、椒目、三七末（冲服），并调服黑锡丹，以温肾回阳，纳气平喘。若汤药不备，可先用熟附子30g，急煎服，继服上方。

2. 集验

（1）心效痛灵：细辛、白芷、猪牙皂、冰片、麝香。发作时舌下含化2

片。用于冠心病心绞痛及急性心肌梗死。

（2）宽胸气雾剂：心绞痛发作时，喷射 1～3 次。使用时少数患者出现轻微口干、烧心、头晕等副作用，喷雾后适量饮温开水，可减少此副作用。

（3）通脉灵糖衣片：紫丹参、红花、郁金、生地黄、降香、川芎、制乳香、制没药。口服每次 5 片（0.3 克 / 片），1 日 3 次，1 月为 1 疗程。用于冠心病心绞痛、心肌梗死合并高血压、高脂血症、心律失常等。服药后个别患者有上腹不适，少数女性出现月经过多，但不影响服药。有出血史及月经过多者慎用。

（4）虻虫复方：虻虫 6～12g，陈皮 12g。气虚加党参 15g，阴虚加玉竹 12g。每日 1 剂，连服 30 日为 1 疗程，用于冠心病心绞痛。

（5）针灸疗法：穴分两组交替使用。第一组为心俞、巨阙；第二组为厥阴俞、膻中、内关。配穴：阴虚配三阴交或太溪；阳虚配关元或大椎；气滞配气海或足三里；痰阻配丰隆或肺俞；血瘀配膈俞或血海。背部穴针尖斜向脊椎，四肢穴直刺。俟有酸麻胀走窜等得气感觉后，背部穴刮针柄两分钟，四肢穴留针 20 分钟。每日或隔日针 1 次，10 次为 1 疗程，疗程间休息 3～5 天。主治冠心病心绞痛、心肌梗死。

3. 附方

［1］栝楼薤白桂枝汤（《金匮要略》）：瓜蒌、薤白、桂枝、枳实、厚朴。

［2］苏合香丸（《太平惠民和剂局方》）：白术、青木香、犀角（现已禁用，水牛角代）、香附、朱砂、诃子、安息香、沉香、檀香、丁香、荜茇、苏合香油、降香、冰片。

［3］生脉散（《景岳全书》引《医录》方）：人参、麦冬、五味子。

［4］冠心Ⅱ号（中国中医科学院西苑医院方）：赤芍、川芎、红花、降香、丹参。

［5］化死血方（《证治准绳》）：当归尾、川芎、苏木、红花、延胡索、桂枝、桃仁、赤芍、降香、通草、大麦芽、穿山甲（现已禁用）、韭汁、童便、酒。

　　[6]栝楼薤白半夏汤(《金匮要略》)：瓜蒌、薤白、半夏、白酒。

　　[7]五磨饮子(《医方集解》)：槟榔、沉香、乌药、木香、枳壳、白酒。

　　[8]黄龙汤(《伤寒六书》)：大黄、芒硝、枳实、厚朴、甘草、当归、人参、姜、枣、桔梗。

　　[9]参附汤(《正体类要》)：人参、附子。

　　[10]两和散(《蒲辅周医案》)：人参、丹参、鸡血藤、血竭、藏红花、琥珀、石菖蒲、炒没药、香附、远志肉、茯神。

　　[11]参附龙牡汤(验方)：人参、炮附子、龙骨、牡蛎。

　　[12]黑锡丹(《太平惠民和剂局方》)：黑锡、硫黄、川楝子、胡芦巴、木香、炮附子、肉豆蔻、阳起石、沉香、茴香、肉桂、补骨脂。

(四)胃脘痛

　　胃主受纳，腐熟水谷，以降为顺。凡气、食、寒之滞，湿热、痰、血之积，悉可悖其和降之性，气机滞塞，卒痛乃作。病位虽在胃，然多涉及肝脾。或为肝气郁滞，乘脾犯胃，或为脾失健运，中土壅滞，胃降无由，致肝胃同病或脾胃同病，徒胃病者甚少。阴血之亏、阳气之虚虽亦可致痛，但疼痛卒然而发者，必责诸七情内伤、六淫外侵，饮食失节等诱因。西医学之急性胃炎、胃及十二指肠溃疡、胃下垂、胃肠功能紊乱等疾患，以疼痛为主症者，均可参照本篇辨证论治。

1.证治规律

　　(1)治法要点：胃脘卒痛，以气滞、寒滞、食滞者为多，其证多实。《景岳全书》谓："胃脘痛证……亦无不皆关于气。盖食停则气滞，寒留则气凝。"治痛之要，当以理气为主，随证伍用他法，故食滞者，兼乎消导，寒滞者兼乎温中等，不可骤用补剂，补之则气不通而痛愈甚。治疗期间，还当戒恼怒，节饮食，避风寒。

　　(2)肝气郁结：肝气郁结，横逆犯胃，胃失和降，气食俱滞，症见胃脘胀痛，走窜不定，痛及两胁，每因情志刺激诱发或加重，嗳气不舒，饮食少进，大便不畅，舌苔薄白，脉弦有力。治当疏肝理气，和胃止痛，方用四逆散合金铃子散加味。若脘腹胀痛、厌食者，加生麦芽、焦神曲，以消食和胃；若嘈杂、反酸者，合左金丸，以辛开苦降，泄肝和胃；若嗳气频频、呕恶者，加姜竹茹、旋覆花，以和胃降逆。

（3）肝胃郁热：肝胃郁热，阴液受损，气机郁滞。症见脘部阵痛，痛势急迫，心烦易怒，口干苦，或吞酸、吐酸，口干喜饮，大便干燥，舌质红，苔黄燥，脉弦数。治宜清泄肝胃，养阴和胃，方用地丁散加减。可于方内加白芍、栀子以增强柔肝清肝之功。若大便秘结者，加大黄，以泄热通便；若胃中灼热、吐酸者，加乌贼骨、煅瓦楞子，以抑酸和胃；若烦渴欲饮者，加牡丹皮、天花粉，以凉肝养阴。

（4）实热积滞：积胃热素盛，复因恣食辛辣厚味，助阳生火，实热食滞积于胃中，致脘痛猝发者，必胀痛拒按，烦渴引饮，大便秘结，或牙龈肿痛，泛恶欲吐，不思饮食，舌苔黄厚，脉弦滑数。治当清胃泄热，消食导滞，宜泻心汤合小承气汤化裁。若热郁生痰，兼见恶心呕吐，舌苔黄腻者，加贝母、清半夏、竹茹，以清热化痰，和胃降逆；若胃阴素虚，复为辛辣厚味所伤而作痛者，宜用益胃汤合竹叶石膏汤加减，以甘寒滋阴，清热和胃，不可肆用苦寒直折。

（5）脾胃阳虚：素患胃痛，偶感寒邪或贪食生冷而猝发者，其痛喜暖畏寒，得温烫或食后痛减，泛吐清水，或形寒畏冷，甚者手足不温，大便溏薄，舌质淡，苔薄白，脉沉紧。证属脾胃阳虚，寒邪犯胃。治宜温中健脾，散寒止痛，用黄芪建中汤合必应散。痛甚者加川椒；若兼恶寒头痛，周身酸痛者，加紫苏、白芷；若手足不温者，加附子；若泛吐清水较多者，加干姜、清半夏、橘红；若症见脘腹胀痛，喜暖喜按，嗳气吞酸，口干喜饮，大便干燥，舌质淡苔薄黄，脉沉弦无力，则属脾胃寒热错杂，宜用甘草泻心汤，辛开苦降，寒热并调，可重用炙甘草，以缓中和胃止痛。

（6）脾虚肝郁：胃痛隐隐，久延不愈，凡遇怒气便痛重者，此为土败木贼。治法当补气健脾为主，即所谓"助土德以升木"（《古今名医方论·逍遥散》），慎用大剂辛燥之品，以免正气受损，反致疼痛难愈。方用香砂六君子汤，可稍佐香橼、佛手以疏肝止痛。

（7）瘀阻胃络：瘀阻胃络，胃痛屡发，发则持续疼痛，固定不移，痛如针刺，或入夜痛甚，或得食痛剧，或痛彻胸背，大便色黑，或有黑便史，舌质紫暗或瘀斑，脉弦细涩或沉弦。证属瘀阻胃络。治宜调和肝胃，化瘀通络止痛，方用愈疡散。每次1.8g，每日3次，食前服。方中凤凰衣、玉蝴蝶疏肝和胃，生肌收敛；马勃、琥珀、血余炭既能化瘀止痛，又能止血。

（8）痰饮中阻：胃脘痞满而痛，胃中有振水声，疼痛牵及背胁，或胸胁满闷，时吐清水，食欲不振，舌质淡，苔白滑，脉沉弦。证属痰饮中阻，清阳失布，胃失和降。治宜温化痰饮，方用苓桂术甘汤合小半夏汤。饮邪既去，中焦升降无阻，其气自降。感寒痛剧者，重用生姜，加细辛；饮郁化热，口苦、苔黄者，减桂枝，加黄连。

（9）食滞胃脘：暴饮暴食，食滞于胃，其痛必胀急而拒按，嗳腐食臭，厌食，得食痛剧，便后痛减，舌苔白厚，脉滑或弦，证属食滞胃脘。治宜消食导滞，药用莱菔子、砂仁、牵牛子、神曲、山楂等。素体脾虚者，加白术、茯苓；食积化热，吞酸吐酸者，加连翘、黄连；大便不通者，加大黄。发病之初，或误食腐秽不洁所致者，可以手指或鹅翎刺激咽部探吐。若胃痛连腹，大便秘结，为宿食转入肠道，宜泻下、消导并用，不可强吐，以防伤正。

2. 集验

（1）金延注射液：金铃子与延胡索的比例为1：1，每2mL含生药4g。每次4mL，肌内注射，用于实证疼痛。

（2）胃痛灵糖浆：白头翁210g，生黄芪105g，蜂蜜280g，制成糖浆500mL。每次20mL，每日3次，饭前热开水冲服，用药3个月。用于消化性溃疡。

（3）胃宁散：细辛250g，生蒲黄150g，九香虫100g。上药研粉和匀，每次温开水冲服5g，每日2～3次。药量可根据病情及患者耐受情况增减。若虚寒者，兼服黄芪建中汤、理中汤；若气阴两虚者，兼服生脉散；若寒热错杂者，兼服玉女煎。主治胃及十二指肠溃疡。

（4）新订金铃子汤：金铃子9～15g，吴茱萸3～6g，白芍6～18g，甘草6g，槟榔9～15g。若大便秘结，加大黄、芒硝；若痛甚，加延胡索；若热重加黄芩、栀子；若寒重，金铃子减量，重用吴茱萸；若胃酸多，加瓦楞子、乌贼骨。本方对实证脘腹疼痛，如溃疡病，急慢性胆囊炎，胆道感染，胆道蛔虫，急性胰腺炎等均有良好止痛效果。

3. 附方

［1］四逆散（《伤寒论》）：柴胡、炙甘草、枳实、芍药。

［2］金铃子散（《太平圣惠方》）：金铃子、延胡索。

［3］左金丸（《丹溪心法》）：黄连、吴茱萸。

［4］地丁散（《近代中医流派经验选集》）：公丁香、鲜地黄、白术、陈皮、姜黄、厚朴花、党参、麦冬、五味子、乌梅、甘草。

［5］泻心汤（《金匮要略》）：大黄、黄连、黄芩。

［6］小承气汤（《伤寒论》）：大黄、厚朴、枳实。

［7］益胃汤（《温病条辨》）：沙参、麦冬、生地黄、玉竹、冰糖。

［8］竹叶石膏汤（《伤寒论》）：竹叶、生石膏、半夏、人参、麦冬、甘草、粳米。

［9］黄芪建中汤（《金匮要略》）：芍药、桂枝、炙甘草、生姜、大枣、饴糖。

［10］必应散（《类证治裁》）：延胡索、香附、艾灰、当归、砂仁、生姜。

［11］甘草泻心汤（《伤寒论》）：半夏、黄芩、干姜、人参、甘草、黄连、大枣。

［12］香砂六君子汤（《时方歌括》）：木香、砂仁、陈皮、半夏、党参、白术、茯苓、甘草。

［13］愈疡散（《新医药学杂志》10:14,1978，方名系笔者拟）：凤凰衣、玉蝴蝶、马勃、象贝母、血余炭、琥珀。

［14］苓桂术甘汤（《伤寒论》）：茯苓、桂枝、白术、甘草。

［15］小半夏汤（《金匮要略》）：半夏、生姜。

（五）腹痛

腹痛涉及的范围较广，即《症因脉治》所谓："痛在胃之下，脐之四旁，毛际之上，名曰腹痛。"当腹内脏腑及循行于腹部的经脉被外邪所侵，或七情、饮食内伤，或寒温失调，或造成气滞、血瘀、热结、寒凝、食积、虫积、石滞等，致邪正相搏，气机不通而迫促作痛。从腹痛的部位、病因、症状等方面综合来看，大抵"少腹痛多气属肝，脐腹痛多寒，属脾肾和大小肠，小腹痛多瘀血，属冲任二脉"（《谦斋医学讲稿·腹痛》）。可涉及内、外、妇科等多种疾病，本篇主要讨论内科常见的急性腹痛。

1. 证治规律

（1）治法要点：暴痛多实，当详察其脏腑经络所属，在气在血。治当以"通"字立法。宗《类证治裁》"治痛大法，不外温散辛通，而其要则初用通腑，久必通络，尤宜审虚实而施治者也"之说，分别选用行气、逐瘀、散寒、泄热、消导、驱蛔等法。

（2）寒凝气滞：寒客腹部或啖生冷而卒痛者，多肠鸣切痛，痛无休止，喜手按或温暖，畏寒踡卧，或恶心呕吐，或大便溏薄，小便清利，舌苔薄白，脉弦紧，证属寒凝气滞。治宜散寒行气，方用天台乌药散加减。若寒滞肝脉，少腹拘急冷痛，脉象沉紧，加吴茱萸，重用小茴香；若痛势剧烈，手足逆冷，加附子、肉桂以温肾暖营；若便秘，呕吐，或胸胁逆满，加大黄、附子，以温通腑气。

（3）寒疝腹痛：脐腹绞痛，腹部凸凹有形，痛而不可触近，呕吐，甚至汁出肢厥，证属寒疝。急当温中逐寒，驱蛔止痛，先以生姜、葱白捣烂，加胡椒末拌匀，用白酒炒热，布包揉熨腹部。俟肠鸣转气，腹痛稍缓，继服大建中汤。若寒束肌表，兼身体疼痛者，加乌头、桂枝、白芍，以温通表里。

（4）寒邪直中：男子房事后，复为寒邪所伤，小腹拘急阵痛，痛剧则阴缩，或兼口唇、指甲青紫，四肢逆冷，舌苔薄白，脉沉细或细涩，证属寒邪直中下焦，肝肾脉络凝滞。治宜温阳散寒，外用炒食盐熨小腹及脐部，内服回阳救急汤加减。可同时用童便少许兑入药中。若兼少腹痛，或呕吐涎沫者，加盐炒吴茱萸。

（5）热结大肠：腹部痞满而痛，按之坚硬，大便秘结，或下利清水，其气臭秽，口干舌燥，或烦渴饮冷，舌苔焦黄或黄腻，脉象洪数，证属热结大肠。治当泻下热结，宜大承气汤。若烦渴引饮，加入玄参、生地黄、天花粉；若平素大便秘结，自觉腹内热，腹痛时缓时急，或饱嗳酸腐，恶心呕吐，舌苔黄燥，脉滑有力，而无腹部坚硬，烦渴之象者，宜用调胃承气汤，以通腑泄热。

（6）肝胆湿热：右上腹绞痛连胁、阵阵增剧，或痛引肩背，寒热往来，口干口苦，或呕吐，大便秘结，小便黄赤，舌质红，苔黄腻，脉弦滑有力，证属肝胆湿热，蕴结成石。治宜清热化湿，利胆和胃通腑，宜大柴胡汤加金钱草、海金沙、鸡内金，以加强清热化湿，溶石排石之力。若高热者，加金银花，蒲公英；合并黄疸者，加茵陈，栀子；若呕吐蛔虫，或有蛔虫病史者，加乌梅、川椒、使君子；若因食油腻致病情复发者，加焦山楂、槟榔。湿热内伏，阳郁不伸，虽可反见四肢不温，脉象沉微，或自汗等证，当以舌苔黄腻为凭，不可误以阳虚论治。

（7）食积化热：食滞肠道，腹部攻撑作痛，或坚结有形，痞满厌食，嗳腐食臭，大便秘结，小便黄赤，舌质红，苔黄腻，脉滑数，证属食积化热，腑气壅滞。治宜行气导滞，泄热通便，用木香槟榔丸加减。若兼眩晕，失眠，脉弦大而数者，加当归、芦荟。若服药后大便仍燥结不通，加芒硝。

（8）肠胃气滞：腹胀攻痛，得矢气则痛减，或痛处气聚成形，其状时大时小，或大便不调，或嗳气频频，舌苔薄白，脉弦大，证属肠胃气滞。治宜理气止痛，用木香顺气散加减。若腹痛连脘，不能进食，食则呕逆，此为肝气乘胃，治宜疏肝和胃，用新定吴茱萸汤加金铃子、佛手等。

（9）奔豚腹痛：卒受惊恐，肝肾气逆，腹痛时作时止，痛时自觉有气从少腹上冲胸咽，发作欲死，气还则止，或失眠多梦，乍寒乍热，呕吐，舌苔薄白，脉弦数，此为阳气虚弱、阴寒上冲之奔豚气病。治宜温通心阳，平冲降逆，用桂枝加桂汤加吴茱萸、代赭石、姜半夏等。若惊悸不宁，失眠多梦，合甘麦大枣汤，加龙骨、牡蛎；若脐下悸动，形寒肢冷，加白术、茯苓、清半夏；若偏于肾阳虚者，加附子；若偏于气虚者，加党参、黄芪。

（10）瘀阻肠胃：腹痛持续，痛势较剧，痛处固定不移如针刺，或腹部胀满，舌质暗或有瘀斑，脉沉弦或细涩，证属瘀阻肠胃，气机郁滞。治宜活血化瘀，行气止痛，用膈下逐瘀汤加减。若瘀热相搏，低热心烦，舌质暗红，大便秘结，减乌药，加大黄、枳实，以通腑泄热逐瘀；若寒凝血瘀，腹部冷痛，得热则减，加肉桂、吴茱萸、干姜，以温阳散寒；若肠胃素蕴湿热，恶心呕吐，胸闷纳呆，舌苔黄腻，加黄连、竹茹、滑石，以清热利湿；络虚瘀滞，腹痛时作时止，初按痛益剧，重按久按痛反减，重用炙甘草、当归，加黄芪、桂枝、白芍，以缓中补虚止痛。

2. 集验

（1）五香丸（市售成药）：五灵脂500g，生香附子500g，牵牛子60g，共研细末，以一半微火炒熟，一半生用，用醋打米精为丸，如绿豆大，晒干密贮，勿令泄气。每次3g，每日3次，空腹时生姜煎水送服。可治腹痛、痰积、食积、气滞、蛊膈、肿胀、痞满等症。孕妇忌服，体虚者慎用。

（2）隔盐灸神阙：将食盐研细后经锅炒制，取5～10g，艾炷（可用烟丝代）数壮，汤匙一把。治疗时令患者仰卧露腹，将食盐铺匀于肚脐眼（神阙穴），厚约0.3cm，直径2～3cm。再上置艾炷一壮点燃，待烧至刚有温热感时用汤匙压其火（注意不宜烧得过度和压得过猛，以防烫伤），脐部有较明显的烧灼感，向腹中扩散，从而加强艾灸温通经脉的效果。本法不仅能止痛，而且有止呕泻，通便排气，消除腹胀的作用。用以治疗急性胃肠炎、肠痉挛、溃疡病、慢性胃炎和胆囊炎所致的重症腹痛。

（3）姜蜜合剂：生姜30g，蜂蜜60mL。将生姜洗净，捣烂，绞汁于蜂蜜中，搅匀，此为1剂量。将姜蜜合剂少量频频喂服，如服后呕吐可继续喂服，并酌情给药量。呕吐剧烈者可经胃管注入。服一剂后梗阻仍不解者，可再服第二剂。治小儿蛔虫性肠梗阻。

3. 附方

［1］天台乌药散（《医学发明》）：天台乌药、木香、茴香、青皮、高良

姜、槟榔、川楝子、巴豆。

〔2〕大建中汤（《金匮要略》）：蜀椒、丁姜、人参、饴糖。

〔3〕回阳救急汤（《伤寒六书》）：熟附子、干姜、肉桂、人参、白术、茯苓、陈皮、炙甘草、五味子、半夏。

〔4〕调胃承气汤（《伤寒论》）：大黄、甘草、芒硝。

〔5〕大承气汤（《伤寒论》）：大黄、厚朴、枳实、芒硝。

〔6〕大柴胡汤（《金匮要略》）：柴胡、黄芩、芍药、半夏、生姜、枳实、大枣、大黄。

〔7〕木香槟榔丸（《儒门事亲》）：木香、槟榔、青皮、陈皮、莪术、黄连、黄柏、大黄、香附、牵牛子、生姜。

〔8〕木香顺气丸（验方）：木香、青皮、橘皮、甘草、生姜、枳壳、厚朴、乌药、香附、苍术、砂仁。

〔9〕新订吴茱萸汤（《金匮翼》）：人参、吴茱萸、黄连、茯苓、半夏、木瓜、生姜。

〔10〕桂枝加桂汤（《伤寒论》）：即桂枝汤（桂枝、芍药、甘草、生姜、大枣）再加桂枝二两。

〔11〕甘麦大枣汤（《金匮要略》）：甘草、小麦、大枣。

〔12〕膈下逐瘀汤（《医林改错》）：五灵脂、当归、川芎、桃仁、红花、牡丹皮、赤芍、乌药、延胡索、甘草、香附、枳壳。

（六）腰痛

腰部卒然一侧或两侧疼痛，重者难以仰俯转摇，多属风、寒、湿、热之邪杂感，阻滞经脉，气血运行不畅所为。外邪侵袭，而身不痛徒以腰痛为著者，必其人肾气先虚之故。诚如《医学心悟》所谓："腰痛，有风，有寒，有湿，有热，有瘀血，有气滞，有痰饮，皆标也；肾虚，其本也。"至于跌仆闪挫，损伤筋脉，以致气滞血瘀，亦可形成腰痛。西医学的肾脏疾患，腰部脊柱及其附近组织的病变，以腰痛为著时，均可参照本篇辨证论治。

1. 证治规律

（1）治法要点：卒然腰痛，痛势剧烈，多属实证。由于肾气不足，易于感邪；邪气久踞，每易伤肾，故常可出现虚实兼夹之证。治宜祛邪通络为主，根据寒湿、湿热、瘀血等的不同随证治之。虚实夹杂者，又当祛邪与益肾兼顾。俟邪去，尚需调摄肾气，以巩固疗效。

（2）风寒伤肾：腰部冷痛，转侧不利，甚则腰背拘急，腰间如冰，得热则痛减，舌质淡，苔薄白，脉沉紧者，证属风寒伤肾，气血凝滞。治当温肾散寒，宜酒炒杜仲 6g，细辛 1.5g，共为末，生姜汤送下。外用王海藏代灸膏贴腰眼。肾阳素虚者，配服金匮肾气丸，以温肾祛邪。

（3）风湿腰痛：腰痛重着，转侧不利，或痛连及背，或下及骶，脊两侧按之痛甚，遇阴雨天尤剧，舌苔薄腻，脉浮缓者，证属风湿腰痛，乃"风伤皮毛，湿留关节"，湿不能随汗外泄所致。治宜祛风除湿，用羌活汤加减。若疼痛上下走窜者，重用当归，加鸡血藤、秦艽以养血祛风；周身困重者，加苍术、升麻以升阳除湿。

（4）肾着：腰部冷痛重着，得热熨稍缓，遇阴雨天辄发或加剧，转侧不能自如，久坐痛甚，静卧痛亦不减或益甚，口不渴，饮食如故，小便自利，舌苔白腻，脉沉而迟缓者，证属"肾着"，乃"身劳汗出，衣里冷湿"，阳气痹阻所为。治当散寒祛湿，温经通阳，宜用泽泻汤加减。若痛势剧烈者，加晚蚕沙、薏苡仁、细辛，以增强散寒祛湿止痛之力；腰膝冷甚者，以肉桂易桂枝，加附子，以温肾散寒；若舌苔厚腻者，加苍术以燥湿。

（5）湿热壅阻：腰重酸痛，痛处有灼热感，不得俯仰，或阴股间汗出沾衣，口苦，烦热，小便短黄或混浊，舌苔黄腻，脉象濡数者，证属湿热壅阻，经脉不利，治必利湿重于清热，俾湿去热孤，热无所附，以达湿热分消之图，宜四妙丸改汤，加车前子、汉防己、萆薢、晚蚕沙。若小便频数热痛者，加金钱草、滑石、萹蓄，以清热利湿通淋；若低热心烦者，加龟甲、牡丹皮，以育阴清热；痛甚如锥刺者，加血竭、制乳香、制没药，以化瘀止痛。

（6）瘀血停留：强力举重，跌打闪挫而致腰卒痛者，多痛如针刺有定处，其痛动作更甚，不能俯仰转侧，呼吸或咳嗽时牵引作痛，痛处拒按，大便或秘或黑，舌质紫暗，或有瘀斑，脉涩，证属瘀血停留，阻滞经脉。治拟活血化瘀，通络止痛，宜泽兰汤水煎，热酒冲服。二便不通者，加酒蒸大黄，以逐瘀通腑。《医学心悟》该方注云："若大便已通，则用广三七煎酒，或山羊血冲酒，青木香煎酒，随用一味，皆可立止疼痛。"足资效法。同时用三棱针刺委中穴出血，以导瘀血外出。

2. 集验

（1）坎离砂（市售成药）：麻黄、当归、附子、牛膝、透骨草、红花、干姜、桂枝、白芷、荆芥、木瓜、羌活、防风、独活、艾绒各1两，铁砂40斤。制成粗散剂分装，每盒8两。将一盒药砂全部倒入碗内，用醋将药拌潮后，装入布袋内扎紧，再用多层布包裹，候热，熨敷患处。主治腰腿疼痛，腰部扭伤，四肢麻木，风湿性关节痛，腹部冷痛等病症。

（2）针灸疗法：依疼痛部位，分经取穴。

1）病在足太阳经：腰一侧痛，局部肌肉紧张，有明显压痛。主穴后溪，配穴水沟。

2）病在督脉：腰椎棘突间疼痛，俯仰不利，坐卧、行动均感困难，棘间韧带处有压痛。主穴水沟，配穴后溪。

3）病在足太阳和足少阳二经：腰痛在患侧脊柱外侧，连及臀部和大腿，转侧、俯仰及步行均感不利，一侧骶棘肌及臀大肌有压痛。主穴腰痛穴（即手针中之腰痛点），配穴后溪。手法：多采用泻法。留针时间以10～15分钟为宜，在留针过程中运针1～2次。主治急性腰扭伤。

（3）九分散：乳香、没药、麻黄、马钱子各30g，共为细末。内服：每次3g，黄酒送服，小儿酌减。外用：肿痛者用黄酒调敷，出血者用粉干擦。孕妇忌服。主治跌打损伤。

（4）姜黄膏（原方出自《本草纲目》大黄"附方"项）：先将生姜洗净、切碎，绞汁于干净容器中，然后加入适量大黄粉，调成软膏状，平摊于扭伤处，厚约0.5cm，并覆盖油纸或塑料布，以保持湿润，再覆盖纱布并用胶布固定。12～24小时未愈者可再敷。主治急性腰扭伤。

3. 附方

［1］代灸膏（录自《中医临证备要》）：附子、蛇床子、吴茱萸、马蔺子、木香。各等份，为末，以白面一匙，姜汁调成膏，摊于纸上敷贴，自晚至晓，其力可代灸百壮。

［2］肾气丸（《金匮要略》）：干地黄、薯蓣、山茱萸、泽泻、茯苓、牡丹皮、桂枝、附子。

［3］羌活汤（《圣济总录》）：羌活、桂枝、附子、当归、防风、牛膝。

［4］泽泻汤（《圣济总录》）：泽泻、桂枝、白术、茯苓、甘草、牛膝、干姜、杜仲。

［5］四妙丸（《全国中药成药处方集》）：苍术、黄柏、薏苡仁、川牛膝。

［6］泽兰汤（《医学心悟》）：泽兰、牡丹皮、牛膝、桃仁、红花、当归尾、广三七、赤芍。

二、从伏邪论治痹病

1. 伏邪致痹，始于"三气"，伏于"三必"

先父认为，风寒湿"三气"杂至致痹，仅是发病初期的病因，或反复发作的诱因，而邪气因"三必"内伏才是形成伏邪痹病的关键。即除了传统的"久痛多瘀""久痛入络"之说外，久痹湿必伏，久痹肾必伤，久用风药治痹必伤阴（血），以致风寒湿"三气"缠绵，而邪伏于里，"留而未发"，每因"重感"而发。这一"从伏邪论治痹病"观点的提出，源于广泛的临床感悟，对临床辨治痹病不无启发。《素问·痹论》"风寒湿三气杂至，合而为痹也"，为历代医家论痹、治痹的理论渊薮，然而，对痹病病机的探究却见仁见智。先父根据痹病反复发作、顽固难愈、证型较多、证多兼夹、正虚邪实、互为因果等特点，认为其病因绝非仅为发病初期之风寒湿"三气"杂至一言可概之，而且病机颇为错综复杂，因此，提出了"伏邪痹病"之说。所谓伏邪，顾名思义，"伏"是隐藏、潜伏；"邪"是随气候变异所感伤。清代刘吉人《伏邪新书》明确提出了伏邪概念："感六淫而不即病，过后方发者，总谓之曰伏邪。已发者而治不得法，病情隐伏，亦谓之曰伏邪。有初感治不得法，止气内伤，邪气内陷，暂时假愈，后仍复作者，亦谓之曰伏邪。有已治愈而未能除尽病根，遗邪内伏，后又复发，亦谓之曰伏邪。"并认为"内有伏邪为病者，十居六七，其本脏自生之病，不兼内伏六淫，十仅三四"。

先父认为，感受外邪，"风寒湿三气杂至"仅是痹病发生的外在条件，风寒湿热等邪气痹阻筋脉、骨节、肌肉，致使营卫行涩，经脉不通，筋爪失荣，骨节失养，而发生疼痛、肿胀、酸楚麻木，或肢体活动不灵。而先天禀赋不足、产后体虚、年老虚损、过度劳累等因素，在痹病的发病中起着重要的作用。《伏邪新书》有"其本脏自生之病，不兼内伏六淫"之说，临床所见类风湿关节炎、强直性脊柱炎患者有明显的家族倾向，即说明先天禀赋不足，"其本脏自生之病"是主要病因，而风寒湿三气只是发病或加重病情的诱因而已。若反复感邪，屡发不愈，则正愈虚、邪愈恋，而成为顽痹痼疾。久痹不愈，则邪易伤及脏腑气血阴阳。由于肾内寓元阴元阳，藏精生髓，主骨；肝藏血主筋，统司筋骨关节，而且肝肾精血互生，肝血的化生有赖于肾的气化，故痹病脏腑之虚的重点在于肝肾，而以肾气亏虚为主。由此推论，痹病逾时而发，或反复发作者，符合伏邪致病特点之一，故可谓之"伏邪痹病"。对此，《素问·痹论》早已明言："各以其时，重感于风寒湿之气也。"重感绝非首次感邪，只是邪伏于里，"留而未发"之故。

纵览历代医家治痹用药之道，多以祛邪通络为原则，然伏邪痹病绝非祛邪诸法所能根治。究其所由，除了应重视传统的久痛多瘀，久病入络之说外，先父尤其重视下列"三必"因素。一是久痹湿必伏，由于湿性重着黏腻，故临证治痹，风邪可祛，寒邪能散，热邪易清，而湿邪难除，湿聚成痰更易衍为痼疾；二是久痹肾必伤，使精气亏虚，骨节失养而不用，关节也易成为留邪之所，而五脏之虚，唯元气难补；三是风药必伤阴（血），用麻黄、羌活、独活之类风药治疗痹病，虽可缓一时之痛，但因其辛温燥烈，久用势必耗伤阴血，阴血愈虚，邪气愈恋，深入筋骨，而痹难愈。因此，先父治疗久痹习以温肾散寒、搜风祛湿、宣痹通络为法，并认为治疗伏邪痹病的捷途重在因势利导、疏达外透，应依据太阳为少阴出路之说而立法，即使太阳证不显，亦应在扶正的基础上，加桂枝等以疏达太阳经脉，使邪外透。同时，还宜重视养血活血，即所谓"治风先治血，血行风自灭"。

2.蠲痹活络方开辟群阴，迎阳归舍

先父在分析伏邪痹特点的基础上，结合自己的临床经验，创制了"蠲痹活络方"。该方由《太平惠民和剂局方》之小活络丹化裁而成，药物由制附子20g，桂枝、炒白术、苍术、当归各15g，蜈蚣2条，制天南星、制川乌、乳香、没药各15g，鸡血藤30g，炙甘草25g，制马钱子0.8g组成，制马钱子研末分3次冲服，连服7日后停用。先父强调，用川乌头、附子治疗痹病，不可盲目强调久煎，用其逐寒止痛时，煎煮时间不宜过长，宜将其捣为细末，开水煎煮30分钟，尝无麻味即可；俟疼痛缓解，用其温补阳气时，方可用文火久煎1小时以上。本方为治疗伏邪痹病肾虚寒凝、湿瘀阻络证之通用方。临床以肌肉关节疼痛反复发作，痛处固定不移，关节屈伸不利，得热痛减，遇寒痛甚，或肢体酸楚疼痛、沉重、肿胀，举动无力，便溏，或关节肿大僵硬，皮肤瘀斑，舌质暗淡有瘀斑瘀点，舌苔白腻，脉沉缓或沉弦紧等为特征。多见于西医学之风湿性关节炎、类风湿关节炎、反应性关节炎、肌纤维组织炎、强直性脊柱炎、增生性骨关节病等。小活络丹原方为治疗风寒湿痹，肢体疼痛，麻木拘挛之专方，功擅温经活络，搜风除湿，祛痰逐瘀。方中川乌头温经活络，祛风除湿，散寒止痛，诚如《长沙药解》所说："乌头，温燥下行，其性疏利迅速，开通关腠，驱逐寒湿之力甚捷，凡历节、脚气、寒疝、冷积、心腹疼痛之类并有良功。"天南星燥湿活络，以祛经络之痰，消肿散结，并能祛风，尤善止骨痛。《本经逢原》谓天南星"为开涤风痰之专药""专走经络，故中风麻痹以之为向导"。乳香与没药善行走窜，功擅舒筋活络，化瘀止痛。其中乳香辛温香润，以行气活血为主；没药苦涩，功擅活血散瘀，以化瘀消肿为要，二药相配，气血同治，取效尤捷。地龙通经活络，引诸药直达病所。

然原方温肾散寒、宣痹通络之力尚属不足，更乏健脾祛湿之味，况且寒邪深伏，亦需投温热重剂方能取效。故加制附子、桂枝，以增强温肾散寒之力。其中附子味辛大热，具纯阳之性，功专助阳气，能大补命门真火，逐风寒湿邪，止痛之力强。其既能上助心阳，下补肾命，又能内温脾土，外固卫阳，即所谓"开辟群阴，迎阳归舍""果有真寒，无所不治"。附子长于温肾扶阳，乌头偏于逐寒开痹，二药合用，散寒祛湿功倍，除痹止痛效灵。桂枝气薄力缓，长于解肌发表，温散表寒，宣阳气于卫分，以疏达太阳经脉，透伏邪外出。由于湿为黏滞之阴邪，湿盛则阳微，非辛温透达之剂不能破其滞结，故用苍术、白术与桂枝、附子相配，使湿得温而化。苍术、白术皆味苦性温，均有燥湿、健脾之功，而有偏运偏补之别。苍术走而不守，偏于运脾燥湿，白术守而不走，擅长补脾化湿，二药同用，补运相兼，一补不足，一泻有余，相辅相成。即《本草崇原》所云："凡欲补脾，则用白术，凡欲运脾，则用苍术。"马钱子苦寒有毒，善疏筋骨间风湿，而且止痛之力强，"其开通经络，透达关节之力，实远胜于他药"（《医学衷中参西录》）。蜈蚣搜剔透骨，化瘀通络，其与马钱子相配，尚可预防马钱子所致全身肌肉抽搐之毒副作用。鸡血藤养血活血，长于通络舒筋，其与当归相伍，寓有"治风先治血，血行风自灭"之义。重用炙甘草取其补中益气，缓急止痛之功，又为预防乌、附及马钱子毒副作用必用之品。如此组方，标本兼治，相辅相成，俾正气复则邪自去，邪气去则正自复，经络气血宣通而痹自愈。

3. 祛除伏邪，始终重视"治未病"

治未病和恰当的调护，不仅可直接降低发病率，而且有利于正气的恢复、邪气的祛除，从而提高疗效，促使痹病患者早日康复，这是先父治疗伏邪痹病的特色之一。对所有就诊的患者，他注重宣讲痹病的发生及预防知识，使其对本病有较深刻的认识，必须重视调摄护理。其祛伏邪，"治未病"之要，可归为以下数端。①合理锻炼：通过健身锻炼，从而使"正气存内，邪不可干"，防止痹病的发生或复发。但急性期应卧床休息，减少关节活动，待病情稳定，疼痛减轻后，可鼓励或协助患者肢体功能锻炼，以促进关节功能的恢复。关节不利或强直者，应定时做被动活动，然后从被动到主动，由少而多，由弱而强，循序渐进。②避免诱因：如避免汗出当风、受寒、冒雨涉水等，并随时令变化及时调摄，以预防外感。③改善环境：室内保持清洁干燥，阳光充足，空气流通，温度适宜，避免久居潮湿阴冷之处，随时令变化及时增减衣被。④情志调理：由于久病患者，容易情绪忧郁、焦虑、绝望等，故要加强情志调理，使其保持乐观向上的心境。⑤膳食调理：针对感受风、寒、湿、热等病邪的不同，予以疏风、散寒、祛湿、清热等食疗方法。如治疗痛痹，可适当服用当归生姜羊肉汤或药酒，以加强温经通络的作用；对于久病伤正者，可适当食用黄鳝、排骨、蛋类、瘦肉、牛奶、猪肝、猪腰等，以补脾肾，强筋骨，尤其是黄鳝甘温，能补虚损、除风湿、强筋骨，对风寒湿痹有一定的防治作用。

三、从瘀论治前列腺痛

前列腺痛又称类前列腺炎综合征，以中青年为多见。患者疼痛不适，以会阴、腹股沟、睾丸、腰骶、小腹近耻骨弓处为主，而且阴茎和尿道更为突出，伴有尿流迟缓，尿流间断，淋沥不尽，尿频，尿急和夜尿增加等非细菌性前列腺炎的某些症候群为特征。本病大抵属于中医学的"淋证""精浊""白浊"等范畴。根据叶天士"病入血络，经年延绵""久痛必入络，气血不行"等相关认识，结合前列腺痛病位较深，病程较长等特点，从瘀论治，以内治、外治，以及情志疏导等多种疗法并用，每获良效。此择其要，从病机共性、证治规律、用药特点探讨之。

1.察病机：精道瘀滞，病位深在

本病的成因，多与思欲不遂，相火妄动，或酒色劳倦、脾肾受损，或房事不洁、湿热下注、败精瘀阻等因素有关。前列腺位居于下焦，包绕男性尿道，属男性前阴器官，其发病与心、肝、脾、肾等脏腑受损密切相关，湿热下注，精道瘀滞是本病发生发展的重要环节。脾肾受损或亏虚为本，湿热瘀结为标，标本兼夹为患，互为影响。前列腺络脉中气血以通为顺，以阻为逆。故瘀浊阻滞精道，"不通则痛"是其基本病机。其意不仅指血瘀，还包括精道瘀滞不通。而且由于其病位深在，更易与湿热之邪互结，

每致病程缠绵，顽固难愈。临床所见，有瘀血阻络、湿热夹瘀、肾虚夹瘀等证之不同。

2. 论证治：瘀血与湿热、肾虚相关

从瘀论治主要包括下述三个方面。

（1）瘀血阻络：寒凝、湿热客居络脉日久，阻滞气机，或肝郁气滞，皆可导致瘀血停滞，络脉瘀阻。前列腺痛病久必入血入络，瘀血阻络是诸邪伤络的最终转归。肝主疏泄，调畅气机，前列腺与足厥阴肝经的关系最为密切，故认为肝郁气滞是瘀血阻络的主要原因。临床常见会阴、腰骶、睾丸胀痛或刺痛，固定不移，两胁胀痛，善太息，常伴有勃起功能障碍及尿频、尿滴沥等排尿异常，舌质紫暗，舌下脉络青紫，脉弦涩。治宜活血化瘀，通络止痛。用复元活血汤加减治疗。以大黄荡涤留瘀败血，以桃仁、当归、红花活血祛瘀，以天花粉散结，以甘草调和诸药，用柴胡疏肝调气，气畅则血行。若肝郁明显者，可加用香附、薄荷、青皮、枳壳以加强疏肝解郁之力；兼寒凝之象者，加荔枝核、小茴香，以散寒行气止痛；兼湿热之象者，加滑石、车前子、萆薢，以清热利湿。

（2）湿热夹瘀：湿为重浊之邪，易趋下位，湿热相合，常胶结难解，其流注于下焦，壅结于肝经，可致前列腺导管痉挛、狭窄，甚至闭阻不通，使导管内分泌物不能排出，变成秽浊之物，阻滞气机，进而导致瘀血停滞，加重络阻症状，形成"湿热为病，瘀浊阻滞"的病理状态。因前列腺毗邻肛门、直肠，临床常见会阴胀痛，以肛门为甚，伴尿频、尿急等，甚至伴有勃起功能障碍，舌质红，苔黄腻，脉弦滑。治宜清热利湿，化瘀通络，用止痛如神汤（当归、秦艽、桃仁、皂角子、苍术、防风、泽泻、黄柏、槟榔、大黄）加减治疗。本方出自《医宗金鉴·外科心法要诀》，治痔疮初起，风、湿、燥、热所致的肛门肿痛，其效如神。以肛门疼痛不适为主的前列腺痛且伴有湿热之象者，可用此方治疗。疼痛甚者，可加芍药甘草汤缓急止痛；如小便黄数，滴沥不畅者，加赤茯苓、车前子、灯心草、萹蓄，以通淋止痛。

（3）肾虚夹瘀：湿热夹瘀证，病程久延，或清利过度，每易伤及肾阴，故肾虚之中又以肾阴亏虚证为多见。阴虚日久，阴损及阳，则阴阳两虚。临床常见会阴胀痛，绵绵不休，小便淋沥，或兼尿浊。或兼畏寒、腰膝酸软，精神萎靡，多寐，阳痿，早泄，舌质淡，苔薄白，脉沉迟；或兼形体消瘦，失眠多梦，心烦，盗汗，舌质红，苔薄黄或少苔，脉沉弦细数。治宜补肾祛瘀，用六味地黄汤合活络效灵丹加减。偏于肾阴虚火旺者，加知母、黄柏、女贞子、龟甲；偏于肾阳虚者，加熟附子、肉桂、益智仁等。遣方选药，不可过分辛燥或清利，要时时顾护真阴，但亦不可过分温补或滋腻，以免留邪。

3. 谈用药：攻补兼施，调理三焦

前列腺痛是临床常见病，同时又是难治病之一，其证候特点往往虚实互见，初起以湿热瘀阻、互为胶结的实证居多，治以祛邪为主；病久则虚实夹杂，治宜攻补兼施。辨证用药有其特点和规律，必须细加斟酌，配合综合治疗，以及注意情志与饮食调理，方可提高疗效。

（1）针对虚实相兼的病机特点，用药当攻补兼施：尽管前列腺痛的常见病因有湿、热、瘀、虚之殊，其证候却是互相兼夹，复杂多变。临床当审证求因，结合年龄、体质、病程等综合判断而用药。一般而言，发于青壮年、身体强壮者，尽管一时过劳、邪毒外侵，或者正气受损，以致邪结于里，但初起总以实证居多。随着病程的延长，渐见腰膝酸软，舌质淡，脉细者，则为肾气受损。有无尿痛或腰膝酸软等兼症可以作为辨别虚实的重要依据。若小便频数不畅，并有腰膝酸软，则系肾虚失于固摄所致，用药益肾可也。但若小便频数而黄，伴见涩痛，无腰酸脉细等症者，则系肾虚膀胱热所致，治当在清热利湿之中，合用益肾法，并用少许桂枝或小茴香温煦肾气而助膀胱气化，其症可除。

（2）湿热广涉三焦，重在治下，兼顾中、上：本病若以湿热为主者，其病位虽在下焦，但多与上、中焦密切相关。故其治疗应针对下焦湿热蕴结，选用草薢分清饮或四妙丸加减。若兼上焦热，或心火下移小肠者，可合用清心降火之导赤散加栀子、泽泻等治之；若系中焦湿热并重，宜用甘露消毒丹加减；若系肝胆湿热，则用龙胆泻肝汤加减治疗。此外，由于前列腺病位深在，单纯口服给药，其效不够迅捷，若配合综合治疗，尤其是中药灌肠、栓剂，或于下腹、会阴部敷药等，可伸药物直达病所，有助于提高疗效。

此外，还应重视疏情志、调饮食，以消除患者顾虑。由于前列腺疾病的患者往往会自然地将病变与性功能、生育、性病等联系起来，久治不愈者，又担心增生或癌变等，因此常常引起过分的紧张、焦虑、担心和忧郁，严重影响着患者的身心健康，亦给夫妻及家庭生活带来阴影。所以必须重视患者的心理疏导，消除顾虑，使其积极配合治疗。同时，要注重患者的饮食调理，如忌饮酒，避免辛辣及肥甘厚味，以防助湿生热，而加重病情。

四、辨治腰椎间盘突出症

先父从医 60 余载，治学严谨，学识渊博，经验丰富，尤其擅长治疗痛证和疑难病。兹将其辨治腰椎间盘突出症的学术思想，撷要整理，以飨同道。

1. 权衡标本，治分主次

腰椎间盘突出症一般归属于中医学"痹证"之范畴，先父从分析本病疼痛在腰，可涉及臀、股和下肢，而且久延不愈可导致痿证等临床特征入手，认为其范围尚涉及腰痛、腰股痛、痿证等。早在《素问·气交变大论》即形象地指出："岁水不及，湿乃大行……腰股痛发，腘腨股膝不便……"通过长期临床观察，认为其病因多为长期过劳，肾气不足，风寒湿邪侵入，或跌仆损伤，导致气血、经络受损而发病。本病初起多以邪实为主，病位浅在肢体经脉；久则多属正虚邪恋，虚实夹杂，病位则深入筋骨络脉。肾之精气不足，脉络失养，"不荣则痛"，以及风、寒、湿、热、瘀等邪气阻滞经络气血，"不通则痛"是本病的基本病机。由此可见，本病属于本虚标实证，肾虚是腰椎间盘突出症的发病之本，风、寒、湿、热、瘀是发病之标。治疗上应权衡标本主次，分清轻重缓急，或补中寓通，或通中寓补，通补兼施。急者当以"通"法为主，以治其标；缓者当以"补"法为要，以治其本。据此而确立"治本以补肾为先，兼调肝脾；治标注重化瘀，兼祛伏邪；调理经络，贯穿病程始终"的论治规律，较集中地体现了先父治疗腰椎间盘突出症的学术思想。在方药选择上，先父认为独活寄生汤、二仙汤、麻黄附子细辛汤皆为扶正祛邪之良剂，治本病正虚邪实之效方，临证可酌情选用。尤其是独活寄生汤功擅补肝肾，强筋骨，祛下焦风寒湿邪，通补兼施，更契合本病之病机。

2. 治本以补肾为先，兼调肝脾

腰椎间盘突出症大多是因长期积累性劳损，如久立、久坐、搬提重物等劳作，即所谓"积劳成疾"。多数患者为中老年人，发病前多有疲乏无力，遇劳则甚，卧床减轻，健忘或男子阳痿、早泄等肾虚之象，而后有腰腿疼痛。正如《素问·阴阳应象大论》所谓"年四十，而阴气自半也，起居衰矣"。《素问·脉要精微论》则认为："腰者，肾之府，转摇不能，肾将惫矣。"明确指出了腰痛与肾虚的关系。之后历代医家均强调了肾虚在腰痛发生中的重要性，如《景岳全书》曰："腰痛之虚证，十居八九，但察其既无表邪，又无湿热，而或以年衰，或以劳苦，或以酒色斫丧，或七情忧郁所致者，则悉属真阴虚证。"又如《杂病源流犀烛·腰脐病源流》云："腰痛，精气虚而邪客病也……肾虚，其本也；风、寒、湿、热、痰饮、气滞、血瘀、闪挫，其标也。或从标，或从本，贵无失其宜而已。"先父继承古训，强调肾虚是腰痛发病的关键所在，寒、湿、热等邪多在肾虚的基础上，方可乘虚为患。如偏于肾阳不足者，多易感受寒湿之邪；而偏于肾阴不足者，则易感受湿热之邪。因此，先父强调治疗腰痛应以"补肾为先"，随其所感邪之不同，伍以祛风、清热、散寒、除湿通络等法。唯肾虚有阴虚、阳虚、气虚之别，临床应详加辨识，或温补肾阳，或滋补肾阴，或阴阳双补，随证施治。

腰痛与肝脾两脏相关，是基于肾与肝脾的密切关系。肾藏精，为先天之本，脾主运化，为后天之本，气血生化之源；肾所藏先天之精有赖于脾主运化之水谷精微的充养，方可保证肾精的充足。肝藏血，主筋，肾藏精，主骨，精血同源，肝肾相互滋养。若脾气亏虚，肝血不足，则肾精亏虚，无以濡养腰府而腰痛。故治疗时应在辨证的基础上兼顾肝、脾，脾虚者健脾益气，以化生气血，则肾精充足，筋脉得以濡养，而强健有力，则腰痛易愈。肝肾阴虚者，治之以柔，柔肝益肾以养阴血，使气血调和，则腰痛可止。

3. 治标注重化瘀，兼祛伏邪

先父认为，"瘀血"是腰椎间盘突出症的重要病理环节。瘀血既是本病的致病因素，可因跌仆外伤，或腰部用力不当，摒气闪挫，直接导致瘀血留着腰部而引起腰痛，并可因经络气血阻滞不通，引起经脉循行部位的疼痛，故腰椎间盘突出症临床常见有臀部及下肢疼痛。同时，瘀血也是疾病发展过程中的病理产物，即所谓"久痛入络"，腰痛日久不愈，往往邪入血络，以致血行不畅，反致腰痛加重。因此，本病之治标要注重活血化瘀法的运用，但所选择的药物和用量应视病程之长短、病情之轻重而有所区别。在急性期，宜选用小剂量的当归、川芎、鸡血藤，以养血活血；病程逾月，疼痛不减者，则宜用桃仁、红花、川牛膝等，以化瘀止痛；腰痛顽固难愈者，草本类药物殊难奏效，必用全蝎、蜈蚣、地龙等虫类药物，借其灵动走窜之性，始能深入经隧，攻逐痼结之瘀，而腰痛可止。

先父对清代医家雷丰提出的"伏气病证"和六气皆可成为伏气的学术主张推崇备至，认为本病感邪不即病者，当属于"伏气病证"范畴，多与风、寒、湿、热之邪侵入人体，伏而不去有关，其或伏于血脉，或伏于筋骨。故其在治疗时，重视祛除伏邪，强调要权衡疏风、散寒、除湿、清热等治法的主次，而一法独进，或数法合施。由于湿性趋下，寒、湿郁久化热，"血不利则为水"等病机特点，故温化寒湿、清热利湿、淡渗利湿、活血利水诸法为本病常用的祛邪之法。

4. 调理经络，贯穿病程始终

经络是人体气血运行的通道，由正经、奇经、经别、络脉、经筋、皮部构成，与腰部联系密切。十二正经中，足太阳膀胱经"挟脊抵腰中，入循膂""其支者从腰中下挟脊、贯臀"，而且足太阳膀胱经与肾经相表里，而腰乃肾之精气所溉之域，故腰部与足太阳膀胱经关系最为密切。其次为足少阳胆经、足阳明胃经、足少阴肾经及足厥阴肝经等。如足厥阴肝经

"是动则病，腰痛不可以俯仰"（《灵枢·经脉》）；足少阳胆经"机关不利，不利者，腰不可以行"（《素问·厥论》）。奇经八脉中，督脉行身后正中，"挟脊，抵腰中，入循膂，络肾"；带脉状如束带，围腰一周，横行腰腹之间；任脉、冲脉与督脉同起于胞中，腰腹部是冲、任、督三脉脉气所发之处，三脉皆与腰部关系密切。在病理情况下，腰椎间盘突出症发病的全过程无不与经络不畅、气血不和密切相关。因此，先父治疗本病，把调理经络一法，贯穿病程始终。并认为由于本病病程较长，病情复杂多变，单一疗法收效较慢，故调理经络法的具体运用，应多种疗法并举。首先，内服中药可选择配合针灸、药浴、外敷、熏洗、磁疗、蜡疗、激光、电疗、气功、中药加电离子导入等疗法，以提高疗效。其次，要结合疼痛部位用药，如痛涉下肢者，可选用独活、川牛膝、川木瓜，以引药下行，祛邪通络；痛在腰部者，可选用仙灵脾、桑寄生、续断，以壮腰通络。再次，要重视藤类药物的运用，藤蔓类药物多长于通经活络、舒筋止痛，对本病有较好疗效。如青风藤、海风藤为治风寒湿疼痛之要药，能舒筋活血，镇痛力强；鸡血藤活血舒筋止痛，无论虚实皆可酌情使用；忍冬藤清络中之热，通络中之滞，故为治疗本病热证必用之药。最后，肾虚者重用血肉有情之品，如肾阳虚腰痛用鹿角胶，以通督脉，补肾阳；肾阴虚腰痛用龟甲胶，以通任脉，滋肾阴。

5. 验案举隅

案一：刘某，女，68 岁。1980 年 6 月 21 日初诊。

主诉：腰部间断疼痛 4 年，加重 3 天。

病史：患者 4 年前出现腰部疼痛，间断发作，遇寒后加重，平素自服腰痛宁胶囊或温敷局部疼痛可缓解。3 天前因气候变化，腰痛复发。刻下症：腰部冷痛，难以转侧，伴左下肢放射痛，畏寒，手足不温，倦怠乏力，纳食如常，大便日 1 次，小便调，脉沉细无力，舌质暗淡，苔白腻。腰椎 MRI 示 $L_3 \sim L_4$、$L_4 \sim L_5$ 椎间盘突出，黄韧带增厚，关节突增生、肥大，继发椎管狭窄；$L_5 \sim S_1$ 椎间盘膨出；腰椎退行性变。诊断为腰椎间盘突出症。证属肾阳不足，寒邪外袭，血脉凝滞。治以温经散寒，活血通络。以麻黄附子细辛汤化裁。

处方：生麻黄 6g，制附子 12g（先煎），细辛 9g，仙灵脾 12g，鸡血藤 30g，川牛膝 15g，蜈蚣 2 条，车前子 12g（包煎），炙甘草 9g。每日 1 剂，水煎 400mL，分 2 次温服。嘱其避免劳累、注意保暖。

二诊：服上方 7 剂，腰痛减轻，左下肢放射痛明显改善，手足不温也较前好转，舌、脉象同前。上方熟附片减至 9g，继续服用。

三诊：服上方 10 剂，腰痛及左下肢放射痛偶有发生，余症皆不明显，舌质淡略暗，苔薄白，脉沉细。效不更方，以巩固疗效。

四诊：守方治疗 2 周后，诸症基本消失。嘱其避免腰部受凉及剧烈运动。

按：《伤寒论》云："少阴病，始得之，反发热，脉沉者，麻黄附子细辛汤主之。"麻黄附子细辛汤本为治疗阳虚外感证之经方，然先父认为，只要病在少阴，证属阳虚寒凝者，皆可用之。本案患者年近七旬，肾阳已虚，阳虚则生寒，不能温煦血脉，血液运行不畅，凝滞成瘀，故发生腰痛。复因起居不慎，感受风寒之邪，更伤阳气，致使疼痛加重。选用麻黄附子细辛汤恰能切中病机。方中以麻黄发散在表之寒邪，附子温散深入少阴之寒，细辛性辛温走窜，既能助附子以解里寒，又能佐麻黄解外寒。本方温肾之力似嫌稍弱，故予仙灵脾以助肾阳，伍以川牛膝、鸡血藤、蜈蚣等活血通络止痛以治标。综观本方，配伍严谨，标本并重，通彻表里，使阳复寒散，血脉通畅，而沉疴得愈。

案二：高某，男，47 岁。1981 年 3 月 12 日初诊。

主诉：腰部酸软疼痛 2 月余。

病史：患者于 2 个多月前因劳累后出现腰部酸软疼痛，经治疗乏效（具体用药不详），前来就诊。刻下症：腰部重着疼痛，阴雨天或劳累后加重，夜间下肢肌肉时抽搐，肢软乏力，畏寒，手足逆冷，纳差，食后腹胀，大便稀溏，每日 2～3 次，舌质淡暗，舌体略胖，苔白厚腻微黄，脉沉滑。腰椎 CT 示 $L_4～L_5$，$L_5～S_1$ 椎间盘突出。有"慢性胃炎"病史。西医诊断为腰椎间盘突出症。证属脾肾阳虚，湿热下注，瘀血阻络。治宜温补脾肾，清热利湿，活血通络。予独活寄生汤合四妙丸化裁。

处方：独活 12g，桑寄生 20g，炒杜仲 12g，细辛 6g，党参 25g，苍术 15g，薏苡仁 40g，黄柏 12g，川芎 15g，当归 15g，川牛膝 25g，鸡血藤 30g，白芍 15g，车前子 12g（包煎），炙甘草 6g。

二诊：服上方 10 剂后，腰痛大减，夜间下肢肌肉抽搐基本消失，仍纳少，腹胀甚，体倦，大便仍稀溏，每日 1～2 次，舌质淡、略暗，苔薄白腻，脉沉细略滑。此乃湿热、瘀阻之象已减，而脾肾亏虚未复，上方黄柏减为 9g，加厚朴 12g，党参增至 30g，以增强健脾行气化湿之力。

三诊：守方治疗 15 日，诸症基本消失，嘱其注意生活起居，适当进行体育锻炼。

按：肾为先天之本，脾为后天之本，肾所藏之精，有赖于脾胃运化之水谷精微的不断充养，而脾主运化的功能，亦赖于肾精的资助。在病理情况下则相互影响。本案患者脾肾皆虚，运化失司，水液代谢障碍，湿浊内生，郁久化热，壅滞于腰部，阻遏气机，经气不通，故腰部重着疼痛；湿热下注，浸淫筋脉，则下肢肌肉抽搐；腹胀、纳差、便溏等均为脾肾亏虚，水湿内困之象。治宜温补脾肾以治本，活血化瘀，清热利湿以治标。方中桑寄生、炒杜仲、党参、白术等培补脾肾；独活、细辛祛风胜湿，引药下行；四妙丸与车前子相合，以清热利湿；川牛膝与当归、川芎、鸡血藤相配，以活血化瘀通络；白芍味酸入肝经，养血柔筋，合炙甘草以舒筋活络，缓急止痛。诸药合用，攻补兼施，使脾肾健旺，湿化热清，脉络畅通，则腰痛自愈。

案三：韩某，女，49 岁。1982 年 11 月 22 日初诊。

主诉：间断腰痛 6 年。

病史：患者近 6 年来腰部间断疼痛，但未坚持治疗。刻下症：腰部酸软疼痛，痛连右下肢，潮热、阵阵汗出，手足逆冷，烦躁易怒，两目干涩，失眠多梦，纳可，二便调，经水时至时闭。脉沉弦细，舌质暗淡，舌尖红，苔少。腰椎 CT 示 L_4～S_1 椎间盘突出，腰椎退行性变。诊断为腰椎间盘突出症。证属肾阴阳两虚，脉络瘀阻。治宜育肾阴，温肾阳，活血化瘀通脉。

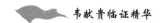

以二仙汤化裁。

处方：仙茅12g，仙灵脾12g，当归20g，黄柏12g，知母12g，熟地黄20g，鹿角胶12g（烊化），女贞子20g，泽泻15g，川牛膝30g，薏苡仁30g，川木瓜30g，蜈蚣2条，地龙12g。

二诊：服上方7剂后，腰痛及右下肢痛均减轻，潮热、汗出等均有好转，舌、脉象同前。效不更方。

三诊：上方服至14剂，腰痛及右下肢痛基本消失，偶有潮热、阵汗出，舌质淡，苔薄，脉沉。上方去蜈蚣、地龙，继服药10剂，以巩固疗效。

按：《素问·六节藏象论》："肾者，主蛰，封藏之本，精之处也。"肾气由肾精所化，分化为肾阴、肾阳，是"五脏阴阳之本"。患者年近五旬，肾气衰而阴阳皆虚，阳虚生寒，不能温煦推动血脉，血行不畅，而血脉瘀阻；阴虚血亏，则脉络失充，血行滞涩不畅，两者皆可导致瘀血阻络，不通则痛，故见腰部酸软疼痛；肾阴亏虚，虚火上炎，则潮热、阵汗出，烦躁易怒，失眠多梦；肾阳失于温煦则手足逆冷。二仙汤滋肾阴，温肾阳，本为治疗更年期综合征之常用方，然先父用方不拘一格，强调"治病必求于本"，认为凡阴阳俱虚于下，而又有虚火上炎之证候者皆可加减用之。故本案以之为基础方，配伍鹿角胶通督脉、补肾阳，川牛膝、地龙、蜈蚣等，以活血通络。诸药合用补肾助阳、滋阴泻火以治本，活血通络以治标，使阴阳平复，血脉流畅，而疼痛自除。

五、运用小柴胡汤治痛证的经验

小柴胡汤临床运用范围甚广，先父宗仲景立法组方之旨，用小柴胡汤灵活化裁，治疗多种痛证，屡获佳效，兹择要述之如次。

1. 治疗头痛

头为"清阳之腑"，三阳经之总汇。若头痛为热郁肝胆所致，其痛多胀而偏于右侧，或兼发热，脉细弦等。用本方加龙胆草、菊花以清泄透达；目眩甚、脉弦大者，加地龙、珍珠母，以平肝潜阳；若头痛剧烈，胸闷呕恶，加草果、槟榔以辟秽化浊。

曾治郭某，头痛 6 年余，每于饮酒或情志不舒时发作。此次发作已 12 日，头痛且胀，右侧尤甚，目眩失眠，头汗涔涔，胸闷欲呕，不思饮食，肢冷畏寒，脉弦细，舌苔薄白。证属邪郁少阳，枢机不利，拟和解少阳法。处方：柴胡 12g，黄芩 9g，党参 12g，半夏 9g，当归 9g，川芎 12g，生姜 4 片，大枣 12 枚，炙甘草 6g。服药 3 剂，汗止痛减，唯纳差、畏寒如故。原方加白术 12g，服药 9 剂，诸症悉除。

2. 治疗咽喉痛

手、足少阳经皆循行咽喉，故《伤寒论》把"咽干"作为少阳病三大主症之一。少阳胆火上炎，咽喉首当其冲，而致红肿疼痛、发热口苦等症。用本方减参、姜，加金银花、桔梗、射干、天花粉，以清热养阴利咽。

曾治一李姓男孩，三天前不慎感寒，发热恶寒，无汗，全身酸楚不适，咽喉肿痛，经治疗汗出而热势大减，但咽痛未除，伴咽干欲饮，口苦，低热，时有恶寒，咽部充血，舌边尖略红，苔薄白，脉弦稍数。证属热郁少阳，津液被灼，治宜和解清热，养阴利咽。处方：柴胡 9g，黄芩 9g，半夏 9g，射干 9g，天花粉 15g，栀子 6g，炙甘草 3g，大枣 10 枚。共服 5 剂而愈。

3. 治疗三叉神经痛

其痛多呈阵发性烧灼样剧痛，恼怒则发，痛时面红目赤，口苦或兼头痛，舌苔薄黄，脉弦数。此乃肝胆气机郁滞化火，循经上攻于头面所致。于本方减人参，重用黄芩（酒洗），加龙胆草、栀子、地龙、细辛，以泄热平肝，通络止痛。若兼便秘，加大黄以通腑泄热。

如曾治王某，男，58 岁。患右侧三叉神经痛 8 年，屡经治疗效果欠佳，每日发作 10 余次，每次持续约 3 分钟，呈烧灼样剧痛，在洗脸、吃饭或恼怒时易于发作。此次发作伴心烦、恶心，时吐痰涎，目眩，头沉，舌苔白腻微黄，脉弦数。证属少阳热炽，灼津成痰，痰热上攻。治宜和解少阳，清热化痰。处方：柴胡 9g，黄芩 9g，清半夏 12g，川贝母 12g，竹茹 15g，龙胆草 9g，地龙 15g，细辛 3g，生姜 2 片，炙甘草 6g。服药 3 剂疼痛减轻，发作次数减少。上方减龙胆草、细辛，加当归、川芎，继服 12 剂而诸症消失。

4. 治疗胁痛

《素问·缪刺论》云"邪客于足少阳之络，令人胁痛不得息"。用本方加生麦芽、白芍、川楝子，以疏肝和胃，通络止痛。若病程日久，痛处固定不移，可酌加三棱、郁金、川芎以行气化瘀；兼阴虚证象者，加沙参、麦冬辈以滋阴。

如曾治董某，女，25岁。患渗出性胸膜炎1年余，经坚持抗结核治疗，胸腔积液消失，但胁痛日渐加重，经某医院胸部X线检查，诊断为胸膜粘连。现两胁隐隐作痛，呼吸不利，间有干咳，咳则痛增，手足心热，心烦盗汗，口苦咽干，身热起伏，舌苔薄白，脉弦细微数。此乃热郁气结、肺阴亦亏之象，治宜和解疏利、养阴润肺。处方：柴胡9g，黄芩9g，清半夏6g，党参9g，枳壳12g，郁金9g，瓜蒌皮12g，沙参9g，桔梗9g，白薇15g，大枣10枚，炙甘草6g。服药6剂，胁痛咳嗽稍减。再服6剂，胁痛大减，咳嗽、口苦、咽干已除。后经适当加减连服20剂，诸症悉平。

5. 治疗胃脘痛

热郁少阳，化火犯胃，胆胃热实，气机不利，则痛而嘈杂痞满，脉多弦数。用本方合左金丸，以辛开苦降，泻火止痛；伍金铃子、谷芽、麦芽，以疏肝理气，醒胃消谷。

如曾治陈某，男，44岁。患十二指肠球部溃疡三年，经西药治疗效果欠佳。近因情志刺激，胃脘疼痛复发，痛势急迫，伴灼热感，反酸嘈杂，时时欲呕，口苦而干，不欲饮食，小便黄，大便干，脉弦数，舌苔薄白微黄。证属肝胆郁滞，化火犯胃，肝胃不和。治宜泄热和胃。处方：柴胡12g，黄芩12g，清半夏9g，黄连9g，吴茱萸1.5g，金铃子9g，延胡索9g，佛手9g，生谷、麦芽各30g，煅瓦楞子18g，炙甘草6g。服药5剂，疼痛、吐酸均减，食欲增加。此后以上方为散，共服月余而安。

6. 治疗腹痛

邪客少阳，每因脾胃气弱，而易致邪陷脾络，络脉不畅，气血不和，则腹中拘急挛痛。宜首用小建中汤益气健中，继以小柴胡汤重用党参加白术，和解与健脾并用，以扶正达邪。腹又为足少阳之脉所循之处，若邪客少阳之络，则枢机不利，气血阻滞而致腹痛。可于方中加白芍以缓急止痛；腹痛拒按，口渴便秘者，本方减人参之补，加芒硝之泻，以两解少阳、阳明之邪。

如曾治张某，男，68岁。体质素弱，腹部胀痛6日，大便2日未行，经用润下、行气诸法不应。自述手足心热，傍晚尤甚，时有心烦，恶心，食欲欠佳，舌苔薄黄，脉沉弦有力、微数。此乃少阳邪热未解，阳明燥热已成，治宜和解清热，咸寒润下。处方：柴胡12g，黄芩9g，芒硝18g（冲服），枳实9g，清半夏6g，党参6g，生姜2片，大枣10枚。共服3剂而愈。

7. 治疗肢节烦痛

太阳邪热不解，由表及里，太阳、少阳两经俱病。外则太阳之气运行受阻，内则少阳之气不能荣于筋骨，故肢节烦痛。用本方加桂枝、白芍，使其外解表邪而调营卫，内和少阳而疏气血，以解太、少两经之邪。

如曾治徐某，男，42岁。素患"风湿性关节炎"，近因两膝关节痛复作，经治1周未愈。诊见四肢烦痛，以双肘、腕关节为甚，痛处无灼热，外形无异常，伴发热（体温38.2℃），微恶寒，口苦心烦，纳差，舌苔白，脉浮数。此属太阳、少阳并病，治宜辛温解表，和解少阳。处方：桂枝9g，羌活9g，白芍24g，柴胡12g，黄芩9g，党参9g，清半夏6g，生姜3片，大枣10枚，炙甘草6g。服药3剂热退痛减，上方减羌活，继服3剂而诸恙悉除。

8. 治疗淋痛

三焦决渎失司，水道不利，水蓄化热，湿热蕴蒸于膀胱，则小便淋沥涩痛，小腹拘急，兼口苦咽干，寒热往来，心烦喜呕等。用本方加滑石、木通、瞿麦，以和解清热通淋，使湿热化而水道畅，其痛自愈。

如曾治李某，女，27岁。妊娠7个月。3天前出现尿黄、尿频，继之小便涩痛，痛引腰部，小腹坠胀，寒热往来，时有心烦，舌苔黄腻，脉弦滑。证属少阳枢机不利，三焦决渎失职，湿热蕴蒸，治宜和解清热通淋。处方：柴胡9g，黄芩12g，清半夏6g，木通6g，滑石30g（包煎），瞿麦12g，大枣 10 枚，炙甘草 6g。共服 6 剂而愈。

上述说明，小柴胡汤治疗痛证属实、属热者居多。以病程较长、往来寒热、口苦心烦、默默不欲饮食为辨证之纲。少阳枢机不利，肝胆疏泄失职是其主要病机，故治疗必以小柴胡汤"和"之。方中柴胡、黄芩合用，既能升散透达，又能疏利清泄；半夏、生姜合用则能升能降，调理气机；党参、大枣、炙甘草益气健脾。诸药共奏和解疏利、扶正祛邪之功，而收"止痛"之效。

六、虚痛证治体悟

疼痛在临床颇为多见，病因繁杂，难于诊治。临床对其辨治，多宗"不通则痛"之说，而施以"通"法治之。明代医家李中梓曾不无感叹地说："近代治痛，有以诸痛为实，痛无补法者；有以通则不痛，痛则不通者；有以痛随利减者，互相传授，以为不易之法。"（《医宗必读》）尤其是近年来，随着对活血化瘀法的深入研究和广泛应用，以"通"治痛之法更为广大医者所习用，而对补虚治痛法的运用重视不够。本文仅就虚证疼痛的辨证论治作一探析，以冀引玉。

1. 病机钩玄

虚痛的病机与实痛有别，前者为"不荣则痛"，后者为"不通则痛"。"不荣"是由于气血、阴（精）阳、营卫等亏虚，使机体脏腑、脉络失于温煦、濡润，而发为疼痛。历代医籍有关"不荣则痛"的记载颇详，如《灵枢·阴阳二十五人》曰："血气皆少则喜转筋，踵下痛。"张隐庵注曰："转筋踵下痛者，血气少而不能营养筋骨也。"《素问·脏气法时论》曰："心病者……虚则胸腹大，胁下与腰相引而痛……"张景岳注曰："心主血脉，血虚则不能荣养筋脉，故腰胁相引而痛。"根据古医籍的论述，结合临床所见，兹将虚痛的主要病机概括为以下二端。

一是阴血亏损，脉络失濡。"血主濡之"，血行脉中，内至脏腑，外达皮肉筋骨，如环无端，运行不息，不断地对全身各脏腑组织器官起着营养和滋润作用。《灵枢·本脏》云："血和则经脉流行，营复阴阳，筋骨劲强，关节清利。""和"，即血液充盈和调之意，血只有盈于脉，才能流畅全身，发挥其濡养作用。若阴血亏损，可致血脉虚涩，虚是脉中血流量的减少，涩是脉管本身缺少血液滋养的反映。血脉虚涩，则机体各脏腑组织器官失于濡养而作痛。《素问·举痛论》曰："脉涩则血虚，血虚则痛。"《经历杂论》曰："风痛者，善走窜，痛无定处，血虚人多患此。其脉浮大而缓，按之芤，此肝血亏虚，经络隧道空虚……当填补血液。"《临证指南医案》所言"营气日虚，脉络枯涩""络虚则痛""络脉空乏为痛"等，均指出了血脉虚涩致痛之理。血脉虚涩致痛，尤多见于妇女。《济阴纲目》曾曰："妇人血崩而心痛甚，名曰杀血心痛，由心脾血虚也。若小产去血过多心痛甚者亦然。"若女子月经过多或产后失血而致血虚，或因孕期血聚养胎而相对血虚，皆易致血脉虚涩，发为痛证。故经期、妊娠期及产后头痛、身痛、腰痛、心腹痛等，多与血脉虚涩病机相关。

二是阳气虚弱，脉络失煦。《素问·生气通天论》曰："阳气者，精则养神，柔则养筋。"指出阳气具有温养筋脉，使其柔和自如的功能。若阳气亏虚，脉络失于温煦，亦可致拘急作痛。脾胃为气血生化之源，若久病不愈，劳倦过度，中气受伤，清阳不升，清窍失养，可致气虚头痛；或中虚脏寒，脉络失养，则见胃脘疼痛；或中气不足，脾虚下陷，无力升举，而见胃下垂，子宫下垂。《素问·至真要大论》云："诸寒收引，皆属于肾。"说明肾阳亏虚，阴寒内盛，可致脉络收引，而发为痛证。如肾气亏虚，冲任受损，气血失和，脉络瘀滞，可致痛经；腰为肾之府，肾气亏虚，腰失温养，则腰膝酸痛；少阴阳虚还可致项背强痛，不可以顾，但并无风寒外证，与外感风寒所致者不同。

2.证治析要

关于虚痛与实痛的鉴别要点，以及虚痛的临床特征，《景岳全书·杂证谟》论之甚详，如谓："痛有虚实……辨之之法，但当察其可按者为虚，拒按者为实；久痛者多虚，暴痛者多实；得食稍可者为虚，胀满畏食者为实；痛徐而缓，莫得其处者多虚，痛剧而坚，一定不移者为实；痛在肠脏中，有物有滞者多实；痛在腔、胁经络，不干中脏，而牵连腰背，无胀无滞者多虚。脉与症参，虚实自辨。"又云："凡虚痛之候，每多连绵不止，而亦无急暴之势，或按之、揉之、温之、熨之，痛必稍缓。其在心脾胸胁之间者，则或为戚戚，或为慌慌，或似嘈非嘈，或饥劳更甚，或得食稍可，或懊憹无迹，莫可名状，或形色青黄，或脉微气弱，是皆虚寒之证也。"此论言简意赅，颇合临床实际，实为辨析痛证病性的重要依据。据上所述及临床观察，可将虚痛的临床特征概括为：起病缓慢，病程较长，多空痛、冷痛、酸痛、隐痛或绵绵作痛，或久痛不愈，喜温喜按，时缓时作，每于饥饿或劳累后加重，得食或休息后痛减，脉沉略弦，舌体或瘦小，或胖大而边有齿印，舌苔薄白等。

对于虚痛的治疗，《质疑录》曾明确指出："凡属诸痛之虚者，不可以不补也。"补虚止痛法的具体运用，当视其病因、病位的不同，而分别采取相应的补虚之法。诚如《叶选医衡·痛无补法辨》举例所言："凡治表虚而痛者，阳不足也，非温经不可；里虚而痛者，阴不足也，非养营不可；上虚而痛者，心脾实伤也，非补中不可；下虚而痛者，脱泄亡阳也，非速救脾肾，温补命门不可。"此外，尚需明确指出，虚痛当"补"，实痛当"通"，乃言辨证论治之常，临床上本虚标实、虚实错杂之痛证并非鲜见，故不可孤立而观。如疼痛本由气血阴阳的不足、脏腑功能衰弱所致，久而久之，尚可造成气滞、血瘀、痰阻、寒凝等多种病理变化，致使本虚标实而疼痛加重。而实痛经久不愈，可因失治误治，气血渐耗，亦可转为虚实夹杂之证。因此，临床立法遣药，当"通""补"并用，标本兼治，并权衡虚实之多寡，而治有主从。

3. 验案例示

此选择三案介绍如下。

（1）气虚头痛案

冯某，女，52岁。1979年3月21日初诊。

主诉：间断头部隐痛3年余。

病史：患者于3年多前出现头部隐隐作痛，时作时止，朝重夕轻，遇劳则痛甚，休息则痛缓。屡服镇脑宁、去痛片等药罔效。刻下症：头部隐痛，伴头昏沉，眩晕偶作，虽时值初夏，仍以帛裹首，兼见体倦乏力，精神不振，纳食减少，二便调，脉细弱无力，舌质淡，苔薄白润。证属脾胃气虚，清阳不升，清窍失养，治宜健脾益气升清。予补中益气汤化裁。

处方：黄芪 25g，党参 20g，白术 15g，茯苓 20g，柴胡 12g，升麻 9g，陈皮 12g，当归 15g，川芎 12g，蔓荆子 12g，细辛 3g，炙甘草 3g。每日 1 剂，水煎 400mL，分 2 次温服。

二诊：服上方 8 剂后，头痛逐渐好转，诸症悉减。上方减细辛、蔓荆子。

三诊：继服 10 剂，头痛未作，乃改服补中益气丸，以善其后。

按：头为诸阳之会，清阳之府，又为髓海之所聚，凡五脏精华之血，六腑清阳之气皆上注于头，故五脏六腑的病变皆能伤及气血而为痛。本例头痛隐隐逾 3 年之久，时作时止，而且兼见一派脾虚之候，故显属气虚头痛。方用补中益气汤益气升清，复加蔓荆子、细辛、川芎与当归合用，养血、行血、引经兼备，以加强升清止痛之效。故此难证，短期乃瘥，若仍囿于头痛医头，套用疏散、通络诸法，则病愈无望矣。

（2）阴虚胃痛案

杨某，男，45 岁。1979 年 6 月 17 日初诊。

主诉：间断胃痛 7 年余。

病史：患者自诉于 7 年多前出现胃脘灼痛，诊为"十二指肠球部溃疡"（具体治疗方案不详）。刻下症：胃脘灼痛，连及右胁，绵绵不休，饥饿时痛甚，得食或揉按痛缓，形体消瘦，面色少华，脘胀纳差，嗳气则舒，口干喜凉饮，小便短黄，大便干燥，曾有黑便史，脉沉弦细数，舌质红，苔薄黄而少。检视前方，多属柴胡疏肝散、香砂六君子汤、大柴胡汤之类。辨证属肝胃阴虚，气滞热郁。治宜滋补肝胃，理气清热。方选一贯煎合金铃子散化裁。

处方：沙参 15g，麦冬 12g，生地黄 15g，栀子 6g，枸杞子 15g，金铃子 12g，醋延胡索 12g，白芍 25g，白扁豆 25g，火麻仁 25g，炒莱菔子 25g，炙甘草 10g。每日 1 剂，水煎 400mL，分 2 次温服。

二诊：服上方 3 剂后，胃脘痛稍缓，仍有右胁胀痛，纳差便干，脉舌象同前，守前方再投。

三诊：服上方 5 剂后，胃脘痛止，大便已畅行，纳食略增，右胁略感胀痛，食欲不振，舌质略红，苔薄白微黄，脉沉弦细。以前方减火麻仁、莱菔子、延胡索、栀子，加山药 20g，醋三棱 15g，继服 10 付，诸症悉除。

按：肝为刚脏，体阴而用阳，性喜条达；胃为阳土，喜润恶燥，以降为顺。肝阴虚则疏泄失常而郁，胃阴虚则和降失常而滞，复因肝胃失养，脉络拘急，故脘胁痛、胀等症由是而生。方选一贯煎滋补肝胃，缓肝之急，顺胃之降；金铃子散与芍药甘草汤相合，清肝柔肝，缓急止痛，功专力宏；复加莱菔子、火麻仁理气和胃，润肠通便；炙甘草与白扁豆相伍，健脾和中，以助气血生化之源。全方配伍，重在静中寓动，刚柔相济，俾滋补而不腻胃，理气而不伤阴，既能养肝体抑肝用，又能润燥土顺胃降。药中肯綮，故获佳效。

（3）阳虚腹痛案

马某，男，64 岁。1980 年 12 月 23 日初诊。

主诉：腹痛、腹胀 3 日。

病史：患者于 3 日前出现腹痛、腹胀。刻下症：脐中痛不可忍，腹胀硬满，大便 3 日未行，以手掌重按其脐腹则痛可缓，小便点滴短少，手足厥冷，舌质红绛，舌苔白而干，脉弦大。证属肾阳亏虚，浊气壅滞，急当温阳通气。方选通脉四逆汤加味。

处方：熟附子 20g（先煎），干姜 12g，桂枝 15g，白芍 15g，炙甘草 9g。每日 1 剂，水煎 400mL，分 2 次温服。

二诊：服药 1 剂痛止厥愈，继以桂附理中丸调治，以善其后。

按：本例脐腹痛，寒热疑似难辨，其腹痛，腹胀硬满，大便闭，小便癃，脉大，舌绛苔干，酷似热结阳明之承气证。唯腹痛必急求重按则痛缓，非虚寒不能为。肾阳亏虚，气化不及州都则小便癃闭；阳虚寒凝，浊气壅塞，则腹胀硬满，便秘；气不化津，津不上承，则舌绛苔干。治此重证，非大剂温阳通气，不能挽垂危于顷刻。若辨认不清，误予攻下，必致亡阳或虚气上冲等不良后果，不可不慎。

七、中医疼痛靶向疗法

中医疼痛靶向疗法是以辨证论治为指导，运用药物外治和非药物外治等疗法作用于"靶点"，多环节、多靶点治疗各种疼痛，或依据药物的性味归经，选取适当的中药，灵活选用内服法，使药力直达病所之"靶点"，以提高疗效的治疗学体系。靶向治疗系西医学用于治疗肿瘤的一种疗法，即针对已经明确的致癌位点而选择相应的治疗药物，使药物进入体内特异部位而发生治疗作用。其优点是定向精确，治疗的针对性强。借鉴西医学靶向治疗肿瘤的优势，运用中药或非药物治疗各种疼痛，屡获良效，从而创建了中医疼痛靶向疗法。

（一）中医疼痛靶向疗法源流

中医疼痛靶向疗法的形成源远流长，从中医外治疗法角度看，其萌芽于原始社会，奠基于先秦，发展于汉唐，丰富于宋金元，成熟于明清，提高于现代。在远古的原始社会已产生了多种外治法，如热熨、外敷、砭石、针灸、推拿、包扎、止血等。《黄帝内经》已有内病外治的记载，如谓："内者内治，外者外治。"书中所记载的外治技术有砭石、九针、火焫、导引、按摩、灸、熨、渍、浴、蒸、涂、嚏等，并开创了膏药的先河，其后历代医家著作中多有涉及。至清中叶，《急救广生集》《理瀹骈文》相继刊行，至此外治理论趋向成熟，中医外治的发展也达到一个鼎盛时期。《伤寒论》还创用了塞鼻、灌耳、舌下含药、润导、粉身等法。《太平圣惠方》记载有淋渫、贴、膏摩等法。孙思邈《备急千金要方》所用外治技术，共有27种之多，其"变汤药为外治，实开后人无限法门"。明清时期外治技术日趋于成熟，如清代吴谦《医宗金鉴·正骨心法要旨》曰："有瘀血者，宜攻利之；亡血者，宜补而行之；但出血不多亦无瘀血者，以外治之法治之。"正骨手法与外固定器具是中医外治技术的重要组成部分。由此可见，外治的应用颇为广泛。清代吴师机著《理瀹骈文》，集《黄帝内经》至清外治技术之大成，做了一次划时代的实践总结，对外治方药进行了系统的整理和理论探讨，完善了中医传统外治学术理论，提出"外治之理，亦即内治之理；内病外取，须分三焦论治"。提出了三部应三法的外治体系，即"上用嚏，中用填，下用坐""凡汤丸之有效者，皆可熬膏；膏药用药，必得气味俱厚者方能得力"。申明了内治外治之义，不仅为外治学术理论的系统化和完善做出了突出贡献，而且对提高临床疗效发挥了重要作用。

中华人民共和国成立后，随着社会的进步和中医药事业的发展、创新，中医外治疗法日趋丰富，获得了快速发展。尤其是中医外治疗法与现代科学技术相结合，研制出许多新的外治疗法和仪器，如超声雾化吸入法、超声药物透入疗法、中药电离子导入法、激光疗法、磁疗法等，借助声、光、电、化、磁的能量，促进药物由外而内，延伸和发展了传统的中医外治技术，提高了外治疗法的疗效，同时也充分展现了中医外治疗法的强大生命力和广阔前景。综上所述，中医学运用外治疗法治疗各种疼痛，经历了数千年的实践检验，日臻完善，形成了独特的优势。弥足珍贵的是，多种中医外治疗法皆可广泛地用于治疗各种疼痛，而且疗效可靠，从而大大丰富了中医疼痛靶向治疗学的疗法与给药途径。本文从中医基础理论出发，将这一独特疗法广泛应用于疼痛临床，屡获良效，进而提出了"中医疼痛靶向治疗"观。《备急千金要方》曾曰："汤药攻其内，针灸攻其外，则病无所逃矣。"而多"靶点"治疗各种疼痛，则痛必除矣。

（二）中医疼痛靶向疗法的优势

"中医疼痛靶向疗法"具有鲜明的特色和优势，具体体现在简、便、验、廉、捷等方面，而且临床运用范围甚广，疗效确切，尤其对老幼及虚弱之体、不能服药之证、不肯服药之人、攻补难施之时，运用疼痛靶向治疗更显其长。

1. 疗法丰富

仅《中医痛证诊治大全》和《中西医临床疼痛学》所载的各种外治疗法和方药即涵盖临床各科疼痛。非药物外治靶向止痛疗法，如针灸、推拿、按摩、挑割、刮痧、捏脊、指压、拔罐、竹筒、牵引、结扎、埋藏、放血、呷吸、冰敷、水疗、针刀、微创等。药物外治疗法，如热熨、冷敷、湿敷、蜡敷、药栓、膏药、药枕、药垫、吹药、滴药、熏蒸、药浴、药酒、蛇毒、蝎毒、蜂毒、脐疗、注射、中药灌肠、嗜鼻、滴耳、吹耳、滴鼻、吹鼻、滴眼、擦牙、烟雾、舌下含化、肛门给药、阴道给药等。

2. 剂型众多

常用靶向止痛剂型如外用膏剂、散剂、锭剂、栓剂、酒剂、酊剂、贴敷剂、油剂、气雾剂、膜剂、离子透入剂、注射剂等。其中仅常用的贴敷剂就有泥剂、浸剂、散剂、糊剂、饼剂、丸剂、锭剂、膏剂（煎膏、药膏、膏药）等。

3. 给药途径广泛

除了口服药物外，尚有滴耳法、吹耳法、滴鼻法、吹鼻法、滴眼法、擦牙法、烟雾法、舌下含化法、脐部给药法、熏蒸浴洗法、肛门给药法、阴道给药法等。这些极其丰富的靶向止痛疗法、剂型、途径，具有运用范围广泛，疗效确切，价格低廉，易于运用等特点，是中医临床治疗疼痛的一大优势。

4. 疗效快捷

中医靶向止痛疗法适应了卒痛的临床特点，系"应急止痛"的重要举措。许多外治疗法、如针灸疗法，多属于"中医药适宜技术"，每获针到痛除之效，因其"简、便、验、廉"，便于运用和便于推广，以及作用快捷，而有其独特优势。

5. 使用方便

中医靶向止痛疗法随时可用，易于及时治疗。由于现代生活节奏快，人们压力大，故颈肩腰腿痛、骨关节痛和急性扭伤、拉伤的人群日渐增多。据调查，真正能及时治疗的患者只有15%。治疗疼痛应科学应对，因此疼痛的轻症应首先使用"靶向疗法"。

6. 一举三得

中医靶向止痛疗法可以降低口服药用量，增加安全性，减少经费，可谓"一举三得"。在很多情况下，用药越多，时间越长，产生的副作用就越大。"靶向疗法"直接作用于局部，有些患者甚至不用服药，或减少口服药的用量，可以避免许多祛邪止痛药损伤脾胃等副作用。因此，从医疗安全和节约用药、减少经费角度，也应首先考虑使用靶向止痛疗法。

7. 整体调理

中医学的治疗思想重视整体，"中医疼痛靶向止痛疗法"虽然强调局部的治疗作用，但其中的内服药物疗法、外治疗法、针灸疗法等，通过多环节、多个靶点的综合治疗，其疗效已不仅仅是"靶点"的直接作用，而是通过改变机体气血阴阳失调的内环境，逆转病理过程，实现"通则不痛""荣则不痛"。

8. 安全可靠

非药物外治靶向止痛疗法，如针灸、推拿、按摩、挑割、刮痧、捏脊、指压、拔罐、竹筒、牵引、等疗法，几乎无副作用；药物外治靶向止痛疗法，如热熨、冷敷、湿敷、蜡敷、药栓、膏药、药枕、药垫、吹药、滴药、熏蒸、药浴等疗法副作用也很少见。由于"中医疼痛靶向疗法"是施术于体表，透过皮肤、黏膜的渗透作用取得治疗效果，因此，"中医靶向止痛疗法"较内服疗法安全可靠，副作用小，并且可以避免意外事故的发生。诚如《理瀹骈文》所说："外治法治而不效，亦不致造成坏症，尤可另易他药而收效，未若内服不当则有贻误病机之弊。"

（三）中医疼痛靶向疗法的理论基础

疼痛是大多数患者的共有的症状，俗话说"十病九痛"，说明了疼痛与疾病的密切关系。中医学对疼痛早有认识，早在《黄帝内经》时期已经对疼痛有了比较全面和系统的认识，先贤一致认为疼痛的病机在于各种原因造成的气血运行障碍，历代医家以此理论为指导治疗各种疼痛，并且通过实践不断丰富充实中医疼痛的理论基础。其中，在认识上主要集中在经络病机、气血病机、脏腑病机、六淫病机四个方面，从而为疼痛的靶向治疗奠定了坚实的理论基础。

1. 经络病机与疼痛靶向疗法

经络病机是指致病因素直接或间接作用于经络系统，导致通行气血、濡养脏腑组织、沟通表里上下及联系脏腑器官等作用失常，而引起的病理变化。其中以十四经脉病机所致的疼痛为论述重点，因为在奇经八脉中，只有任、督二脉有独立的循行路线及经穴，其他六脉多为依附十二经之循行及穴位，以调节正经气血，亦无表里关系，故其证候较少，故以十四经病机为主。

经络是人体气血运行的通道，也是人体的重要组成部分，它内属于脏腑，外络于肢节，把人体联系成一个有机的整体，从而成为输送营养、运行气血、传导信息、调节机体平衡，以达到阴平阳秘的主要渠道。若经络不通则脏腑功能失调、气血不通而致疼痛，即所谓"不通则痛"；或由于气血不足，不能濡养及温煦脏腑、组织器官而致疼痛，即所谓"不荣则痛"。疼痛亦可因各种原因而致，如风、寒、暑、湿、热、火等。《素问·举痛论》云："寒气入经而稽迟，泣而不行，客于脉外则血少，客于脉中则气不通，故卒然而痛。"其他，如热盛灼伤经脉则为灼热痛，湿盛浸渍经脉则为体重酸痛等，既反映了外邪的性质，又反映了经脉气血受阻的情况及部位。经络的病机病候及疼痛形成因素是多方面的，既可由于经络所过而致病痛，又可影响及经脉络属的脏腑而致病候及疼痛。如手太阴肺经经气不通，首先可出现肩背痛，臂前廉痛，其次可影响本经所属的肺脏出现病候，如气喘、咳嗽等肺气不降之症以及其相表里的大肠病痛。除此之外，还可引起相关脏腑组织器官的病候，如手太阴肺经病可影响鼻、喉等，表现为呼吸不利、鼻塞等。这就充分体现了脏腑、组织器官与经络的统一性，以及循行机体各部的完整性。但在经络循行的过程中，因各个经脉的循行部位及联系的脏腑不同，经脉病机病候及疼痛的特点也各不相同。

十二经脉的病候及疼痛特点：十二经脉是经络系统的主体，又称十二正经。包括了手三阴经、手三阳经、足三阴经、足三阳经。十二经脉在人体循行内属于脏腑，外络于肢节，经脉之间有阴阳表里配合关系，其反映的病候和疼痛特点各不相同，在临床中对疼痛的靶向治疗有一定的指导意义。

手太阴肺经的疼痛特点:《灵枢·经脉》载手太阴之脉:"上膈属肺。从肺系,横出腋下,下循臑内,行少阴、心主之前,下肘中,循臂内上骨下廉……"若其经气变动,则见肺脏功能失常,肺气宣降失职之症,出现呼吸不利,喘咳,胸闷胸痛。另手太阴肺经,从胸中横出腋下,循行于上肢臑臂内侧前缘,入掌中。若其经气不利,筋脉失养则表现为臂臑痛和肩背疼痛,具体体现为胸痛、缺盆痛、肩背痛、臑臂内前廉痛厥,掌中热痛。若手太阴经气不足,经脉失养,则见肩背冷痛、恶寒、臑臂前廉冷痛。系经气虚,温煦无力,气化不足,因虚而致痛。若六淫侵袭于经,经气郁滞,致循行所过处疼痛,即不通则痛,并兼有表实之症。背为胸中之府,邪气犯肺,经气不利,经脉郁滞,则肩背痛。臑臂内前廉为手太阴经循行之处,故经气不畅则为痛。

手阳明大肠经的疼痛特点:《灵枢·经脉》曰:"手阳明大肠经之脉,起于大指次指之端,出合谷两骨之间,上入两筋之中,循臂上廉,入肘外廉,上臑外前廉,上肩……下膈属大肠。"手阳明大肠经"下膈属大肠"之腑,其经气运行失常,易致腑气失于通调,食物传导变化失职,而见肠鸣、大便异常、脐腹疼痛或腹痛走窜无定处等症。另大肠手阳明之脉,循食指上廉,循前臂至肘外廉上臑外前廉,其支从缺盆上颈贯颊,入下齿至鼻外。其经气运行失常,则可出现经脉所过之处的病候,主要为颈肿、肩前臑臂痛或食指不用。若由于手阳明大肠经经气不足,经脉失养,肌肤失于濡润,其所循行之处则出现臑臂冷痛、麻木不仁等症;若由于外邪侵袭,经气不畅或痹阻不通,则见臑臂红肿而热痛。如《灵枢·经脉》曰:"大肠手阳明之脉……是主津所生病者……肩前臑痛,大指次指不用。气有余则当脉所过者热肿……"其经脉所过之颈肿、下齿痛、臂桡侧所出现的疼痛等,均可由大肠经郁滞而致。

足阳明胃经的疼痛特点:《灵枢·经脉》言足阳明之脉循行"其支者……入缺盆,下膈,属胃","其支脉,起于胃口"。其经气变动,则导致胃腑不通,通降失常,受纳腐熟水谷功能障碍,出现胃腑的各种病证。胃足阳明之脉，起于鼻，交頞中，内系于目，下循鼻外、面、颈、耳、喉咙等头面、五官部；下肢循行于大腿前外侧，经髀关、伏兔至膝关节，下循胫外至足跗。若经气变动，则循经出现各种病候及疼痛，主要为口眼㖞斜、面痛。足阳明之脉，循鼻外，入上齿中，还口夹口唇，下交承浆，却循颐，出大迎，循颊车，上耳前，过客主人，面颊部皆为足阳明经脉循行之处。若经气变动，或受寒受热，皆可为面部肌肉麻木、口眼㖞斜、面部疼痛之症。另外，其经脉循喉咙，感受风寒，经气郁滞则咽喉肿痛；其经气虚亦可为咽喉慢性疼痛，可出现沿经脉所过之疼痛。由于阳明经气虚，血气不足，不能濡养肌肉而致疼痛，甚则有肌肉萎缩；或由于风寒湿邪内侵，阻塞于经脉，导致气滞血瘀，可出现上述部位疼痛，遇潮湿寒冷加重，兼见肢冷畏寒等症状。

足太阴脾经的疼痛特点：《灵枢·经脉》言足太阴之脉"入腹，属脾络胃"。其经气变动内涉于脾，则见脾失运化，水湿停留，脾不统血等各种病证。另脾足太阴之脉，起于足大趾，循下肢内侧上膝股内前廉，入腹属脾络胃，上膈，夹咽，连舌本，散舌下。其经气变动或外邪侵袭经脉，则出现经脉所及病候及疼痛，主要表现为股膝痛，足大趾不用。由于足太阴经气不足，则不能濡养肢体，出现下肢麻木、疼痛或不用之症；或外感于寒，经气变动，气血运行不畅，亦可出现下肢疼痛，足大趾不用，循经厥冷之症。另其经脉"挟咽，连舌本，散舌下"，是故由于经气不足，血气虚，不能濡养于舌及口唇，则舌体舒软无力、瘦小，或舌痛，水沟胀满。此为足太阴经气竭绝，脾气极虚之症；亦可由于足太阴脾经受邪，经气郁滞不通，或外感风邪，脾郁不达，津液不能上承，故舌体强硬或舌体疼痛之症。

手少阴心经的疼痛特点：《灵枢·经脉》曰："心手少阴之脉，起于心中，出属心系……其支者，从心系上挟咽……"其经气变动则涉及于心，出现心脏的各种病证，如心痛、神志病、血证等。另"其直者，复从心系却上肺，下出腋下，下循臑内后廉……入掌内后廉，循小指之内出其端"。若邪气扰经，经气运行失常，则出现臂厥、胸胁和臑臂内后廉痛、手掌心热痛等循经病痛。"心手少阴之脉，起于心中，出属心系……从心系上挟

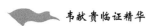

咽，系目系"，若手少阴经功能异常，则出现语言不利、咽干痛、目赤、头痛等症。

手太阳小场经的疼痛特点：《灵枢·经脉》载手太阳之脉："起于小指之端……上循臑外后廉，出肩解，绕肩胛，交肩上，入缺盆，络心，循咽，下膈，抵胃，属小肠……"小肠为手太阳经之腑，其功能为泌别清浊，主化物，与饮食代谢密切相关。若经气变动，邪客于经脉内传小肠，导致功能失常，故有腹痛、腹胀、腹泻等消化系统的症状。另手太阳小肠经，起于小指之端，循手外侧上腕，出腕后尺骨小头，直上沿尺骨下边，过肘内侧，沿上臂外后侧上肩，绕肩胛入缺盆，其支沿锁骨上行循颈，抵面颊至目外眦入耳中，另一支脉到目内眦。其经气变动则沿经脉循行出现疼痛，故出现肩、臂、臑、肘后疼痛，肘挛急或弛废不用等症；亦可出现耳鸣、面颊、颈项肿痛、头目疾痛之症。此皆手太阳小肠经的疼痛特点。

足太阳膀胱经的疼痛特点：足太阳膀胱经，起于目内眦，行于脊背，"挟脊抵腰中，入循膂，络肾，属膀胱"。膀胱为津液之府，气化则能出焉。若经气变动，外经病不解，邪气随经入腑，则为膀胱病，影响水液代谢，可出现小便不利和口渴多饮之消渴等症。另"膀胱足太阳之脉，起于目内眦，上额交颠……从颠入络脑，还出别下项……"若膀胱足太阳经受邪或经脉血气不足，多出现头痛、项强痛等症状。如《灵枢·经脉》曰："是动则病冲头痛，目似脱，项似拔……"再则，膀胱经循行于背腰部，"挟脊抵腰中"，又"从腰中下挟脊"。若膀胱经受邪或本经经气运行失常，则出现腰背部疼痛、强直、屈伸不利等症；膀胱经亦"起于目内眦，上额"，故膀胱经经气运行失常，多引起两目赤痛，视物不清，目眩等耳目鼻疾患。

足少阴肾经的疼痛特点：肾足少阴之脉，起于小趾，上行贯脊内，属肾络膀胱。肾为足少阴经之脏，其经脉病候内涉于肾脏。肾主藏精，主髓，主生殖。故膀胱经经气变动，则可引起肾精脑髓病候及精室、胞宫、生殖、妇科病证。如头重眩晕、腰膝酸软、腰痛、少腹痛及遗精、不孕、崩漏等症。此外，肾足少阴之脉，起于小指（趾）之下，斜走足心，循内踝之后，入足跟，上小腿腓肠肌部，上股内后廉，贯脊，在腰部内属于肾。若经气失常，则出现经脉所过部位的疾患及疼痛病症，如腰背疼痛、足胫痛等症。再有肾足少阴之脉，"循喉咙，挟舌本"，其气血充盛则滋养咽喉，柔润舌体，则声音清晰鲜明，若肾少阴经气变动，肾阴不能上承，则致咽喉失养，声音嘶哑，舌体强直，语言不利等咽喉疾病。

手厥阴心包经的疼痛特点：手厥阴经之脉，起于胸中，"出属心包络"。心包络为心之外围，代心行事，亦列为十二脏腑之一，所以临床上往往把与心有关的病候，归之于心包络。《灵枢·邪客》："心者，五脏六腑之大主也，精神之所舍也……故诸邪之在于心者，皆在心之包络。包络者，心主之脉也……"由于诸邪在心者，皆在于心之包络，故心包络疾病多可反映心脏之病，其经脉变动可导致心包络功能失常而发病，常见有神志失常、心痛、血证等。另手厥阴心包经布胸胁，抵腋下，循行前臂内侧手太阳与手少阴经之间，入掌中。若经气变动则可出现臂腋肿痛、肘挛急、掌中热、手心热等症。

手少阳三焦经的疼痛特点：手少阳三焦经经脉，内属于三焦之腑，络于上、中、下三焦，其经气变动会波及三焦，可见上焦病（心肺）、中焦病（脾胃）、下焦病（肝肾）。手少阳经循行于手臂外侧，上肩，循颈，其支脉"从耳后入耳中"，交颊"至目锐眦"。若邪气客于手少阳经，则可出现其循行部位疼痛红肿等病症。如目锐眦痛，耳后、肩、臑、肘、臂外痛等。

足少阳胆经的疼痛特点：足少阳经居半表半里，主枢，其经脉起于目锐眦，上抵头角，下耳后，上至头颅下颊，抵颈至缺盆，过季胁，贯膈，属胆络肝。其经脉病候波及耳、目、咽、面颊等部位及胆、肝等脏腑。主要体现在胆腑功能病证，"胆为中正之官，决断出焉"，胆"盛精汁三合"，表现为神志异常及胆汁排泄障碍等方面病候。足少阳脉"起于目锐眦，上抵头角，下耳后……其支者从耳后入耳中，出走耳前，至目锐眦后"其经气变动，首先出现头痛、目痛、耳鸣、耳聋等头面目耳之症；又见胆经循胸过季胁部，若肝胆不和，胆气郁结或经脉郁滞，气滞不通，皆可致胸胁疼痛或胀满之症；又"胆足少阳之脉……从缺盆下腋，循胸过季胁，下合髀厌中，以下循髀阳，出膝外廉，下外辅骨之前，直下抵绝骨之端，下出外踝之前，循足跗上"其经气运行失常，则可出现腰痛，下肢、膝关节、小腿及足部的疼痛等。

足厥阴肝经的疼痛特点：足厥阴肝经起于足大趾，循足踝内侧上行，循大腿内侧，抵小腹络阴器，夹胃，属肝络胆，上贯膈，布胸胁，循喉咙，连接目系，出额部与督脉会于颠顶部。又与任脉、冲脉相联系。因足厥阴经脉内属肝脏，其经气变动首先影响肝脏，则出现肝脏的各种病证。如情志病、筋病、血证、风证等。又足厥阴经行于下肢内侧，经气变动则出现下肢、足部疼痛之症；又足厥阴之脉入毛中，过阴器，抵少腹，若经气变动，则可导致少腹痛、外阴痛，疝气，小便不利等病候；又足厥阴肝经支脉、别络和足太阳、少阳之脉同结于腰骶下之上髎、下髎之间，若足厥阴肝经经气变动，可引起腰部疼痛、强直、转动困难等症；又见足厥阴之脉"上贯膈，布胸胁"，乳头为厥阴所属，若其经气变动则可发生胸胁痛及乳房肿痛、乳痈等症；又见足厥阴肝经其支脉连目系上额，达颠顶，与督脉会于颠顶，其支脉下行颊里、颈部，若经气变动则可出现头顶痛、颈颊肿痛等症。

2. 气血病机与疼痛靶向疗法：气和血均为构成人体的基本物质，是脏腑经络等组织器官生理活动的物质基础，气血运行失常是产生疼痛的重要病机之一。

气与疼痛：人体之气禀受于父母的先天精气、后天的水谷精微之气和吸入自然界的清气，通过肺、脾、肾的气化作用形成真气。因此，脏腑的疾患必然影响气的生成与运行，而气的功能失常亦会影响脏腑的功能活动，可见气运行是否正常与疼痛的关系密切。

气推动血、津液输布失常致痛：气有推动血、津液输布代谢，温煦、濡养脏腑经络，促使身体生长发育的作用。血得温而行，得寒而凝。《难经·二十二难》说："气主煦之。"如果气推动和温煦的作用失常，则可出现血行不利，水液停蓄，四肢不温，恶寒喜热的现象，进而可致血瘀，则出现疼痛。阳气不足则寒痛；气有余便是火，则为热痛、痒痛。气结则滞，气虚亦滞，使血与津液停滞，发为局部疼痛。如果气冲逆于上，则发生头部胀痛。

气护卫肌表功能失常致痛：气具有护卫肌表，防御外邪入侵的作用，气虚则各种外邪易于侵入，诚如《素问·评热病论》云："邪之所凑，其气必虚。"感受外邪致痛，以寒邪为多见，即《素问·痹论》所说："痛者，寒气多也，有寒故痛也。"

气化和固摄作用失常致痛：气的气化和固摄作用虽不直接致痛，但固摄失司之过汗、出血、泄泻、滑脱等，均可影响气血津液的质、量，影响食物的消化、吸收，必然使气血亏虚，以致经脉失其温煦、濡养，不荣则痛。同时，正气虚弱，气化功能失常还可降低对疼痛的耐受力，而致疼痛益甚。如元气亏虚，气化和固摄作用不足，可使气血津液运行失常，从而导致气血瘀滞，或痰瘀互结，经络阻滞，引起疼痛和麻痹。费伯雄在《医醇賸义》中说："操烦太过，营血大亏，虚气无归，横逆胀痛。"《医门八法》曰："人云气血，只能不足，不能有余，其胀满凝结为癖块，为癥为瘕者，滞也，皆似实而实虚者也。"《寿世保元·血气论》亦云："气有一息之不运，则血有一息之不行。"总之，气血亏虚，诸邪停聚，是多种疾病发生发展的关键，也是产生疼痛的关键所在。

血与疼痛：人体血在脉中运行，由营气和津液组成。《灵枢·决气》云："中焦受气取汁，变化而赤，是谓血。"《灵枢·邪客》又云："营气者，泌其津液，注之于脉，化以为血，以荣四末，内注五脏六腑。"《灵枢·营卫生会》又云："……化而为血，以奉生身，莫贵于此，故独得行于经隧，命曰营气。"血具有营养和滑润全身的功能，在脉管中运行不息，环周不休。血的运行靠气的推动，血不溢出脉外，依靠的是气的固摄作用。血气的运行与心的功能关系最大。《医学入门》云："人心动，则血行于诸经。"并且与肝、脾、肺的生理功能是否协调有关，受寒热等六淫影响。《素问·调经论》即云："血气者，喜温而恶寒，寒则泣不能流，温则消而去之。"气的推动不足，痰湿入络壅阻血行，寒凝血涩，血行缓慢，可成瘀阻，或逸于脉外则为血瘀。血瘀是产生疼痛的基本病机。另外，气血不足，血不濡脉，气温煦不足，是疼痛的另一个病机。前者为实，后者为虚。

血虚致痛：气血不足，血不濡脉致痛。《素问·八正神明论》云："血气者，人之神，不可不谨养。"《灵枢·平人绝谷》篇又云："血脉和利，精神乃居。"因此气血充足则人的精力充沛，神志清晰，感觉灵活，活动自如。"气主煦之，血主濡之。"气血行于经脉，营行脉中，卫行脉外，若因气血不足，营气不能尽其濡养的功能，营卫失调，气机不畅，则发为疼痛，例如外感风寒表虚证即有头痛、身痛。《素问·阴阳应象大论》所云"气伤痛"即指此类。另气血虚少亦可影响脏腑经络，故《素问·举痛论》曰："血虚则痛，其俞注于心，故相引而痛。"临床可见，心前区隐然而痛，尤其过劳伤神则加重，兼见面色不华，心悸气短，头晕目眩，脉结代等。

气滞血瘀致痛：人体气血在经脉中，按照肺经、大肠经、胃经、脾经、心经、小肠经、膀胱经、肾经、心包经、三焦经、胆经、肝经、肺经的顺序，构成了阴阳相贯、首尾相接、如环无端的气血运行环路。十五络脉、十二别络及无数的孙络（小的络脉）帮助十二正经运行气血到达全身、脏腑内外各个部分。奇经八脉起到调节蓄溢的作用。依靠心、肝、脾、肺、肾的综合作用，气血在经络中顺畅地运行，是人体正常的生理基础。不论是七情内伤五脏影响全身，使气机紊乱，还是饮食劳倦和外伤，都会引起气滞血瘀。气滞血瘀则脉络不通，不通则痛。气滞血瘀是导致疼痛的基本病机。

3.脏腑病机与疼痛靶向治疗：脏腑和疼痛的关系密切，病机复杂，兹分述如下。

1）五脏与疼痛：中医学的整体观念认为人体是以五脏为中心，以脏腑系统和经络系统为基本结构的统一整体。五脏代表着整个人体的五个系统，人所有的器官均包括在这五个系统之中。经络系统"内属于脏腑，外络于肢节"，把心（心包）、肝、脾、肺、肾等五脏，胆、胃、大肠、小肠、膀胱、三焦等六腑，脑、髓、骨、脉、胆、女子胞等奇恒之腑，骨、脉、筋、肉、皮毛等五体，眼、耳、舌、鼻、口、前后二阴等九窍及四肢百骸联系起来，组成一个有机的整体。并通过精、气、血、津液的运行，完成机体的统一活动。所以在中医整体观的指导下，认为人体正常生理活动一方面靠脏腑组织发挥自己的功能，另一方面又要靠脏腑间相辅相成的协同作用和相反相成的制约作用维持着正常的生理功能，脏腑和疼痛的关系及特点如下。

心与疼痛：心为"君主之官"，乃神之居，血之主，脉之宗，在五行属火，在五脏之中居于首要的地位。因其主血脉，血气不通与疼痛的基本病机联系密切。另外，心主神志又关乎疼痛的感觉、认知和反应，因此心与疼痛关系重大。从心的生理功能分析疼痛的病机，主要有以下几个方面。

心主血脉功能失常致痛：全身的血液都在脉管中运行，依赖心脏的搏动而输送全身，发挥着血的濡养作用。血的营养成分称之为"营"或"营气"。《素问·五脏生成》云："诸血者，皆属于心。"《灵枢·本脏》云："人之血气精神者，所以奉生而周于性命也。"说明血的重要性。心主血脉，心功能的正常与否必然影响到血脉的运行，反之血脉运行障碍必及于心脏。凡外感六淫，或内伤七情，或跌仆刀伤皆可影响到血脉，引起气血运行障碍，即可出现疼痛，即所谓"不通则痛"。

心主神志功能失常致痛：心主持人的精神、意识、思维活动。《灵枢·本神》说："所以任物者谓之心。"任，即接受、担任之意，具有接受外来信息的感知和综合反应作用。心气的强健孱弱与脏腑及全身各部的疼痛感知有十分密切的关系。强健者可以刀割不喊痛；孱弱者虽小针刺入也不可耐受。诚如唐代王冰所言："心寂则痛微，心躁则痛甚。"

心在志为喜之功能失常致痛：喜一般是良性刺激，有助于血脉气血的运行。《素问·举痛论》说："喜则气和志达，营卫通利。"若喜乐过度，又可使心神受伤。现代已经证明疼痛与抑郁不乐相关，喜可悦神志，增强对疼痛的耐受域值，减轻疼痛感觉。因此保持良好的心境和信心，对治疗疼痛有很大的意义。

心在液为汗之功能失常致痛：津液通过阳气的蒸腾气化后，从玄府（汗孔）排出为汗。血为心所主，汗属津液，与血同出一源，故有汗为心之液之说。如外感风寒闭塞毛窍，则易导致身痛、头痛、头热等症，用辛温解表，发汗散寒之法治之则痛易解。若过于汗多，心液受损，则血液黏滞度增高，则易发瘀阻疼痛。

心其华在面之功能失常致痛：心其华在面。心及血脉的生理功能是否正常，可以从面部的色泽反映出来。《灵枢·邪气脏腑病形》说："十二经脉，三百六十五络，其血气皆上注于面而走空窍。"所以心气旺盛则面部红润有光泽；心气不足则面色㿠白、晦滞。若受某些病因的影响，使心主血脉的功能失常，必然会导致疼痛不适，或疼痛有定时，或为局部刺痛。如血虚，则血脉虚涩，而"不荣则痛"，并伴面色无华；若心脉瘀阻，血行不畅，则"不通则痛"，并可伴面色紫暗。

心开窍于舌之功能失常致痛：《灵枢·经脉》云："手少阴之别……循经入于心中，系舌本……"这是古代医家通过长期的生理病理观察得到的结论，心的功能正常则舌体红润灵活。如心阳不足则舌质淡白胖嫩；心阴不足则舌质红绛瘦瘪；心火上炎，则舌尖红赤，甚则生疮疡疼痛；若心血瘀阻，则舌质紫暗或有瘀斑，这也是体内有疼痛的标志。这点在临床上有很大价值，说明心与疼痛关系很大。

肝与疼痛：肝位于右胁之内，下附胆腑。肝为魂之处，血之藏，筋之宗，在五行属木，主动主升，在志主怒，与情志思维有关。因肝质柔脆与胆相表里，主疏泄血气，若肝郁气滞，则易引起疼痛。肝之经脉分布于胁肋，因此，肝的疏泄功能失常与胁肋痛的关系很大。同时，情绪失常与疼痛的程度与感知也有密切关联。兹将肝的生理功能失常与疼痛的病机关系分析如下。

肝主疏泄功能失常致痛：肝的生理功能主升主动，是调畅全身气机，推动血液和津液运行的重要环节。肝的疏泄，关系气机的升降出入。其疏泄功能正常则气机调畅，气血调和，经络通利，脏腑器官的功能即能正常和调。若肝郁失于疏泄，则气机不畅，从而出现胸胁及两乳或少腹等部位的胀痛不适。肝与胆相表里，肝气郁结则影响胆汁的分泌与疏泄，疏泄不畅还会出现胁下胀满、疼痛、口苦、纳食不化，甚至出现黄疸，或久则生石成块，长期胁痛并影响消化功能。肝的疏泄功能还包括调畅情志、保持气机调畅。如肝气疏泄太过，则阳气升腾而上，使心情急躁、易怒，而易致头痛、胁痛，同时也不利于各种疼痛的治疗。反之长期的情志抑郁，也会影响到肝的疏泄功能，造成肝本脏的胀痛及胁痛，对全身疼痛的感觉也会加重，也不利于疼痛的治疗。

肝主藏血功能失常致痛：肝的藏血功能包括储藏和调节人体各部分血液的分配。肝血不足或肝不藏血，则影响女性的月经，可引起月经量少、闭经、少腹痛或胁下隐痛、月经量多，甚则成崩漏之症。肝气不足，不能上注于目，会有两目干涩或夜盲；不濡润筋脉，则可有筋脉拘挛痛，肢体麻木，关节屈伸不利。体阴而用阳，若肝阴不足，则肝体弱而用强，使肝气失约，从而导致两胁肋隐隐作痛，双目胀痛，或痛经等。

肝在体为筋之功能失常致痛：《素问·痿论》云："肝主身之筋膜。"从生理上看，筋肉、肢体运动的能量来源，全赖于肝的藏血充足和调节血量的作用。若肝血不足，筋失所养，则会出现筋脉肢体拘挛痛、手足震颤麻木或屈伸不利，甚至瘈疭等症。所以《素问·至真要大论》说："诸风掉眩，皆属于肝。"另外，肝主宗筋，阳痿与肝有密切的关系。"肝之华在爪"，爪甲是筋之余。肝气不足，则爪甲软薄，枯而色夭，甚则变色脆裂，甲床疼痛。

肝主怒功能失常致痛：肝阳亢则易使人怒。反之，大怒也能伤肝，影响肝的疏泄功能，造成肝阳上亢或肝气犯胃、肝火灼肺等，从而导致头痛、胃脘痛、咳嗽。

肝开窍于目之功能失常致痛：肝通过经脉与目相通，肝血充足，目的视力才能正常。因此，《灵枢·脉度》云："肝气通于目，肝和则能辨五色矣。"若肝之阴血不足则目涩痛，视物不清；肝经风热则目赤痛；肝火上炎则目赤生翳，目灼痛；肝阳上亢则头目眩晕胀痛。因此，肝功能的失常与疼痛的关系很大，临床肝之实证多见于胁肋胀痛或灼痛，头痛呈胀痛，或额面痛，或痛如刀劈，目赤暴肿暴痛，每于气怒后则加重。肝之虚证如肝阴不足，因血不上荣，则表现为头晕，耳鸣，目花，头绵绵而痛，胁肋隐然作痛，腰膝酸软，病程日久，血不荣筋又可见久病劳损及中风后遗症，筋脉拘挛疼痛之症。肝郁气机不畅形成气滞血瘀是临床脏腑疼痛实证的主要病机，而肝血虚不荣筋脉又是筋脉拘挛、肢体疼痛虚证的主要病机。

肺与疼痛：肺为娇脏，不耐寒热，易被邪袭。肺司呼吸，主全身之气的运行、宣发和肃降，辅佐心脏调节气血的运行并通调水道。兹将肺的生理功能失常与疼痛的病机关系分析如下。

肺主气、司呼吸功能失常致痛：肺除主呼吸之外，还主全身之气机。宗气的形成有赖肺吸入的清气与脾胃运化产生的水谷精微之气，积于胸中而成。诚如《灵枢·邪客》所云："宗气积于胸中，出于喉咙，以贯心脉而行呼吸焉。"肺之一呼一吸，呼浊吸清，吐故纳新，促使全身真气的形成，调节着全身气机的升降出入，辅助着心脏调节气血的运行输布。若外感寒邪，肺气郁闭，则可导致鼻渊头痛，或咳嗽胸痛；若外感风热，肺气不利，风热上扰清空，也可发为头痛。

肺主宣发肃降功能失常致痛：肺的宣发功能包括肺的气化功能，呼出浊气，吸入清气，净化体内；并将脾转输的津液和水谷精微布散到全身脏腑器官及孔窍、皮毛；还包括宣发卫气，调节腠理之开阖，将代谢后的津液化为汗液和尿液排出体外，形成水的上源。因此肺气失宣即可出现呼吸不利、胸闷、胸痛、喘咳、鼻塞流涕、无汗及小便不利等表现。肺的肃降包括肺吸入自然界的新鲜空气，下纳于肾，并将吸入的清气与从脾胃输送过来的水谷精微之气一起向下布散的功能；还包括肃清肺内和呼吸道的异物以保持呼吸道的洁净通畅。所以肺失于肃降即会出现呼吸浅而短、咳痰、咳血、胸闷、胸痛等现象。

肺通调水道功能失常致痛：肺气的宣发和肃降对体内水液的输布和排泄有疏通调节的作用。肺气宣发不仅将津液和水谷精微宣发输布至全身，而且还包括司腠理毛窍的开阖，调节津液的排泄。肺气肃降不仅将吸入的清气下纳于肾，而且还将体内的水液不断地向下输送，经肾和膀胱的气化作用，生成尿液而排出体外，成为尿液生成的上源。因此，不论悬饮之胸胁饱满，咳唾引痛，抑或溢饮之身体疼痛而沉重，甚则肢体水肿，无不与肺的通调水道功能失常密切相关。

肺在志为忧之功能失常致痛：忧愁和悲伤使气消，悲伤忧郁伤肺，而肺气虚时也易产生悲伤忧愁的情绪变化，导致气血不利，从而诱发或加重疼痛，同时也不利于疼痛的治疗。

肺在体合皮毛之功能失常致痛：皮肤、毫毛居一身之表，依赖于卫气和津液的温养、润泽，才能完成抵御外邪，开阖腠理的功能。肺宣发卫气输布于皮毛，肺的功能正常则皮肤致密而润泽；若肺气虚卫表不固，抵抗力低下，则多汗，易于感冒，久之则皮毛憔悴枯槁。故肺之疼痛主要表现为喘咳、胸痛、胁痛、咽喉痛、肩背痛等症。若内生痰浊或痰饮为患，则胸胁支满疼痛。若肺内郁热成痈，则咳吐浓痰，发热，胸胁疼痛。久病肺肾气虚，则为气虚胸痛、身痛；久病肺肾阴虚，则低热、盗汗、胸痛、咳血、身痛。

脾与疼痛：脾位于中焦，脾与胃既相依附，又有经脉相互络属。脾胃共同完成食物和水饮的消化和转输。机体生命活动的持续、生长发育及气血津液的生化，都有赖于脾胃运行产生的水谷精微，所以称脾胃为气血生化之源，"后天之本"。从脾的生理功能论述疼痛的特点如下。

脾主运化功能失常致痛：饮食入胃在胃和小肠进行消化和吸收必须依赖脾的运化功能才能将食物化成水谷精微，其后还要依脾的转输精微功能把水谷精微灌注布散到全身。脾对水谷的运化还包括对水液的吸收、转输和布散。水谷精微中多余的水分，通过脾的作用，及时转输至肺与肾，再通过肺肾的气化功能化为尿液和汗液排出体外。脾阳不足，脾失健运，则会造成水液代谢的障碍，水湿停蓄于体内产生湿浊、痰、饮，甚至水肿。脾虚水湿内停者易于感受外湿，造成外湿困脾。影响上焦则头晕沉重，其痛如裹，胸膈不畅，气闷多痰；影响中焦则痞满、呕恶、纳呆；影响下焦则泄泻，腹中隐痛，白带多等。

脾主肌肉功能失常致痛：全身的肌肉有赖于脾胃运化的水谷精微的营养，才能发达丰满，运动轻健。若脾虚湿盛，湿邪浸渍肌肉，阻滞气血，则下肢酸沉疼痛。脾失健运日久，必致肌肉瘦削，软弱无力，甚至痿废。

脾在志为思、在液为涎之功能失常致痛：若思虑劳神太多，不仅影响心，而且会影响脾的功能，导致脾的中州斡旋功能失健，清气不升，浊气不降，气滞中州，出现不思饮食、脘腹胀闷、头目眩晕、大便不行等症。脾胃健运则口腔湿润无异味，食欲佳，唇色荣润。若脾虚则口水多而流涎；或口淡，或口中黏腻，或苦，或甘，或生口腔溃疡。故临床上脾气受损，运化失常，主要可见呕吐，腹胀，腹泻，腹痛隐然，舌强舌痛，面色无华，体倦乏力，少气懒言，甚至四肢不温，全身肌肉酸痛，足跗水肿，身体困重等。素来体质禀赋不足，可因脾气不足，中气下陷，胃、肾、子宫等内脏都可能下垂，表现腹内隐痛、坠痛、胀痛、少腹痛等，皆当从脾论治。

肾与疼痛：肾位于腰部，属下焦，与膀胱相络属，在五行属水。故《素问·脉要精微论》说："腰者，肾之府。"肾藏元阴元阳，是人体的先天之本。肾主藏精，主生长发育和生殖，主水液代谢，主骨生髓，外荣于发，开窍于耳和二阴，在志为恐和惊，在液为唾。从肾的生理功能论述疼痛的特点如下。

肾主水功能失常致痛：肾的气化功能，对体内的水液代谢平衡有重要的调节作用。肺、脾、三焦对津液的气化作用均依赖于肾的气化。尿液的生成和排泄直接由肾的气化控制。肾的气化功能失常，则会引起"关门不利"，而尿少。水液停蓄于体内而湿郁化热致尿痛，或者形成结石、尿血、肾绞痛等。

肾主骨生髓功能失常致痛：肾精对骨的生长发育即骨髓的充盈影响非常大。小儿骨软柔韧，壮年骨质坚强，老年骨质疏松脆弱易于周身疼痛，甚至骨折，都与肾中精气不足、骨髓空虚有密切关系。牙齿与骨同源，齿为骨之余。《杂病源流犀烛·口齿唇病源流》说："齿者，肾之标。"青壮年时精血充足则牙齿坚固，老年牙齿多痛，动摇脱落，是肾精虚衰的结果。若未老先衰，头发枯萎，齿痛齿摇脱落则与肾精不足和血虚有关。

肾在志为恐、在液为唾之功能失常致痛：惊恐太过则以易伤肾，使上焦气机闭塞不畅，下焦胀满，甚至二便因惊恐气下而遗淋。肾与膀胱互为表里，膀胱的气化要依赖于肾气，因此，遗尿、少尿或闭尿、膀胱胀痛皆与肾有关。老人肾阴虚则肠液枯涸而发生便秘、脱肛、肛裂且疼痛异常。肾气通于耳，临床上肾中精气衰弱者常听力下降、耳鸣。故肾与疼痛关系密切，表现在多方面。如：①腰为肾之府，故腰痛多与肾相关，肾气虚多腰痛酸软，伴脑转耳鸣。②肾主骨生髓，故主各种骨性疼痛，发育不良骨质疏松，则多发骨性疼痛。③肾阳虚及心阳，血脉失于温润，可致心脉痹阻不通，不通则痛，而成胸痹。④肾司二阴，膀胱胀痛与肾之气化不足相关，尿结石作痛、淋痛与肾和膀胱有关。⑤肾藏精主生殖，故男女生殖系统及外阴部病变及其疼痛、疝痛与肾和肝有密切关系。⑥肝肾阳经不足，不能濡养筋骨，表现为下肢痿软，筋肉拘挛、掣痛。⑦肾经达于咽喉及舌下，肾水应潮于口，久病肾虚则咽干咽痛，久久不愈。

2）六腑与疼痛：六腑是胆、胃、大肠、小肠、膀胱、三焦的总称。在脏腑系统中六腑与五脏相表里，共同完成一定的生理功能。《素问·五脏别论》云："六府者，传化物而不藏，故实而不能满也。"六腑都直接与有形的物质相关，性主动，属阳，以通降为顺，不及和太过皆可出现各种病候，引起多种疼痛。

胆的功能失常致痛：胆为六腑之首，又隶属于奇恒之腑，内贮清净的胆汁，是肝的精气所化生。胆与肝相连，附于肝之短叶间，位于胁下，肝与胆有经脉相络属，肝胆经脉循行布胁肋。胆在五行属木，为木中之阳。胆囊贮存的胆汁泄于小肠，辅助消化食物，实现肝胆对消化系统的疏泄作用。胆在六腑中具有重要的地位。胆性刚直，豪壮果断，以通顺为治，对人体精神情志，决断能力有很大影响。而且肝胆位于膈下胁肋部，又有经脉布于胸胁，所以当胆气不疏时即可出现胆区疼痛，痛连胁肋。在病理情况下，多为阳亢火旺之证，多见头痛目眩，胸满胁痛，口苦咽干，易怒，耳鸣，耳聋，呕吐苦水，大便干燥，脉象弦数或弦滑。若肝胆瘀滞时久，则在胆内生石，影响胆汁疏泄功能，常见右侧胸胁隐痛，窜痛至右肩部，呕恶，大便泄泻，并时有发热，脉弦滑。若胆火影响肺脏，灼液成痰，痰火郁遏，又扰心神，形成痫证、郁证及腹中游走疼痛、上冲痛等症。若胆气虚，心胆气怯，则失眠、多梦、善恐、心悸、心前区隐痛、头晕。

胃的功能失常致痛：胃位于中焦，分上、中、下三部，上部上口贲门，称上脘；中部为胃体，称中脘；胃的下部下口幽门，称下脘。胃与脾通过经脉相属络，互为表里。胃与脾共同完成饮食物的受纳、消化、转输功能。胃在五行属土，以降为顺，喜湿恶燥。食物经过胃的腐熟消磨下传于小肠，其精微经脾之运化而营养全身。《素问·玉机真脏论》说："五脏者，皆禀气于胃，胃者五脏之本也。"人之所以生必赖先天肾气和后天胃气，有胃气则生，无胃气则死，充分说明了胃的重要性。李东垣在《脾胃论·脾胃虚实传变论》中说："元气之充足，皆由脾胃之气无所伤，尔后能滋养元气；若胃气之本弱，饮食自倍，则脾胃之气既伤，而元气亦不能充，而诸病之所由生也。"胃病的疼痛多在上腹部，又称胃脘痛，虽病在胃腑，但与肝、胆、脾有密切的关系。临床上腹部痛绝大多数属胃痛。风、寒、暑、湿之邪或秽浊之气，侵犯胃腑，阻遏中焦，中焦气机不利，脾胃升降失常因而产生胃脘痛。若病程较久形成气滞血瘀的胃痛，常见痛有定处，痛如针刺、刀割，拒按，经久不愈，或呕血、黑便，或皮肤甲错。若因于痰饮内停者，胃脘疼痛反复发作，纳差，胃脘痞满，口涎清稀，腹中辘辘有声，面色无华，精神萎靡，身倦乏力，脉滑。若因于胃热伤阴者，胃脘隐隐作痛，喜按，痛无定处，疼痛与饮食相关，干呕呃逆，纳少便结，舌红少津，脉细数。若病程较久，素体阳虚，转为脾胃虚寒证疼痛，其证胃脘隐隐作痛，绵绵不断，喜暖喜按，口泛轻涎，纳减腹胀，大便溏泄，或完谷不化，面色㿠白，形寒肢冷，形瘦神疲，舌淡苔薄，脉濡缓。总之，胃喜湿恶燥，以通为顺，无论是外因或内因致病，腹痛是其主要症状。

小肠功能失常致痛：小肠位于腹中，其上口在幽门处与胃相连，下口在阑门处与大肠上口相连接。小肠与心相表里，五行属火，其经脉与心和小肠相络属。其脉气下行至胃经的下巨虚穴。小肠主要接受经胃初步腐熟消化的食物，并进一步地消化，将水谷分化为精微和残渣，同时吸收水谷的精微，通过脾转输全身，所以《素问·灵兰秘典论》说："小肠者，受盛之官，化物出焉。"在病理上，因恣食生冷，或露宿寒湿风冷之地造成积寒留滞或寒邪侵袭，腹部脐周突发疼痛，喜温怕冷，大便溏薄，四肢不温，脉沉紧，或饮食不洁，寄生蛔虫等。蛔虫蠕动或成团阻塞，又可形成脐周腹痛、腹胀、呕逆等症。因阳气素弱，脾阳不振，脾胃运化失司，而造成脐腹隐痛缠绵，时作时止，痛时喜按，大便溏薄，脉沉细，则病程较长。或因饮食不节，六淫之邪入里化热，湿热交阻，导致气机壅塞，传导失司，表现为右下腹疼痛，腹部紧张，压痛明显，发热，喜蜷腿而卧。《金匮要略·疮痈肠痈浸淫病脉证并治》明确指出："肠痈之为病，其身甲错，腹皮急，按之濡，如肿状，腹无积聚，身无热，脉数，此为肠内有痈脓……"又曰："肠痈者，少腹肿痞，按之即痛，如淋，小便自调，时时发热，自汗出，复恶寒。其脉迟紧者，脓未成……脉洪数者，脓已成。"小肠与心相表里，心热下移于小肠。泌别清浊功能失常，则可见小腹胀痛，心烦，口渴，口舌生疮，咽痛，小便短赤，甚至尿血，茎中痛，舌质红而苔黄，脉滑数。总之，脐周小腹疼痛或急或缓，或聚或散，其根本在于小肠不通，心火下移影响小肠泌别清浊。

大肠功能失常致痛：大肠与肺相表里，居于腹部，为传导之官，在阑门处与小肠相接，下部直肠出口为肛门。《素问·灵兰秘典论》云："大肠者，传导之官，变化出焉。"主要功能是传送贮存糟粕，使其变化为粪，排出体外。其气下降以通为顺，若传导变化功能失常，则可产生多种病证。若寒、湿、暑等外邪侵入，或恣食生冷辛辣厚味，或不洁食物损伤肠胃，邪滞交阻，气机不利，传导功能失常则可见中下腹痛、腹泻、肠鸣、腹胀、舌苔白滑，脉多沉迟；或大便黄糜热臭，腹痛，肛门灼热痛，脉弦数，苔黄厚，甚则诱发痔疮；或发生痢疾，腹痛，下利不爽，里急后重，痢下赤白。若素体阳盛，积滞内停化热，邪壅大肠，症见大便秘结，腹痛拒按。总之，大肠病多为下腹胀痛和大便变化。

膀胱功能失常致痛：膀胱和肾直接相通，并有经脉相联系，五行属于水。尿液为津液所化，小肠主液，在肾的气化作用下，生成尿液，下输于膀胱，尿液在膀胱贮存至一定程度即排出体外。因此《素问·灵兰秘典论》称为："膀胱者，州都之官，津液藏焉，气化则能出矣。"膀胱的贮存和排尿功能全赖肾的气化作用。膀胱位于下焦，所以气化不利，或湿热蕴于下焦，或是肾气虚关门不利，即可表现出尿频、尿急、尿痛；或小便不利，尿有余沥，甚至尿闭；或小便失禁、遗尿。《素问·宣明五气》即云："膀胱不利为癃，不约为遗溺。"

（四）中医疼痛靶向疗法的临床运用

1. 药物靶向止痛疗法

中药取自自然，不同的自然环境孕育了丰富、独特的药物资源。入药部位有根、茎、叶、花、果实及种子等的不同，多种成分共存于一体，每一味中药就是一个小小的复方，是其治疗疾病产生多靶点、多途径的根本所在。中药靶向治疗以四气五味为物质基础，具体体现于药物的升降沉浮及归经。中药靶向治疗其一体现在引经药的应用，引经药是归经与配伍的结合，通过引经药可改变其他药物的作用方向或部位，或使其作用侧重，或集中于特定的方向和部位；其二可通过不同的给药途径，或熏、或敷、或熨于患处，使药力直达病所而缓解诸多疼痛。

（1）药物选择：分别为按经脉选药与按部位选药。

1）按经脉选药：手少阴心经可选用黄连、细辛；手太阳小肠经可选用藁本、黄柏；足少阴肾经可选用独活、肉桂（桂枝）、知母、细辛；足太阳膀胱经可选用羌活；手太阴肺经可选用桔梗、升麻、葱白、白芷；手阳明大肠经可选用白芷、升麻、石膏；足太阴脾经可选用苍术、升麻、葛根、白芍；足阳明胃经可选用白芷、升麻、石膏、葛根；手厥阴心包经可选用柴胡、丹皮；手少阳三焦经可选用连翘、柴胡，其中上焦选地骨皮，中焦选青皮，下焦选附子；足厥阴肝经可选用青皮、吴茱萸、川芎、柴胡；足少阳胆经可选用柴胡、青皮等。

2）按部位选药：头部风湿痹痛，虚证选川芎、白芷；实证选柴胡、钩藤、水牛角。颈项痛，风重选羌活，热重选葛根；项强选葛根、白芍、细辛；肩背痛用羌活、桂枝、葛根；肩臂痛有主张从痰湿治疗，选丹溪指迷茯苓丸加味，重用祛痰药；上肢痹痛选羌活、防风、桂枝、桑枝、姜黄、白芍、鹿衔草、忍冬藤、天仙藤；背痛选羌活、防风引经，肥人少佐附子，气滞血瘀加姜黄，肾精亏虚，督脉失养须加狗脊、鹿角胶；背部痹痛剧烈而他处不痛者，用九香虫温阳理气，并配以葛根、秦艽；胸部挤压痛用香附、枳壳；胁痛选柴胡、郁金；病变在腰脊者合用露蜂房、乌梢蛇、土鳖虫行瘀通督，并配以川续断、狗脊；腰痛通用补肾药，肾阳虚可选巴戟天、鹿角胶、狗脊、杜仲、川续断；肾阴虚可选山茱萸、熟地黄、熟首乌；腰骶部痛选择伸筋草、白芍等，剧痛加花椒、香附、延胡索；两髋痛剧属热者选加蒲公英、紫花地丁、板蓝根；下肢痹痛可选独活、牛膝、防己、木瓜、五加皮、杜仲、白芍等；足跟痛选木瓜引经，属湿热下注者，合用四妙丸。此外，关节痛加松节、乳香；肌肉痛加桑枝、桑寄生；四肢关节痛均可加藤枝类药，如忍冬藤、鸡血藤、络石藤、海风藤、桑枝、桂枝等；周身骨痛选当归、威灵仙。

（2）给药途径：除药物口服外，常通过以下外治疗法，作为药物外治的给药途径。

《理瀹骈文》认为："外治之理即内治之理，外治之药即内治之药，所异者法耳。"即药物的内服、外用都能达到调理整体的作用，只有给药途径的不同而已。

1）熏洗疗法：是利用药物煎汤，趁热在皮肤或患处进行熏蒸、淋洗的治疗方法。本法可分为全身熏洗法和局部熏洗法。前者又称沐浴法，是将药物煎汤滤去药渣，注入浴池或浴盆内，趁热进行全身先熏蒸、后浸渍的一种方法。沐浴 15～30 分钟，浴毕用温清水冲净，再用干毛巾拭干。后者包括手熏洗法、足熏洗法、头面熏洗法、坐浴熏洗法，以及其他部位的熏洗法。一般先选定用药处方，准备好毛巾、脸盆等用具，将煎好的药液趁热倾入盆中，先用药液蒸气熏，待药液不烫手时，再将患部全部浸入药液中洗浴。每日熏洗 1～2 次，每次 20～30 分钟，其疗程视病情而定。本法具有活血通络，温经散寒，疏风解表，解毒消肿，燥湿止痒等作用，适用于血瘀、寒凝、热壅、湿热蕴结所致的痛证，以及跌仆损伤疼痛。临床应用时要针对疼痛之特点、部位，选择适当的熏洗药物和方法，药液温度要适当，以患者感到舒适为好，防止烫伤。如有创口，熏洗后可常规换药。

2）敷法：是用纱布蘸药液敷患处，也可用发热或发冷的物体放置在人体特定位置上来治疗疾病。有湿敷、热敷、冷敷之分。湿敷：将药物水煎，或用95%酒精浸泡5～7日，用消毒纱布蘸药液敷患处，1～2小时换药1次，或3～5小时换1次。此法具有渗湿止痒、消肿止痛、清热解毒等作用，适用于疮疡、皮肤病之疼痛。①热敷：将药物加热后用布包好放置于患病部位上，或用纱布垫浸泡在药液内，捞出挤去多余的水，持续热敷，每次30～50分钟，每日1～2次，亦可用热水袋、热毛巾、热砖外敷，或取醋、姜、葱、盐等加热后，用布包裹，放在患处。该法有温经活血，散寒除湿，消肿止痛之功，主要用于风寒湿痹、胃脘冷痛、腹痛等症。②冷敷：用冰块、冰帽在患处敷，每次20分钟左右，若使用冷巾、冰袋等，则4～6分钟更换1次，并延长冷敷时间至30分钟，冷敷完毕后，用干毛巾将皮肤擦干。此法可起到降温、止血、止痛及防治肿胀等作用，多用于实热证疼痛及外伤初期疼痛。要注意根据病情适当选用诸敷法。热敷要温度适中，避免烫伤皮肤；冷敷要注意观察患处皮肤的反应，如出现紫斑、水疱或疼痛反增，应立即停止冷敷。对有伤口者或眼部冷敷、热敷时，要尽量做到无菌操作，以防感染。

3）熨法：是利用药物或其他可传导热量的物体，经过加热处理后，放在人体表面一定部位上，作来回往返或旋转移动而进行治疗的一种方法。本法又可分为砖熨、盐熨、药熨等多种。①砖熨：将砖块放在炉上烧至烫手，用厚布包好，置于患部熨之（治疗部位垫3～5层布，以防烫伤）。热度减低后可再换一块热砖，可反复多次。②盐熨：用食盐放于锅内文火烧至热烫，取一半入布袋内，扎紧袋口，放在疼痛部位来回热熨，待冷后换另一半热盐装入袋中交替使用，每日1～3次，每次约40分钟。③药熨：多采用具有温经通络、调和气血等功效的芳香性药物研末，用热酒、醋等炒热后以布包或装袋，置患部熨敷，或在患部往返推移，使皮肤受热均匀，温度过低则更换，反复多次。熨法是借助其温热之力，或将药透表入里，从而起到舒筋活络、行气消瘀、温中散寒等作用，以缓和疼痛。临床主要用于各种寒性疼痛，以及风湿痹痛、痰浊、血瘀、气滞所致疼痛。热证疼痛及出血性疾病禁用此法。对高血压、心脏病患者，应逐渐加热，以防骤热引起不良后果。

4）涂药法：涂药法是将各种外用药物直接涂于患处的一种外治方法，可达到祛风除湿、解毒消肿、活血止痛等治疗效果。适应于疮疡、跌打损伤、烫伤、烧伤、虫咬伤、痔瘘等病引起的疼痛。婴幼儿及颜面部禁用。其剂型有水剂、膏剂、酊剂、油剂等。

5）贴药法：贴药法又称薄贴法，是将药物贴于患者经络腧穴部位或患处，用以治疗疾病的一种常用方法。贴药疗法具有疏经通络、祛风逐湿、行气导滞、活血祛瘀、散结止痛、消肿拔毒等作用，适用于内、外、妇、儿、骨伤科等多种疾患，如疔肿、疮疡、瘰疬、乳核、胸痹、风湿痹痛、头痛、腰腿病、癥瘕积聚、腹痛等。对某种药物有皮肤过敏，易起丘疹、水泡的患者应慎用。其剂型有膏贴、饼贴、皮贴、叶贴、花贴、药膜贴等。其中临床上使用最多的是膏贴，膏贴的种类很多，有白膏药、黑膏药、油膏药、松香膏药、胶膏药等，其共同特性为遇热则软化而具有黏性，敷贴部位固定，应用方便，药效持久，便于收藏携带。

2. 非药物靶向止痛疗法

此疗法非常丰富，兹选择常用的介绍如下。

（1）针刺疗法：针灸治疗的靶点即腧穴。腧穴从属于经络，通过经络向内连属脏腑，是脏腑经络气血渗灌、转输、出入的特殊部位。《灵枢·九针十二原》说："所言节者，神气之所游行出入也，非皮肉筋骨也。"说明腧穴是气血通行出入的部位，脏腑、经脉之气血在腧穴这一部位游行、出入，因此腧穴就具备了抵御疾病（出）、反应病痛（出）、传入疾病（入）、感受刺激与传入信息（入）等功能。腧穴输注气血向内传入的特性，是以腧穴为靶点治疗疾病的基础。各种原因导致的脏腑经络气血运行不畅，或瘀滞不行，或产生逆乱，或气机升降失常等气血运行障碍的病理改变，引起疼痛症状，皆可通过对靶点（腧穴）施以针刺、温灸等刺激和温煦腧穴，起到疏通经脉、行气活血的作用，从而改善病变部位的气血运行状态，恢复其正常的生理活动，即经络通畅，脏腑恢复相对阴阳平衡。腧穴既能治疗所在部位及邻近器官的病证（近部主治作用），亦能主治所属经脉循行部位及其深部组织、器官的病证（远部主治作用）。临床常见的头痛、胁痛、胃痛、腹痛、腰痛、三叉神经痛、坐骨神经痛、痛经等诸多痛证，皆可用针灸治疗。

1）体针疗法：取穴：肩髃、肩髎、曲池、合谷、阳陵泉、足三里、阿是穴等，体针疗法是最常用的针刺疗法，指选取经穴或经外奇穴针刺的疗法。通常相对于耳针、头针等局部器官的针刺疗法而言。

适应证：可疏通经络，调整脏腑气血功能，扶正祛邪，广泛应用于内、外、妇、儿、五官诸科多种病证及外科麻醉等，尤其对治疗各种痛证效果迅速而显著。

禁忌证：有出血倾向者；高度水肿、饥饿或精神过于紧张时；皮肤有感染、瘢痕或肿痛的部位；孕妇等。

2）头针疗法：取穴：百会、率谷、枕上正中线、枕上旁线、风池等。

适应证：脑血管疾病后遗症、小脑平衡障碍、皮质性视力障碍等；腰、腿、足的麻木和疼痛；外科手术的针刺麻醉。

禁忌证：婴幼儿囟门未完全闭合者；颅骨缺损或开放性脑损伤者；头部有严重感染、溃疡、瘢痕者；孕妇、严重心脏病、重度糖尿病、重度贫血者。

3）耳针疗法：取穴：颈椎、膝、髋、肩反应区、内分泌、耳屏尖等。

适应证：各种疼痛性疾病，如头痛、偏头痛、三叉神经痛、坐骨神经痛等神经性疼痛；扭伤、外伤、落枕等外伤性疼痛；各种炎症性疾病，如急性眼结合膜炎、中耳炎、牙周炎、咽喉炎、扁桃体炎等；一些功能紊乱性疾病，如眩晕症、心律失常、高血压、多汗症、月经不调、遗尿、神经衰弱等；过敏性疾病，如过敏性鼻炎、哮喘、荨麻疹等；其他如针刺麻醉（耳针麻醉）、妇产催乳、预防晕车及晕船、戒烟、戒毒、减肥等。

禁忌证：耳郭上有湿疹、溃疡、冻疮破溃等；孕妇尤其是有习惯性流产史的孕妇，不宜用子宫、卵巢、内分泌、肾等穴。

4）火针疗法：火针法是指将特制的金属粗针，用火烧红后刺入一定部位以治疗疾病的方法，火针刺法具有温经散寒、通经活络的作用。火针古称"燔针"，火针刺法称为"焠刺"。《灵枢·官针》指出："焠刺者，刺燔针则取痹也。"取穴：火针选穴与毫针选穴基本相同，可根据不同病证辨证取穴，或"以痛为腧"局部取穴。

适应证：风寒湿痹；某些皮肤病如疣、痣、癣、疮、疖等；其他如瘰病、腱鞘囊肿等。

禁忌证：身体虚弱及孕妇；血管及主要神经分布部位不宜针刺；面部及肌肉较少的部位不宜火针针刺；糖尿病患者针口易感染，应慎用；血友病患者及有出血倾向者禁用。

（2）艾灸疗法：灸法是用艾绒为主要材料，加工制成艾条或艾炷，点燃后在人体体表的一定部位或穴位进行烧灼熏烤，借灸火的热力，通过经络穴位的作用，以防治疾病的一种治疗方法。

适应证：治疗痛证，如风寒湿痹，寒邪凝滞气血之头痛、胃脘痛、痛经、腹痛、寒疝等；治疗中气下陷证，如遗尿、脱肛、崩漏、带下、阴挺、久泻、虚脱证及各种虚寒证等；预防保健，通过保健灸能增加机体的抵抗力，预防疾病；其他，还可用于治疗气血凝滞引起的乳痈初起、瘿瘤、瘰病、闭经等病证。

禁忌证：颜面部、五官部、大血管处、关节活动部位均不宜用直接灸，以免烫伤形成瘢痕，影响美观，或影响功能活动；实热证及阴虚证，一般不宜用灸法；孕妇的腹部、腰骶部不宜用灸法；患者极度疲劳、空腹、过饱或对灸法恐惧者应慎用。

注意事项：施灸部位宜先上后下，即先灸头顶、背腰部，后胸腹、四肢。施灸反应时要密切观察病情及对施灸的反应。施灸要防止感染，若皮肤局部灼热微红，是正常现象，无须处理，施灸过量，时间过长，致使局部出现小水泡，注意勿擦破，可自然吸收。若水泡较大，可用消毒的毫针刺破水泡，放出泡液，或用无菌注射器针头抽出泡液后再涂红花油，覆盖无菌纱布，保持干燥，防止感染。

（3）刮痧疗法：本疗法方便易行，副作用小，疗效亦较明显，具有独到的优势。尤其在不能及时服药或不能运用其他方法治疗时，更能发挥其独特的治疗作用，故值得进一步总结推广，扩大应用范围。

本疗法临床应用范围较广，以往主要用于痧证，现扩展用于呼吸系统和消化系统等疾病。如痧证（多发于夏秋两季，发热，恶寒，头昏，恶心，呕吐，胸腹或胀或痛，甚则上吐下泻，多起病突然），取背部脊柱两侧自上而下刮治，如见神昏可加用眉心、太阳穴；中暑，取脊柱两旁自上而下轻轻顺刮，逐渐加重，伤暑表证，取患者颈部痧筋（颈项双侧）刮治，伤暑里证，取背部刮治，并配用胸部、颈部等处刮治；湿温初起（见感冒、厌食、倦怠、低热等症），取背部自上而下顺刮，并配用苎麻蘸油在腘窝、后颈、肘窝部搓刮；治疗感冒取生姜、葱白各10g，切碎和匀布包，蘸热酒先刮搓前额、太阳穴，然后刮背部脊柱两侧，也可配刮肘窝、腘窝，如有呕恶者加刮胸部。

（4）拔罐疗法：拔罐疗法是以拔罐的吸附力量及温通效果作用于人体软组织部位，以达到温经散寒、祛风除湿、通络止痛为目的地一种外治疗法。

适应证：拔罐疗法使用范围很广，兹择要介绍如下。

内科常见病：感冒、慢性支气管炎、哮喘、头痛、三叉神经痛、肋间神经痛、面神经麻痹、急慢性胃肠炎、消化不良、腹痛、习惯性便秘等。

骨科常见病：落枕、颈椎病、肩周炎、肩背冷痛、肋软骨炎、类风湿关节炎、膝骨性关节炎等。

五官常见病：结膜炎、鼻炎、牙痛、咽喉肿痛、耳聋、耳鸣等。

妇科常见病：月经不调、痛经、闭经、带下病、产后缺乳、子宫及附件炎、慢性盆腔炎、不孕症、子宫脱垂、更年期综合征等。

儿科常见病：百日咳、哮喘、消化不良、遗尿、小儿疳积等。

皮肤科常见病：带状疱疹、皮肤瘙痒、荨麻疹、痤疮等。

选择体位：拔罐体位正确与否，直接关系到治疗效果。正确的体位应使患者感到舒适，肌肉放松，充分暴露拔罐部位。通常采用的拔罐体位有如下几种。

仰卧位：适用于头面、前额、胸腹、上下肢前侧及手足部的穴位。

俯卧位：适用于头颈、肩背、腰骶及上下肢后侧的穴位。

侧卧位：适用于头侧、面侧、肩侧、胸侧、下肢外侧等，除与床接触的部位以外的所有其他部位的穴位。

俯伏坐位：适用于头后部、颈项、肩背、腰骶等部位的穴位。

仰靠坐位：适用于头前部、颜面、胸腹、腿前部等部位的穴位。

操作方法：确定治疗部位以后，用热毛巾擦洗待拔部位，再用消毒纱布擦干后拔罐；如果施行针刺或刺络拔罐时，则必须以酒精或碘酒消毒，待皮肤干燥后再拔罐。罐具全部拔上后，要不断观察受术者的反应，询问感受，及时处理和调整不适。如吸拔力太大产生疼痛，应适当放气减小吸拔力；若吸拔力太小负压不够，可起罐后再拔一次；如患者疼痛异常，头晕、恶心、心悸，或刺络拔罐出血过多，必须立即起罐检查处理。

拔罐次数：常规治疗一般每日拔罐 1 次或隔日拔罐 1 次；每 10 次为 1 疗程；两个疗程间隔 3 ～ 5 日。

禁忌证：皮肤局部破溃或高度过敏，以及患皮肤传染病的患者不宜拔罐；形体消瘦，皮肤失去了弹性而松弛者，以及毛发多的部位不宜拔罐；有重度水肿，病情严重者不宜拔罐；妊娠期妇女的下腹部、腰骶部及合谷、三阴交、昆仑等穴不宜拔罐；急性软组织损伤局部忌用拔罐疗法；有出血倾向疾病，如血友病、血小板减少性紫癜、白血病等患者，不宜使用拔罐法；在体表大血管处、静脉曲张、癌肿、外伤者，不宜拔罐；抽搐、痉挛、醉酒等不宜拔罐。

（5）放血疗法：放血疗法古代又称为刺血疗法，或曰刺络法。实践证明，刺血疗法具有止痛、泄热、镇静、开窍、化瘀、消肿等多方面作用，可用于近百种病证的治疗。

适应证及取穴：本法治疗的常见病如下。

内科：高热、中暑、中风、溺水、一氧化碳中毒、食物及药物中毒用点刺法。高热，取十宣；中风，取手部十二井穴；中暑，取尺泽、委中，或点刺十宣穴，并在肘窝曲泽穴、腘窝委中穴拍打，待其充血后点刺；溺水，取水沟、会阴；一氧化碳中毒，取太阳；食物及药物中毒，取大椎。

疼痛科：头痛、胃痛、胸痛、腰痛、胁痛、腹痛等，属实证、热证者用点刺法。头痛，取太阳、百会；胃痛，取足三里、膏肓；腰痛，取腰俞、委中；胸痛，取心俞、膻中；胁痛，可用双手指尖分别顺左右胸胁间推揉，由慢渐快，由轻渐重，皮肤红润为度，然后寻找红点点刺出血；腹痛，取足三里、厉兑。

妇科：痛经、崩漏、滞产、恶阻等，属实证、热证者用点刺法。痛经，取太冲、大敦；崩漏，取足三里、隐白；滞产，取三阴交、至阴；恶阻，取三阴交、行间；乳少，取中冲、足三里。

儿科：小儿发热、急慢惊风、脐风、吐泻等，用点刺法。小儿发热，取商阳、关冲，或点刺井穴；急惊风、脐风，取水沟、十宣、涌泉；慢惊风，取行间、足三里；吐泻，取商阳、公孙。

五官科：目痛、耳鸣、耳聋、鼻衄、牙痛、咽喉肿痛等，属实证、热证者用点刺法。目痛取太阳、攒竹、太冲；耳鸣、耳聋，取中渚、侠溪；鼻衄，取迎香、印堂、二间；牙痛，取颊车、内庭；咽喉肿痛，取少商、内庭。均可取耳尖、屏尖，速刺放血。

禁忌证：凡有下列之一者均不宜应用刺血疗法，患有血友病、血小板减少症及其他有出血倾向疾病的患者禁用；血管瘤患者不宜用放血疗法；过饥、过饱、醉酒、大汗、过度劳累禁用放血法；贫血、低血压、孕期及产后应慎用放血疗法。

第三节　辨治疑难病学术思想

一、疑难病辨证论治纲要

（一）辨证六步，次第井然

中医学的辨证观，既兼顾了人体生理病理矛盾的普遍性、复杂性，又重视了矛盾的特殊性及其转化规律，运用于辨证施治的实践中，易把握疾病的本质。既注重从宏观整体上"审证求因"，又强调因人、因时、因地制宜，注重研究和把握不同的疾病在不同个体、不同时间、不同季节、不同气候和地理环境下，发生、发展、演变的客观规律，以及所反映出的不同证候特点，具体情况具体分析，根据辨证分析得出诊断。临床常用的辨证方法有八纲辨证、脏腑辨证、气血津液辨证、病因辨证等。对某些外感时病，有时尚需结合六经辨证、卫气营血辨证、三焦辨证。这些辨证方法，各有其特点，对不同疾病的诊断各有侧重，又是互相联系和互相补充的，并以脏腑的生理病理为基础，以八纲辨证作为总纲。

1. 辨病因

疑难病的病因甚为复杂，不仅可多病多因，亦可多病共因，临床应详察细辨，拓宽思路。辨病因是辨证的重要内容，中医学从病因角度将疾病分为外感时病和内伤杂病两大类。两类疾病的发生发展规律不同，而辨证论治的方法迥异。

（1）辨"旧病因"：辨病因不能等同于"审证求因"。因为中医学的病因包括"旧病因"与"新病因"，"旧病因"系导致疾病的原始因素，多具有相关病史，一般通过"问"甚至做相关检查才能了解，其属于病因学范畴。如肺痨的旧病因为"痨虫"，疟疾的旧病因为"疟虫"，若因外感诱发或加重则其仅仅是新病因，此类情况必须"问""查"结合，才能辨其旧病因。再如暴怒伤肝导致的中风，居住阴寒潮湿所致的腰痛，其旧病因分别为"暴怒""寒湿"，也需要通过问病史来辨之。

（2）辨"新病因"："新病因"一般需"审证求因"，属于辨证学范畴。如外感病，病因是风寒或是风热，只有对临床表现分析后才可以确定；瘀血、痰饮等病理产物作为继发性病因，也是通过"审证"而"求因"的。由于病因的性质和致病特点不同，以及机体对致病因素的反应各异，所以表现出来的症状和体征也不尽相同。因此，根据疾病反映出来的临床表现，通过分析疾病的症状、体征来推求病因，就可以为临床治疗提供理论依据。如《素问·痹论》提出的"风寒湿三气杂至，合而为痹也。其风气胜者为行痹，寒气胜者为痛痹，湿气胜者为着痹也。"即是根据病邪偏胜及病证特点而确定的，系"审证求因"的范例。

2. 辨病位

辨病位就是辨别确定病证发生的部位，其系针对病机而言的。由于疑难病的病程较长，其既有一定的病位，但又可随着疾病的发展而变化。如水肿的风水证，急性期其病位在肺，慢性期病位在脾肾，病至关格期则病位可涉及五脏。若对疾病定位不准，即不明脏腑、经络，自然难以确定诊断，治疗也就很难中肯。一般地说，外感病发于表，发展变化过程是自表入里、由浅而深的传变，所以外感病的基本传变形式是表里之间的传变。内伤病起于脏腑，发展变化过程是由患病脏腑波及其他脏腑，所以内伤病的基本传变形式是脏腑之间的传变。掌握病位的传变规律，对临床有着重要的指导意义。临证时运用动态的观点对待疾病，在病已发而未深、微而未甚之时，便能见微知著，掌握病势发展趋向，从而抓紧时机进行治疗，可以防止疾病的发展与传变，将疾病治愈在初期阶段。

病位是形成一系列临床症状、体征的根源所在。疾病的发生，总是有一定的病变部位，如五脏、六腑、经络，以及气血等都可能成为病位，而病位并不等同于个别症状表现的部位。辨病位一般是运用以五脏为中心的整体观，分析综合临床资料后做出疾病的整体定位。五脏是人体脏腑组织器官的总概括，包括各自所主的腑、体、窍、华、经脉等"五脏系统"，而五脏又分属五行，各有其特殊的功能特点，故疾病的临床表现虽然千差万别，但总能根据其不同的功能特点来确定病位。辨病位不仅要落实在脏腑等具体部位上，而且还应结合其具体病理变化来探求病位之所在，如感冒的病位在肺卫，咳嗽的病位在肺系，肺痨的病位在肺等。另外，病证传变的层次也可视作病位，如表与里是病位，卫、气、营、血也是病位等。由于病位与病因、病性、病势等密切相关，故辨病位在辨证中具有重要意义。

3. 辨病性

辨病性就是辨别病证的基本性质。疑难病的病性，多为寒热错杂、虚实兼夹，或大实有羸状、至虚有盛候，甚或阴盛格阳、阳盛格阴等情况，往往主次、真假难辨，或真假误辨，辨证难度颇大。所以辨病性除了辨寒与热、虚与实外，还应注意权衡它们之间的主次与真假。

（1）寒热定性：从阳盛则热，阴盛则寒，阳虚则寒，阴虚则热等病性规律分析，在外感疾病中，常可揭示邪气的性质，在内伤杂病中，则可揭示体内阴阳盛衰的变化。在某些情况下，病性与病因不尽一致，如阳盛体质之人，感受寒邪可从阳化热而表现为热证；在内伤杂病中，某些病证并无明显的偏寒或偏热属性，如肾精亏虚证、肝气郁结证、中气下陷证等。

"阳盛则热"的病性特点，多表现为发热、烦躁、舌质红苔黄、脉数等实热证。同时还会出现口渴、小便短少、大便干燥等阳盛伤阴、阴液不足的症状，故称"阳盛则阴病"。"阴盛则寒"的病性特点，多表现为形寒、肢冷、喜暖、口淡不渴、苔白、脉紧等实寒证。由于"阴盛则阳病"，故可同时伴有轻度的阳气不足，兼见溲清便溏，舌质淡，脉沉紧等。在一般情况下，热可以由于阳盛，也可以由于阴虚；寒可以由于阴盛，也可以由于阳虚。一实一虚，一寒一热，最当分辨。寒热在疾病发展过程中，还可以互相转化，"寒极生热""热极生寒"。一般而言，由热转寒者，多由于正气损伤，病多难愈；由寒转热者，多是正气来复，病较易治。寒、热病性尚有真假，尤当明辨。

（2）虚实定性：根据"邪气盛则实，精气夺则虚"等病性规律分析，大凡外感六淫、内伤情志、食积，以及痰饮、瘀血等所致的病证，多可定性为实证；而先天禀赋不足、后天调摄失宜、久病重病、房劳过度等所致病证，则多可定性为虚证。若从病程特点定性，则新病多实，久病多虚；从体质特点定性，则体质强壮者多实，素体虚弱者多虚。

虚实在一定条件下往往互相转化或错杂，如脾虚水肿证、气虚血瘀证，为虚中夹实；温热病后期之阴虚内热证，为因实转虚。分析虚实转化、错杂的病机，应根据邪正之孰缓孰急，虚实之孰多孰少，来确定其主次。虚实病性尚有"至虚有盛候"的真虚假实，和"大实有羸状"的真实假虚，当予详审。

4.辨病机

辨病机，重在根据《素问·至真要大论》"谨守病机，各司其属"的原则，分析主病之关键病理机制。其主要方法是以疾病表现之象为对象，根据中医学理论有关五脏、六淫的特性，运用类比的方法，进行分类归属、辨别判断。探求其发生的六淫之因、五脏之位等，即找出病象与病因、病位等的所属关系，分析六淫中何者偏盛，五脏中何脏受伤等。辨病机，尤其对分析一些比较复杂的症状具有执简驭繁的作用，临证必须联系具体病情，全面分析，才能切合实际。其具体内容包括从整体上探讨疾病的发生、发展、变化和结局的基本规律，如邪正盛衰、阴阳失调、气血失常、津液代谢失常等；从脏腑、经络等某一系统研究疾病的发生、发展、变化和结局的基本规律，如脏腑病机、经络病机等；探讨某一类疾病的发生、发展、变化和结局的基本规律，如六经传变病机、卫气营血传变病机和三焦传变病机等；研究某一种病证的发生、发展、变化和结局的基本规律，如眩晕、中风、鼓胀、哮喘、痰饮等的病机；研究某一种症状的发生、发展的病机，如疼痛、失血、发热等的病机；研究由于气血津液、脏腑等生理功能失调所引起的综合性病机变化，如内生"五邪"。

5. 辨病势

辨病势有其规律可循，如外感时病发展、演变的趋势，或具有卫气营血辨证的传变规律，或具有三焦辨证的传变规律，或具有六经辨证的传变规律。其共性多为由经脉传至脏腑，诚如《素问·缪刺论》所说："邪之客于形也，必先舍于皮毛，留而不去，入舍于孙脉，留而不去，入舍于络脉，留而不去，入舍于经脉，内连五脏，散于肠胃，阴阳俱感，五脏乃伤。此邪之从皮毛而入，极于五脏之次也。"这是邪气由浅入深，由经脉而脏腑传变的一般规律。如风寒之邪客于手太阴肺经等，必内舍于肺而致肺失宣肃，发生咳嗽、喘促等。而内伤杂病的传变与五行生克制化规律有密切联系，其传变的一般规律不外相乘、反侮、母病及子、子病及母四个方面，再加上本脏自病，则为五种不同情况。如《素问·五运行大论》所云："气有余，则制己所胜而侮所不胜；其不及，则己所不胜，侮而乘之，己所胜，轻而侮之。"就是说，按五行生克乘侮规律分析，五行中若某一行之气太过，则对其所胜（我克）之行过度制约，而发生相乘，而对其所不胜（克我）之行发生相侮，即反克；若某一行之气不足，则克我之行必过度制约而乘之，而己所胜者，即我克之行必因我之不足而反克相侮。如以木克土为例，则木太过者即"木亢乘土"；木不及者即"木虚土侮"。说明内伤杂病发展、演变的趋势，具有"所胜""所不胜"的脏腑病机转化规律。总之，五脏相通，移皆有次，脏腑之间，亢则害，承乃制。所以《素问·玉机真脏论》说："五脏受气于其所生，传之于其所胜，气舍于其所生，死于其所不胜。病之且死，必先传行至其所不胜，病乃死。此言气之逆行也，故死。……故病有五，五五二十五变，及其传化。"这是内伤杂病五行生克制化传变的一般规律。由于患者的正气强弱不一，体质各异，病因不同，病性多变，而疾病的传变也有不以次相传者。所以，不能将此传变规律视为固定模式，临证必须动态观察病情，全面分析，方能准确预测病势。

6. 辨病证

包括"因名识病""因病识证"。

（1）因名识病，提倡"四辨"："因名识病"即对疾病的病种做出判断，得出病名诊断。疾病的病名，是对该病全过程的特点与规律所做出的概括与抽象。《黄帝内经》所记载的病名多达200余种，《伤寒论》首创辨病与辨证结合模式，该书诸篇皆先"辨某某病"而后"脉证并治"，以病统证。《金匮要略》论内伤杂病也是以病为纲，病证并重，所载疾病40余种。中医的许多病名，如历节风、痛风、中风、感冒、痢疾、霍乱、疟疾、鼓胀、癫痫、痹病等，其命名科学确切，见名知义，易于掌握，一直沿用至今。任何疾病，都有其自身的规律可循、病因可审、病机可察、治法可立、预后可测。通过辨病，将"证"明确在某一疾病之中，就可以缩小辨证范围，减少辨证的盲目性。所以应高度重视辨病，以利总揽病变全局，把握疾病本质，实施针对性较强的治疗措施等。辨病尚无固定的模式可循，经长期的临床实践探索，初步认为从辨发病特点、辨病因、辨病史、辨主症或特征性症状等"四辨"入手，实可执简驭繁。

一是从发病特点辨病：如中风、痫证、厥证均可见突然昏仆，不省人事，但中风同时伴见口眼㖞斜、半身不遂，清醒后多有后遗症；痫证同时

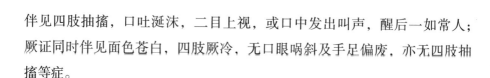

伴见四肢抽搐，口吐涎沫，二目上视，或口中发出叫声，醒后一如常人；厥证同时伴见面色苍白，四肢厥冷，无口眼㖞斜及手足偏废，亦无四肢抽搐等症。

二是从病因辨病：若能了解疾病发生的特殊原因，则有利于对疾病的诊断。如神昏者，虽不可能了解患者的自觉症状，但若有头部外伤、暑热高温下劳作、暴遇寒冷、过量饮酒、服食毒物等病因者，可分别考虑为头部内伤、暑厥、寒厥、酒厥、食物或药物中毒的可能。

三是从病史辨病：即了解既往患病情况，并根据其病情演变趋势而推测当前疾病。如肺胀与哮病均以咳而上气、喘满为主证，有其相似之处，但肺胀具有多种慢性肺系疾病的病史，而哮病是反复发作性的一个独立疾病。再如真心痛与中风，本有严重心痛病史，若突然出现心痛剧烈难忍，面色苍白或青紫，肢厥，冷汗淋漓，脉结代或微者，则为真心痛；平素眩晕，头痛，血压高，突然仆倒，神志昏迷者，多为中风。

四是从主症或特征性症状辨病：疑难病往往症状错综复杂，有时难以确定病名诊断。如眩晕、失眠、心悸可同时出现，其属于何病，可从发病先后的因果关系上加以辨别，若因顽固失眠而渐见眩晕、心悸者，则属眩晕病；若因心悸久病不愈而渐见眩晕、失眠者，则属心悸病。有些特征性症状对病名诊断具有重要意义，如癫痫病之口吐涎沫，二目上视，口发怪叫；哮病必有喉间哮鸣声、呼吸喘促的特征；偏头痛则以反复发作、或左或右的头角剧烈疼痛为主症。

中医病名的命名尚存在一些问题，如有些病名的定义欠确切，内涵与外延不够清晰；对病、证、症概念的认识不够统一，至今仍有争议；存在一病多名或多病一名的现象；有的病名实为病类概念等。这些问题提示，中医病名标准化研究亟待加强。

（2）因病识证，严守"四要"："因病识证"即是认证识证的过程。证候，是疾病发生和演变过程中某阶段本质的反映，它以一组相关的症状，不同程度地揭示病因、病机、病位、病性、病势、邪正关系等。证虽然是由症状组成的，但它不是若干症状的简单相加，而是透过现象分析其内在联系，从而揭示疾病的本质。因而，"证"比"症"更全面、更深刻、更正确地揭示了疾病的本质。辨证名就是确定辨证的最后结论。因此，证名诊断就是用规范性术语高度、准确地概括疾病现阶段的病机类型。辨证名要严格遵守以下四个要点。

一要病证结合，辨析异同：疾病的证型，从纵向看，同一疾病在不同的发展阶段，可以表现出不同的证型；从横向看，不同的疾病在其发展过程中又可表现出同样的证型，而且具有一定的规律性，如脾胃系诸多的疾病中皆可出现"脾胃气虚"证，而诸多的情志内伤疾病中皆可出现"肝气郁结"证。故病证结合，辨析"病""证"之异同，就是"同病异治"或"异病同治"的理论依据。

二要辨析病程，动态观察：辨"证"是一个动态的过程，"证名"随着病程的延长、证候的变化而变化。故要对证候进行动态观察，如"胁痛"一病，若发病初期表现为以胁肋胀痛为特征的"肝气郁结证"，病程日久，以胁肋刺痛为主时，则转化为"气滞血瘀证"。再如"咳嗽"，初起为上气咳逆阵作、咳时面赤的"肝火犯肺证"，日久则可转变为干咳、咳声短促的"肺阴亏耗证"。

三要辨兼夹证，勿囿分型：疑难病往往数证兼夹、复合，如"阴虚夹湿证""痰瘀互结证""脾肺气虚，痰郁化热证""肝肾阴虚，湿热下注证"等。若拘泥于"辨证分型"，在数证兼夹、复合时就难以做出证名诊断，故应根据证候的实际，概括为正确、规范的证名。

四要严守规范，统一证名：长期以来，对"证名"的诊断不够统一，如"脾胃虚弱"这一证名就不够规范，因为脾胃气虚、脾胃虚寒、中气下陷、脾胃阴虚四证皆属于"脾胃虚弱"，此四证的证候表现及理、法、方、药不尽相同，若皆以"脾胃虚弱"证名诊断，则无临证基本功可言，而疗效也无从谈起。类似情况较为多见，故证名诊断务必规范，不可独出心裁，可参照中华人民共和国国家标准《中医临床诊疗术语》或历版权威《中医诊断学》《中医内科学》等相关教材。

（二）论治法则，纲举目张

先父认为，"论"的过程贯穿于理、法、方、药的各个环节，包括治则、治法、选方、遣药等具体内容。因此，对论治的过程，其往往突出以下三个重点。

1. 重视分期论治

在疾病的发展变化过程中，由于邪正盛衰、阴阳消长等病理因素，使疾病往往处于传变阶段与相对稳定阶段。疾病的阶段性，不仅能反映出病情的轻重、病势的进退，还能揭示出病机的变化，进而作为分期论治的依据。对外感病证的分期论治，由于外感病证的初期阶段，病位较浅，当从表治，并结合体质的强弱，而灵活运用汗法；中期阶段，既可表解而愈，又可发为入里之变，故当观其脉证，随证治之；后期阶段，邪气渐衰，正气未复，治当扶正以祛邪，或祛邪以扶正，俾邪去正复，而获治愈。对内伤病证的分期论治，根据内伤病证的体质之别、久暂之分、缓急之异，而审视病程、病势等分期论治。如祛邪与扶正，孰先孰后，孰主孰次，妙在随机应变，庶不致贻误病机。一般而言，病之初起，正气尚强，无论病情轻重，用药宜猛不宜缓，以速祛其邪；病之中期，正气渐衰，当施以猛缓相济之药，方能中的；病程久延，正气渐亏，唯宜扶正为主，俟正气充足，邪气自除，此时用药万勿猛烈，须缓图而不可急攻。清代程国彭所著《医学心悟》中分期治疗积聚的经验，堪称范例，对指导内伤病的分期论治，具有很高的借鉴价值。

2. 治法通常达变

治法有常法和变法之别。所谓"常法"，是指在论治中运用针对性很强的常用治法，如辛温解表、辛凉解表、清暑解表等具体治法皆是常法。所谓"变法"，是指针对患者的体质、兼症、宿疾等情况，在运用常法的基础上，针对病证的变化而对常法予以变通应用，故临证选用具体治法时，应知常达变。如治疗血瘀证，用"活血化瘀法"治疗是其"常法"，但在血瘀证形成和发展过程中，由于病因、体质、病程等的不同，临床往往有寒凝血瘀、热壅血瘀、气滞血瘀、气虚血瘀、阴虚血瘀、阳虚血瘀等不同之证，而治疗上采取的散寒化瘀、清热化瘀、理气化瘀、补气化瘀、育阴化瘀、温阳化瘀等相应治法，即为活血化瘀法的"变法"。具体治法的多样性，是中医学宝库瑰丽丰富的体现。清代医家宝辉所著《医医小草·精义汇通》文字十分精炼，意在补治法之偏，也是临床用药的警示语，颇具临床指导意义，可资临床参考。

3.组方机圆法活

先父临证组方机圆法活，多从以下三个方面入手。

首先是依法统方，根据"方从法出，法随证立"的逻辑关系，突出以下三个重点。①明辨方剂作用异同。如降气方剂，临证常用的有四磨饮、四七汤、苏子降气汤、旋覆代赭汤、橘皮竹茹汤、丁香柿蒂汤、大半夏汤、定喘汤等，由于气逆病既有肝、肺、胃气逆之别，虚实、寒热之分，又有兼痰热、寒饮等的不同。因此，以上方剂虽同属一类，但配伍特点各异，其主治功用亦不同，故在选方时，当同中求异，务使其切合治法。②辨证结合辨病选方。证型虽然相同或相近，由于疾病不同而用方各异。如同属于肝气郁滞证，但在呕吐、胁痛、泄泻、便秘、聚证等不同疾病中，由于病位、病机不尽相同而分别选用四七汤、柴胡疏肝散、痛泻要方、六磨汤、逍遥散。③注重方药的相关注意事项。如胸痹证用薤白，但气虚者应慎用；阴虚证宜用麦冬，若有痰则应慎用；血虚证宜用当归，如大便溏则应慎用。

其次是对君臣佐使的具体运用，重视针对证候的主要因素和次要因素、发病的主要环节和次要环节等方面选药配伍。

再次是善于根据药性理论配伍：①相辅相成的配伍，将功效性能相似的药物同用，以增强药效。如大黄配芒硝，泻火通便；石膏配知母，清热泻火；附子配干姜，回阳温中；乳香配没药，化瘀止痛。②性味相异的配伍，以提高主药的疗效。如酸甘化阴，辛甘化阳，辛开苦降。③功效相异的配伍，以标本兼顾。如益气补血、理气活血、益气活血、解表清里。④相反相成的配伍，将性能相反的药物配伍同用，以适应复杂多变病情的需要，或降低某些药物的毒副作用，以提高疗效。如补泻兼施、寒热同用、

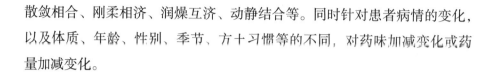

散敛相合、刚柔相济、润燥互济、动静结合等。同时针对患者病情的变化，以及体质、年龄、性别、季节、方十习惯等的不同，对药味加减变化或药量加减变化。

二、从"和中"论治疑难病学术思想

"和中"法属于"八法"中"和法"的范畴，和法含有调和或和解之意，即戴天章《广温疫论》所谓"寒热并用之谓和，补泻合剂之谓和，表里双解之谓和，平其亢厉之谓和"。可见，和法是一种无明显寒热补泻之偏，性质平和，全面兼顾，既能祛除病邪，又能调整脏腑功能的治法。和法具有脏腑、气血、表里、上下、三焦等多病位调和，或阴阳、寒热、虚实等多病性调和的作用。显然，和法既不同于汗、吐、下、清、消之法专主攻邪，亦不同于温、补之法的专主扶正，而是重在"调和"与"和解"。至于《伤寒论》中对某些经过汗、吐、下，或自行吐利而余邪未解的病证，运用缓剂或峻剂小量分服，使余邪尽除而不重伤其正的，亦称为和法，属广义和法的范畴。

《素问·至真要大论》提出的"谨察阴阳所在而调之，以平为期"，体现了中医学调节阴阳的整体治疗观，以"调之"为原则，"以平为期"是目的。张仲景恪守经旨，论治内伤诸疾，十分重视"调和"法的运用，其在《金匮要略》中论治虚劳病，也是立足调和，寓补于调。如小建中汤治疗中焦虚寒所致的腹中拘急疼痛，仍以调理脾胃与和里缓急并用，使脾胃得健，气血调和，营卫相贯，其痛自止。和法的应用范围较广，从脾为后天之本、气血生化之源，"脾胃内伤，百病由生""治脾胃以安五脏""四季脾旺不受邪"等理论出发，治病首当重视调和脾胃。脾为太阴湿土，胃为阳明燥土，脾宜升则健，胃宜降则和，脾胃升降是脏腑气机升降之枢纽。脾胃在生理上升降相因，纳化相助，燥湿相济，阴阳调和。在病理情况下，无论外感还是内伤，无论脾胃自病还是他脏影响，均可损伤脾胃。脾胃病的主要病理变化是纳运、升降、阴阳、气血功能的失调。调和脾胃之法，包括调纳运、调升降、调润燥、调阴阳、调寒热、调虚实、调气血、调表里、调上下、调三焦等方面，其中以调升降尤为关键。尤其是疑难病的脾胃功能多已受伤，临床常表现为各种与脾胃相关的证候，并易于表里相兼，虚实互见，寒热错杂。因此，对于各种疑难病的治疗，理当从调和脾胃之"和中"入手。

如临床对肠易激综合征的治疗，其病位在脾胃，与肝肾密切相关，而且可相互为病。其病因既有外感时邪，亦有饮食不节、情志失调、脾胃素虚等。外感、内伤诸因皆可伤及脾胃，使其纳化失调，气机阻滞，大肠传导失司，而致腹痛、泄泻或便秘。情志失调是引起本病的重要因素，脾胃素虚乃引发本病的病理基础。其病机演变尽管复杂多变，但其病理性质不外寒、热、虚、实四端。概而言之，实为邪气郁滞，不通则痛，或湿盛伤脾而为泄泻，或邪气内结而为便秘；虚为中气不足，气血不能荣养而腹痛，或脾虚健运无权而为泄泻，或气血阴阳亏虚，大肠传导失司而为便秘。四者往往相互错杂，或寒热交错，或虚实夹杂，或为虚寒，或为实热，亦可互为因果，互相转化。故对其治疗绝不能局限于"补"，而应首重调和脾胃。淡渗、升提、清凉、疏利、酸敛、甘缓、燥脾、收涩、固肾等法，视其证情，或一法独进、或数法合施。同时还应准确把握"通法"的灵活应用，若以腹痛为主者，当辨其偏实、偏虚、在气、在血，而选用温通、健脾、理气、化瘀等法。若以泄泻为主者，先父认为："久泻亦肠间病，肠为腑属阳，腑病多滞多实，故久泻多有滞，滞不除则泻不止。"其中属实证者，治疗仍当以"通"为主，辛开苦降、化瘀通络、健脾导滞、攻逐水饮等法，可随证而施。若以便秘为主者，通下法虽然是治疗便秘的常法，但应在辨证论治原则指导下选用寒下、温下、润下之法，或伍以益气、养血、益肾等法。如此立法遣药，虽不言"和"而"和法"自在其中了。

（一）"和中"以治痰瘀虚

痰、瘀、虚及其互患系疑难病的重要病理基础，其病机复杂，涉及多脏腑、多证候。三者以虚为本，以痰瘀为标，本虚而标实，痰瘀既是病理产物又是致病因子，在疑难病的发生、发展、转归中均起着重要作用。痰与瘀的病理变化，异流而同源，痰来自津，瘀本乎血。生理上"津血同源"，病理上"痰瘀相关"。从脾胃为后天之本、主运化水湿、主升清降浊、主统血，以及"津血同源"等理论分析，结合对某些疑难病的临床观察，提示痰、瘀的形成多与脾虚有关。

先谈"和中"以治痰。"脾为生痰之源"。脾为太阴湿土，居中州而主运化，其性喜燥恶湿，故湿盛脾必困，脾虚易生湿，湿聚则为痰。其病因多端，外感六淫、内伤七情、饮食劳逸等均可伤脾，使水津失布而酿成痰湿。即《症因脉治》所谓："坐卧卑湿，或冲风冒雨，则湿气袭人，内与身中之水液交凝积聚。"痰的形成也离不乎肾，肾阳虚则气化失司，使水液停聚而为痰，肾阳不能温煦脾阳，则脾阳更虚，而痰益甚。故张景岳指出："痰之化无不在脾，痰之本无不在肾。"（《景岳全书》）湿邪滞于中焦，则脾运不健，气机受阻；而气不布津，则反易停痰积饮，故痰的形成与脾胃气机升降密切相关。《济生方·痰饮论治》曰："人之气道贵乎顺，顺则津液流通，决无痰饮之患。一失其宜，则气道闭塞，停饮聚于膈上，结而成痰。"此"气道闭塞"当与脾胃气机升降失常有关。不唯如此，而痰随气升降，内而脏腑，外而经络，遍及全身，无处不到，症状复杂，故有"百病皆由痰作祟"之说。如痰湿犯肺，致肺失宣降，则咳嗽、喘促；停胃令胃失和降，则脘痞、呕吐；阻于胸胁，气机不畅，则胁胀、胸闷；滞于经络，则肢体麻木、疼痛；留注肌肉，则肢体困重；痰阻脑络，则头晕目眩，甚或痴呆；痰阻心脉，则胸闷心悸；结于咽喉，则如物梗塞，吐之不出，咽之不下。其病理变化多端，常与他邪相兼，形成风痰、浊痰、瘀痰、痰热、寒痰等，而致病无穷，顽固难愈，故有"顽症多痰"之说。

治痰之要在"和中"，并关系到治肾。如《明医杂著》谓："痰之本，水也，源于肾；痰之动，湿也，主于脾。"朱丹溪倡理脾之说："脾气者，人身健运之阳气，如天之有日也，阴凝四塞者，日失其所，理脾则如烈日当空，痰浊阴凝自散。"而"脾家之痰，则有虚有实，如湿滞太过者，脾之实也"（《景岳全书》），常用苦温燥湿之平胃散、清热利湿之四妙散、燥湿化痰之二陈汤等，以治脾之实痰；若"土衰不能制水者，脾之虚也"（《景岳全书》），常用健脾化湿之六君子汤等，"使脾强胃健如少壮者流，则随食随化，皆成血气，焉得留而为痰"。此乃"和中"治痰之原则提示，临证当灵活变通。如对脑卒中的治疗，其病位在脑，可涉及诸多脏腑、经络，属于本虚标实之证，心、肝、脾、肾亏虚为致病之本，风、火、痰、瘀为发病之标。痰浊常为发病之先导，患者多有高血压病史，痰象常较显著，继则痰滞而血瘀，血瘀而痰滞，因果互相为患。故注重从痰论治，切断病源，则可避免病情的发展，并且提高疗效。正如《丹溪心法·中风》所云："中风大率主血虚有痰，治痰为先，次养血行血。或属虚，挟火与湿，又须分气虚血虚。半身不遂，大率多痰，在左属死血瘀血，在右属痰有热，并气虚。"其急性期多以标实为主，风、火、痰、瘀互见。风邪致病主要表现在发病的初期阶段，即"风病入络"。随着病情的发展，痰、火、瘀之象渐显，痰热阻滞中焦，浊邪不降，腑气不通，而成痰热腑实证，治宜星蒌承气汤加减，以涤痰通腑开窍，化瘀通络，平肝潜阳；若痰热渐去，腑气得通则转为痰瘀痹阻脉络证，治宜涤痰汤加减，以健脾化痰，祛瘀通络。抑或风痰渐去，本虚之象渐显，病情稳定，则成气虚血瘀证或阴虚风动证，而以前者居多，治宜补阳还五汤加减，以益气活血，化瘀通络。

其次谈"和中"以治瘀。瘀血是疑难病发生发展的关键环节，具有广泛的致病性。气滞、寒凝、热壅、湿聚、痰阻、气虚、血少、阳衰、津亏、外伤等均可致瘀，或成为瘀血的诱发因素。其中脾气虚弱是"久病多瘀"的重要病理基础，脾气虚则气血生化乏源，血失其帅而易致瘀；脾气虚则血失统摄，离经之血易致瘀；脾气虚则湿聚、痰阻，气血不和而易致瘀等。若从"脾胃内伤，百病由生"的角度分析，其他脏腑的病变致瘀亦无不关乎脾胃。从治疗的角度而言，逐瘀过猛无不损伤脾胃，脾胃气虚则瘀阻益甚；而欲有效活血化瘀，必以健脾益气为前提，方无化瘀伤正之虞，从而有效化瘀，否则胃气一败，百药难施。形成瘀血的病因不一，病位各异，其临床表现各具特征，可根据不同证型选方用药。《金匮要略》治疗经络之瘀血以通经活络为主，治疗离经之血以攻下瘀血为主，颇具指导意义。

再次谈"和中"以治虚。疑难病之"虚"，多为年老体弱，或久病致虚，或因实致虚，但每多虚实夹杂，"虚实相因"为患。故《临证指南医案》云："治病固当审乎虚实，更当察其虚中有实，实中有虚。"虚中夹实者，以虚证为主兼见实证；实中夹虚者，以实证为主兼见虚证。随着病程的延长，虚实之主次往往处于动态变化之中，临证应权衡虚实的因果、主次、轻重、缓急，从而使治有主从。自李东垣首创"治脾胃以安五脏"之说以降，历代医家理虚都非常重视脾胃，其他脏腑的虚证，每从脾胃着手，意在使脾胃健，则谷气充旺，可令五脏皆安。

"脾以运为健，胃以通为补"，所以调补脾胃，宜平补、运补，不宜峻补、呆补。也可据其虚实之主次，或扶正为主，扶正以祛邪；或祛邪为主，祛邪以扶正。如肝之"积块"的形成，具有"壮人无积，虚人则有之"的特点，故古代医家力倡"养正则积自除"。《金匮要略》更具体地指出"见肝之病，知肝传脾，当先实脾"。因此，补气健脾一法应贯穿其治疗的始终，尤其"积块"渐久而中气大伤者，治不宜攻，否则愈攻愈虚，只宜专培脾胃以固其本，或施以攻补兼施之法。"攻补之宜"还当于孰缓孰急中求之。若以实证为主，则应着重祛邪治标，根据具体病情，灵活选用行气、化瘀、利水之剂。若腹水严重，亦常酌情暂行攻逐，同时辅以补虚；若以虚证为主则应侧重扶正补虚，视证候之异，健脾、温肾、滋养肝肾等法，或一独进，或数法合施，并兼顾祛邪。再如脾气虚弱，痰蒙心窍之心悸，治重健脾，俾脾气健则心气旺，痰浊化则气血畅，不治心而心悸自安。《素问·玉机真脏论》所谓"五脏相通，移皆有次"即为此义。

（二）"和中"以治寒热毒

运用"和中"法治疗疑难病之寒热、邪毒，主要系指寒热错杂和"内毒"而言。寒热错杂证是临床常见的复杂证候，在疑难病中更为多见，病情难以把握，治疗棘手。《伤寒论》开寒热错杂证辨证论治之先河，涉及的方剂有半夏泻心汤、附子泻心汤、甘草泻心汤、黄连汤、乌梅丸、干姜黄芩黄连人参汤、麻黄升麻汤等。其形成多与伤寒误下，重伤脾阳，邪陷中焦，脾胃不和，升降失常，气机痞塞有关。无论缘于外感，抑或始于内伤，均责在脾胃纳运失司，升降失序，燥润失常。其证虽有脾寒胃热、脾寒肝热、肝寒胃热、上寒下热、上热下寒等的不同，然病机总以脾胃升降失序为关键。治疗上自当以辛开苦降，调和脾胃法为主，若徒用苦寒清热则更伤脾阳，致邪恋不解，徒用温燥则反易助热。苦辛合用，取其味辛能通能开，味苦能泻能降。如此配伍，则泻中寓开，通而能降，而辛开无劫阴之弊，苦降无损阳之害，相得益彰，共奏温阳泄热，补虚泻实，顺应脾胃升降，恢复中焦气机斡旋之功。对辛开苦降法的具体运用，又当详察脾胃升降失调之主次，细辨气郁、食滞、湿困、痰阻、血瘀等兼证之不同，审明气、血、阴、阳偏虚之各异，权衡在脾在胃之偏重，随证配合相应治法。如对休息痢的治疗，其病因复杂，不只是肠腑局部的病变，与脾、肝、肾密切相关，病初多以湿热内蕴之标实为主，久则伤及脾肾，累及阴阳，由实转虚，又因虚致实，从而形成了本虚标实、寒热错杂的病机特点。脾阳亏虚为发病之本，湿热蕴结为发病之标，血瘀为局部之病理变化。无论初病或久病，在活动期的病机特点皆以标实为主，治疗关键在于祛邪，以先从标治，通其腑，行其滞，而取效更为迅捷，故往往予附子泻心汤合芍药汤化裁。其中附子泻心汤"和中"以治寒热之妙在于，"按此证，邪热有余而正阳不足，设治邪而遗正，则恶寒益甚，或补阳而遗热，则痞满愈增。此方寒热补泻并投互治，诚不得已之苦心，然使无法以制之，鲜不混而无功矣。方以麻沸汤渍寒药，别煮附子取汁，合和与服，则寒热异其气，生熟异其性，药虽同行，而功则各奏，乃先圣之妙用也。"（《伤寒贯珠集》）予寒热并用法治疗休息痢，先父明确提出："俟便次大减，黏冻、脓血俱除，始佐入补气益胃之品，祛邪而不伤正，扶正而不恋邪，以收全功。"（《古今名医临证金鉴·腹泻痢疾卷》）对标实证的治疗，虽不避寒凉之品，但燥湿清热之品不可太过，应同时顾护脾胃。脾气的盛衰是本病形成和预后的病机关键，活动期祛邪时勿过用伤脾，缓解期扶正而勿恋邪。对于久病不愈，大便次数较多，或滑脱不禁者，应适时伍用涩肠止泻，温补固摄之法。

　　疑难病从"毒"论治，多指"内毒"而言，而常需从调和中焦脾胃入手。"毒"在中医学文献中含义很广，如《素问·刺法论》曰："余闻五疫之至，皆相染易，无问大小，病状相似……不相染者，正气存内，邪不可干，避其毒气……"认为毒乃"疫毒"。《金匮要略》有"阳毒""阴毒"的记载，晋代王叔和尚有"寒毒"之说，金元时期刘完素将邪热偏盛谓之为毒。疫毒、火热毒、六淫化毒、药毒等皆属于"外毒"。清代医家尤在泾所著《金匮要略心典》认为："毒者，邪气蕴结不解之谓。"喻嘉言提出："病久不解，可蕴结成毒。"可见，中医学的"毒"是一个与病因、病机、病名等相关的综合概念，涉及临床各科的许多疾病。"毒"作为一种病因，古代多用于阐释温病和外科之痈疽疮疡。当今随着对"毒"认识的不断加深，诸多内科疾病的病因及病变过程均与毒邪有关，毒邪不仅是疑难病的致病因素，也是不少疑难病难以治愈的关键所在。"病久不解，可蕴结成毒"属于内生之毒，"内毒"常以内伤杂病为基础多由诸邪蓄积、胶结壅滞而致，毒邪既是疑难病之果，又是加重原发病的原因。

不论内伤七情、饮食，抑或劳逸失度，均可损伤脾胃，使脾胃升降失调，纳化失常，燥湿失济，水反为湿，谷反为滞，停痰积饮，清浊壅滞，入络及血，日久皆可"蕴结成毒"，从而加重病情，使气机升降更为逆乱。尽管"病久不解，可蕴结成毒"的成因、病机十分复杂，但脾胃升降失调，清浊壅滞多为病机共性，或为主要方面。因此，治疗以内伤为主的疑难病，必须以辨证论治为指导，以调和脾胃升降最为关键，率不可盲目"以毒攻毒"。俾脾胃升降之枢得复，气机通畅，则纳化常，出入调，清气升，浊气降，生化有源，邪有出路，以平为安。调脾气之升，贵在顺其"以升为健""以运为补""喜燥恶湿"之特性。如脾失健运，湿困中焦者，燥湿健脾以降浊；脾虚不运，清气在下者，益气健脾以升清。用药总以轻疏灵动为主，慎用滋腻呆补。调胃气之降，重在顺其"以降为顺""以通为补""喜润恶燥"之特性。如肝气犯胃者，疏肝理气以通降；腑气壅滞者，行气导滞以通降；食滞胃脘者，消食导滞以通降；实热客胃者，清胃泄热以通降；瘀阻胃络者，活血化瘀以通降；胃阴亏虚者，滋阴益胃以润降。务求以升复降，以降助运，脾胃同调，升降相因，清升浊降，而祛邪毒。

（三）"和中"以治气血悖

气血是人体脏腑、经络等组织器官功能活动的物质基础，而气血的生成与运行又依赖于脏腑的功能活动。因此，脏腑发病必然会影响到全身的气血，而气血的病变也必然影响到脏腑。气血的病理变化总是通过脏腑生理功能的异常而反映出来。所以在病理情况下，气病必及血，血病亦及气，其中尤以气病及血为多见，故《素问·举痛论》说："百病生于气也。"《仁斋直指方论》进一步指出："盖气者，血之帅也，气行则血行，气止则血止，气温则血滑，气寒则血凝，气有一息之不运，则血有一息之不行。"说明气血冲和，百病不生，气血不和，百病乃变化而生。疑难病的病机虽然错综复杂，但大多涉及气血失调。气多由诸邪蓄积、胶结壅滞而致，毒邪既是疑难病之果，又是加重原发病的原因。不论内伤七情、饮食及劳逸失度，均可损伤脾胃，使脾胃升降失调，纳化失常，燥湿失济，水反为湿，谷反为滞，停痰积饮，清浊壅滞，入络及血，日久皆可"蕴结成毒"，从而加重病情，使气机升降更为逆乱。尽管"病久不解，可蕴结成毒"的成因、病机十分复杂，但脾胃升降失调，清浊壅滞多为病机共性，或为主要方面。因此，治疗以内伤为主的疑难病，必须以辨证论治为指导，以调和脾胃升降最为关键，率不可盲目"以毒攻毒"。俾脾胃升降之枢得复，气机通畅，则纳化常，出入调，清气升，浊气降。气的运行失常主要包括气滞、气逆、气陷、气闭或气脱等病理状态。血的失常主要为血的生化不足，或耗伤太过而形成的血虚病理状态，或血的运行失常而导致的血瘀、血热、血溢等病理变化。生理情况下气属于阳，血属于阴，气血阴阳相随、相互依存、相互为用。故在病理情况下不论因邪盛，抑或因正虚，或因失治误治，必致气血同病，而表现为气滞血瘀、气不摄血、气随血脱、气血两虚等。

气血失调证的治疗应补其不足，损其有余。或从气治，或从血治，或气血同治，其中要立足于一个"和"字，通过调和气血而安脏腑，以达到"疏其血气，令其条达而致和平"为目的。气血失调证不论其偏虚、偏实，皆当重视"和中"。因脾胃为后天之本，气血生化之源，尤其是对偏虚者，应充分重视调补脾胃，以助生化之源；而偏实者，用理气、化瘀诸药治之，多有伤正之弊，故亦当祛邪与健脾并用而"和中"，以防伤正。而且气血失调证大多虚实夹杂，"和中"尤当虚实兼顾，并权衡健脾与祛邪之主次。治疗气血失调的实证，当重视调和脾胃气机升降。因脾胃为气机升降之枢，若脾气失健而不升，胃气失和而不降，气机壅滞中焦，清浊相干，极易造成气滞湿阻、痰气郁结、气滞血瘀、痰瘀互结等，日久则正气受损，从而症状错综复杂，虚实相兼，通过调和脾胃气机升降多可防其病情发展，并有助于提高疗效。如辛开苦降法治疗湿热胃痛，桔梗配泽泻治疗气滞湿阻癃闭，葛根伍枳壳治疗湿困中焦泄泻，苏叶黄连汤治疗妊娠恶阻、关格呕吐等，皆属于升降脾胃气机法的具体运用。

（四）"和中"尚需调体质

体质与健康、疾病的关系密切，不同病理体质在很大程度上决定着疾病的发生发展及预后转归上的差异。病理体质对形成不同的"病"和"证"有着重要影响，体质因素和证共同反映着人体的病理状态。故中医临床将识别体质状况视为辨证的前提和重要依据，中医学的同病异治与异病同治也是多以体质为基础的，可见体质辨识和辨证论治关系密切。

体质禀赋于先天，充养于后天。体质的健壮，依赖脾胃化生之气血源源不断地温煦、濡养，故谓之"脾胃为后天之本"。因此，脾胃与体质有密切关系。同时，体质的阶段性变化亦关系到脾胃功能的盛衰，如外感六淫、内伤情志、饮食、劳倦等皆易损伤脾胃，日久形成脾胃气虚体质，其往往是其他病理体质形成的基础。而通过调理脾胃又可以改善脾胃气虚体质。再如原发性痛经多见于青少年月经初潮期，此期体质的阶段性变化有其显著特点，即肾气初盛，天癸初至，尚处于未完全成熟阶段，在经期或经后，精血更虚，胞宫、胞脉易失于濡养。而肾为先天之本，胞脉系于肾，"女子以血为本"，脾胃为气血生化之源。因此在治疗上要"因体治宜"，既重视温肾养血，也要兼调脾胃，滋其化源。

疾病的形成、发展变化及预后与不同病理体质密切相关。如《灵枢·百病始生》指出："风雨寒热，不得虚，邪不能独伤人，卒然逢疾风暴雨而不病者，盖无虚，故邪不能独伤人。此必因虚邪之风，与其身形，两虚相得，乃客其形。"强调体质强弱是外感病是否发病的关键。感邪后邪气的寒化、热化也与体质阴阳的偏盛偏衰密切相关，即《医宗金鉴》所云："人感邪气虽一，因其形脏不同，或从寒化，或从热化，或从虚化，或从实化，故多端不齐也。"章虚谷于《医门棒喝》进一步强调说："六气之邪，有阴阳不同，其伤人也，又随人身阴阳的强弱变化而为病。"内伤杂病的形成，体质同样具有决定意义，如《素问·经脉别论》所谓"勇者气行则已，怯者则着而为病"，即属此意。不同体质类型既是立法用药的重要依据，也是制定个体化治疗方案，提高疗效的重要举措。《医学源流论·病同人异论》提出了据"病同而人异"论治的清晰思路，如谓："天下有同此一病，而治此则效，治彼则不效，且不惟无效而反有大害者，何也？则以病同而人异也。夫七情六淫之感不殊，而受感之人各殊，或气体有强弱，质性有阴阳，生长有南北，性情有刚柔，筋骨有坚脆，肢体有劳逸，年力有老少，奉养有膏粱藜藿之殊，心境有忧劳和乐之别，更加天时有寒暖之不同，受病有深浅之各异。一概施治，则病情虽中，而于人之气体迥乎相反，则利害也相反矣。故医者必细审其人之种种不同，而后轻重缓急、大小先后之法因之而定。"此说既强调了辨体质的重要性，又提出了治疗原则的个体化特点，颇有临床借鉴价值。如阴虚质宜甘寒、咸寒清润，忌辛香温散、苦寒沉降，饮食又当避辛辣；阳虚质宜益火温补，忌苦寒泻火；气郁质宜疏肝理气，忌燥热滋补；湿热质宜辛开苦降，忌刚燥温热或甜腻柔润；气虚质宜补中益气，忌耗散克伐；痰湿质宜健脾化痰，忌阴柔滋补；血瘀质宜疏通血气，忌固涩收敛等。其中尤应重视调和脾胃，顾护胃气，俾祛邪而不伤正，"治脾胃以安五脏"。

疑难病的发病和病理演变与脾胃的关系尤为密切，故"和中"在疑难病的治疗中更具有重要意义。如随着人们生活水平的不断提高，与生活方式、饮食习惯有关的痰湿体质日渐增多。其病因多由饮食失调，或长期食欲亢进，或偏食膏粱厚味，或饮酒过多，加之运动偏少，以致脾失健运，运化转输无力，气机升降失常，水谷精微失于输布，则化为痰湿、膏浊，痰湿壅滞，反致气机运行不畅，渐成痰湿肥胖之躯。对此，《素问·奇病论》早有认识："此人必数食甘美而多肥也。"《脾胃论》亦谓："脾胃俱旺，则能食而肥……或食少而肥，虽肥而四肢不举，盖脾实而邪气盛也。"痰湿体质多属本虚标实，本虚多为脾气虚，或兼心肺肾气虚；标实为痰湿、膏浊蓄积，或兼食滞、气滞、血瘀、水湿等，临床常有偏于本虚、偏于标实之不同。随着病程的延长，本虚标实可互相转化，如食欲亢进，过食肥甘所致之痰湿、膏浊属实，但长期饮食不节，可损伤脾胃，致脾虚不运，甚至脾病及肾，导致脾肾两虚，从而由实证转为虚证；而脾虚日久，运化失常，湿浊内生，或土壅木郁，肝失疏泄，气滞血瘀，或脾病及肾，肾阳虚衰，不能化气行水，可致水湿、痰湿加重，从而由虚证转为实证或虚实夹杂证。各种病理产物之间也可发生相互转化，如痰湿久积，阻滞气血，可致气滞血瘀，或痰瘀互结；或痰、湿、气、瘀日久化热，而成郁热、痰热、湿热、瘀热。上述之病机特点，使许多疑难病与痰湿、膏浊如影随形，为患甚广。举凡西医学之代谢综合征、高血压病、冠心病、脑卒中、糖尿病、痛风、高脂血症、肥胖病、慢性胃炎、慢性结肠炎、梅尼埃病、颈椎病、体位性低血压、不孕、不育等，多数和痰湿体质相关。对其治疗，应在辨证、辨体质的基础上，针对其本虚标实的特点，当以补虚泻实为特色的"和中"为原则。既不能一味呆补，更不能一味攻伐。补虚常用健脾益气，脾病及肾，结合益气补肾；泻实常用化痰泻浊、消食导滞、清胃泻火等法，并视其兼症，合用理气、化瘀、利水、息风、通腑等法。其中化痰泻浊法是治疗痰湿体质的主要方法，应贯穿于治疗的全过程。病程日久，往往痰瘀互结，应重视治痰治瘀并举。痰、瘀常可化热，耗伤肝肾之阴，而阴虚阳亢，则可配合平肝潜阳法。

（五）"和中"务求阴阳平

"人之疾病，或在表，或在里，或为寒，或为热，或感于五运六气，或伤于脏腑经络，皆不外阴阳二气"（《类经》）失去相对平衡所致。故《黄帝内经》治疗疾病力倡以阴阳平衡为本。如《素问·阴阳应象大论》提出的"治病必求于本"，即指"本"于阴阳而言。结合《素问·生气通天论》所谓之"生之本，本于阴阳"来看，说明人体之脏腑气血，表里上下，皆本于阴阳。《素问·疏五过论》指出："圣人之治病也，必知天地阴阳，四时经纪……"意在强调治疗疾病，必须遵循天人相应规律，明确天地阴阳感应、四时气候变化对人体的影响。所以治病必须遵循自然规律，以调节生命体的阴阳平衡为根本。《素问·至真要大论》曰："谨察阴阳所在而调之，以平为期……"也体现了中医学调节阴阳的整体治疗观，临证当详细审察病变的阴阳属性，加以调和，以阴阳平衡为目的，用药万万不可过度。

据前所述，"和中"治则可广泛用于疑难病的治疗，但"和中"的最终目的是促进、恢复机体阴阳的平衡。如何通过"和中"以求得阴阳的平衡，是一个值得深究的问题。一般而言，在立法遣药中顺应脾胃的生理、病理特点，方能把握论治规律。脾胃同居中州，两者一表一里，脏腑相合，阴阳相配，燥湿相济，升降相因，相互为用。脾乃太阴湿土，胃乃阳明燥土，胃属戊土，脾属己土，戊阳己阴，阴阳之性有别。脏宜藏，腑宜通，脏腑之体用各异。故《临证指南医案》曰："太阴湿土，得阳始运；阳明阳土，得阴自安。以脾喜刚燥，胃喜柔润也。"在病理情况下，凡内伤饮食、劳倦，每易致太阴之阳受伤，脾失健运，而内不能运化水湿，外又易感时令之湿，则寒湿内生，气失斡旋，壅滞中宫，虚与湿、寒兼见。证如脘腹满闷，食后益甚，大便溏薄，手足不温，肢体倦怠，面色萎黄等，甚则脾不摄血而为崩漏、便血等。故其治疗当以温运中阳之法调和之，方选仲景理中汤为基础，寒湿偏盛者，合平胃散，以燥湿散寒；湿热偏盛者，合半夏泻心汤，以辛开苦降；浊毒蕴积者，合升降散，以泄浊化毒；水泛肌肤者，合五苓散，以化气行水等。总之，治脾用药宜刚、宜燥，而慎用滋腻阴柔。但应注意脾胃的燥润相济，力求温脾阳而不燥伤胃阴，健脾益气而不呆滞胃气。同时，脾病湿易困，而且湿性重浊黏滞，易阻气机，故健脾祛湿宜配合理气，调其升降，俾气行则湿行。

阳明燥土为患，多为外邪客胃，饮食伤胃，肝气犯胃等，以致胃气变通为滞，由降反逆，而呕、痛、胀诸症作矣。其治疗常法，分别以良附丸温胃散寒，以保和丸消食导滞，以柴胡疏肝散疏肝和胃，其中以通、降之法为共性。邪气在胃，不论寒凝、食滞、肝郁皆易化热或伤阴。若胃火炽盛而见胃脘灼热疼痛、口干、口渴喜冷饮、消谷善饥、牙龈肿痛、大便秘结等症者，则急当通腑泄热以存阴；若胃阴亏虚而见胃脘隐痛、饥而不欲食、干呕呃逆或反胃、口燥咽干、大便干、舌质红少苔或无苔、脉细数等症者，又当养阴益胃，兼清余热。总之，治胃用药应遵循叶天士"宜凉、宜润、宜降、宜通"之说，而重在润降，凡辛香刚燥之品均非所宜。

脾胃病论治，临床多宗东垣，但李东垣详于升阳治脾，而略于润降治胃。叶天士师法东垣而不囿故步，治分脾、胃、阴、阳，重视五脏相关，用药有刚、柔、升、降。常法之外，又有变法，颇多创建，为后世治疗脾胃病开创了新的领域。尤其是唐容川《血证论·男女异同论》重视脾阴，认为："李东垣后，重脾胃者，但知宜补脾阳，而不知滋养脾阴。脾阳不足，水谷顽固不化，脾阴不足，水谷仍不化也。譬如釜中煮饭，釜底无火固不熟，釜中无水亦不熟也。"并列举了脾阴不足的多种表现，提出若脾阴一有不足，则损及他脏，变症丛生，从而使脾阴虚的理法方药臻于完备。由是足以说明，只有脾胃燥润相济，升降相因，纳化如常，才能使其气血充盛，阴阳平和，而顽病可愈。

对脾胃系疾患的治疗，从调理脾胃入手，固不待言。对其他疾病，不论外感、内伤，在辨证论治时，重视调理脾胃，燮理阴阳，对提高疗效仍具有重要意义。尤其是"诸病不愈，必寻到脾胃之中，方无一失。何以言之，脾胃一伤，四脏皆无生气，故疾病日多矣。万物从土而生，亦从土而归。补肾不若补脾，此之谓也。治病不愈，寻到脾胃而愈者甚多。"(《周慎斋遗书》)以外感病而言，如桂枝汤治疗太阳中风，《伤寒论》曰："太阳中风，阳浮而阴弱，阳浮者，热自发；阴弱者，汗自出，啬啬恶寒，淅淅恶风，翕翕发热，鼻鸣干呕者，桂枝汤主之。"此证为风邪袭表，卫强营弱，营卫失和所致。其中的"汗自出，啬啬恶寒，淅淅恶风"症状，就是"阳浮而阴弱"，阴阳失调的明证。故方用桂枝、生姜以辛甘化阳；以芍药、甘草、大枣，补脾胃，养营阴。药后啜热稀粥，意在以粥益养脾胃而助汗源。显然，该方系以调阴阳为核心，解肌祛风，调和营卫。

以内伤病而言，如《金匮要略》所论治的虚劳病，是一类十分复杂的疑难病。其病机特点主要为阴阳俱虚，寒热错杂，其中脾胃虚弱尤为显著。在治疗上，若徒温其阳，必燥伤阴液；徒滋其阴，必滞碍中阳。以致进一步伤及气血生化之源，而影响虚劳之康复。诚如裴兆期所云："今之不善补者，概用归、地、参、术、甘草、黄芪等类，皆甜腻壅膈之物，胃强尚可，胃弱者服之，不胀则泻，不泻则呕吐，而不能食矣。病不转加者，未之有也。"《金匮要略》的肾气丸乃典型的温阳与滋阴相配之方，仲景用其治疗"虚劳腰痛，少腹拘急，小便不利者"，其组方之要虽在于温补肾阳，但并非峻补元阳，而是将少量温补肾阳药与大队滋阴药相配，旨在于阴中求阳，少火生气。同时补泻兼施，寓泻于补，使其补而不滞。尤其是方中山药与茯苓、泽泻合用，既能健脾益气，又能渗湿利水，防滋阴药腻胃助湿。仲景如此配伍，虽未提及"和"，而"和中"之意自在其中。至于薯蓣丸，为治疗脏腑阴阳俱虚而感受外邪，缠绵不愈诸虚劳损的主方，方中以山药为主药，善于调理脾胃，补益肺气，并有平调阴阳，扶正祛邪之功，补阳而不燥，补阴而不腻，扶正而不留邪，祛邪而不伤正。仲景治疗疑难病，如此重视调理脾胃，燮理阴阳，时时注意顾护胃气，足资后世效法。

（六）"和中"尚需明治则

脾胃病论治，临床多宗东垣，但李东垣立法用药，偏于升阳治脾，而略于润降治胃。叶天士师法东垣而不囿故步，治分脾、胃、阴、阳，重视五脏相关，药有刚、柔、升、降。常法之外又有变法，颇多创见。其在《临证指南医案》中曾明言："太阴湿土，得阳始运；阳明阳土，得阴自安，以脾喜刚燥，胃喜柔润也……认清门路，寒热温凉以治之，未可但言火能生土而用热药。"这些见解，对今之脾胃病临床仍具有重要指导意义。依据脾胃的生理病理特点及整体恒动观，将其治疗原则归纳为升降、润燥、温清、消补和调治五脏数端，兹分述如下。

1.升降结合，相辅相成

脾胃为人体气机升降出入运动之枢纽，诚如《医学求是》所云："中气旺，则脾升而胃降，四象得以轮旋；中气败，则脾郁而胃逆，四象失其运行矣。"《证治汇补》亦云："五脏之精华，悉运于脾，脾旺则心肾相交。"故脾胃升降失常之变，不独表现于中焦，而且可波及他脏，变生多种病证。《未刻本叶氏医案》云："脾阳不主默运，胃腑不能宣达，疏脾降胃，令其升降为要。"并认为，只要"升降之机得宜，湿滞自宣，中脘自爽"。调治脾胃升降失常诸症，当权衡两者孰重孰轻，而抉择"升""降"之主从。若脾虚气陷，致久泻、脱肛、便血、虚坐努责、尿浊、癃闭、崩漏、胃缓、阴挺等，治当补气升阳，俾清升浊自降；脾胃内伤，升降失司，清浊相干，浊阴不降而呕吐、嗳气、呃逆，或津液不布，大肠燥结而便秘，脘腹胀满，当以降浊为主，稍佐升阳，以升助其降；气滞中焦，清浊壅塞，不得上下而胃痛、脘痞、眩晕、失眠、呕吐、泄泻等，治当和胃通腑，降气泄浊，俾浊降清自升；脾胃气虚，升降失常而心肾不交，阴阳失济，致惊悸、不得卧、卧不得安、梦遗等症者，治当补以甘温，调以升降，升阳为主，降浊为辅，以复其心肾相交、阴阳相济之常。总之，治脾之法，以升为主；调胃之法，以降为要；清浊相干者，当升清降浊；阻碍心肾交通者，当调脾胃，以沟通上下。由于阳升阴降是对立的统一，清阳的升发，有助于浊阴的下降；浊阴的下降，亦有利于清阳的升发。而脾胃升降失常，通常以脾阳不升为主要方面。故李东垣制方倡以升清阳为主，降浊阴为辅。

2.润燥相合，各得其宜

《临证指南医案》云："太阴湿土，得阳始运；阳明阳土，得阴自安，以脾喜刚燥，胃喜柔润也……"脾与胃，燥湿相济，阴阳相合，升降得宜，相辅相成。验诸临床，脾病多湿而治重温燥，胃病多燥而治重柔润。《医经余论》尤其重视脾胃阴阳、燥湿间的密切关系，如谓："脾之湿，每赖胃阳以运之；胃之燥，又借脾阴以和之，是二者有相需之用。"并进一步提出了"健脾宜升，通胃宜降。故治脾以燥药升之，所谓阳光照之也；治胃以润药降之，所谓雨露滋之也"的治疗法则。《素问·脏气法时论》曰："脾苦湿，急食苦以燥之。"故治疗湿盛困脾，总宜燥湿健脾，并结合湿邪阻滞部位之不同，随证治之。如湿蒙于上而眩晕、头痛、首重如裹、胸闷者，宜合风药胜湿透窍；湿滞于中，而脘闷、纳呆、呕逆、涎涌者，宜伍芳香化湿，理气行湿；湿注于下，而溺短、带下、濡泻、鹜溏者，宜配淡渗之品以渗利；湿泛肌表，而身重肢肿者，宜佐解表之品以宣散。对寒湿客于筋骨之间者，《时病论》则倡直温其经。润养胃阴之法，叶天士论之最详，从《临证指南医案》用药来看，不论何脏何腑损及胃阴，还是情志、六淫之火耗伤胃阴，叶氏皆以甘味为主治之。甘有"甘寒""甘平"等区别，借以润养胃阴，而通降得和。如胃虚肝风振起，眩晕呕吐者，不用刚燥制肝降逆之药，而"议养胃汁以息风"，俾"胃壮则肝犯自少"。失血伤阴之证，用药并非滋腻补血养血，而以"胃药从中镇补，使生气自充也"。肝阴不足，肝用太过，胃阴因之受伤者，则治用酸甘，取酸能制肝敛津，甘能令津还，以济阴益胃。胃主纳食，胃虚则重味难支，故用药剂量宜轻。叶氏还倡用食物中药（粳米、山药、扁豆、南枣、湘莲子、大麦仁、梨、蔗、蜜等），借谷气甘平益阴，醒脾开胃。阳明胃腑，以通为用，得降则和，故选药要有走有守，有动有静，达到润不腻滞，通不伤正。关于润胃燥和燥脾湿的关系，《医学问对》曾谆谆告诫："治湿常目在燥，治燥常目在湿。"意在示人润、燥既不可太过，亦不可拘泥于一端，应视具体证情，酌予兼顾。《医门法律》亦谓："脾胃者土也，土虽喜燥，然太燥则草木枯槁，水虽喜润，然太润则草木湿烂。是以补脾（胃）滋润之剂，务在燥湿相宜，随症加减焉耳。"

3. 温清并举，主次有别

脾胃脏腑相连，湿土同气。阳旺之躯，湿邪多从热化，归于阳明，阳明阳土，易伤阴津，往往积热、化火；阴盛之体，湿邪多从寒化，聚于太阴，太阴阴土，每见寒凝、浊滞。伤寒误下损伤脾胃，邪热乘虚内陷，水谷不化，气机升降失常，亦可致寒热互结于中，而见脘腹痞满、呕吐、心烦、肠鸣、下利等症。再者，由于脾胃为一身气机升降之枢纽，心火之下降，肾水之上升，皆赖脾胃从中斡旋。肝升胆降之理亦然。黄坤载说："肝气宜升，胆火宜降，然非脾气之上行则肝气不升，非胃气之下降则胆火不降。"因此，脾胃失和则既可见肝火上炎之心烦不寐，口苦咽干等热证表现，又可见下焦失于温煦之腹痛、泄泻等寒证表现。治疗脾胃寒热错杂证，不若单纯的寒证温之可除，单纯的热证清之可去，必温清兼用，寒温并调，方切病机。应针对病证寒、热之轻重，或寓清于温，或寓温于清，不可偏执一端。即使治疗单纯的热证或寒证，在清热或温阳方中，伍用少量性味相反的药物，可有反佐补偏，提高疗效之妙。仲景所创泻心汤类方，温清并用，甘苦兼施，是治疗脾胃寒热错杂的典型代表方，其组方法度，足资临床效仿。一是姜、夏辛开散痞，以温燥脾湿；一是芩、连苦降泄热，以清泻胃热；一是参、草、枣甘温益气，以补脾胃之虚。三者相合，使泻心汤类方具有寒热并调，虚实兼顾，脾胃同治之功。用治脾胃寒热互结诸症，功专力宏。

4. 消补兼顾，掌握分寸

脾胃虚弱，极易虚中夹滞，而成虚实错杂之证。因胃为传化之腑，以通为顺，以降为和，胃气通降，自能纳食传导。若胃虚失和，通降失常，则气、食壅滞为病。胃之不纳，可致脾虚不化；若脾虚运化无权，胃中水谷难化，亦可致其停积为患。诚如《诸病源候论》所云："胃受谷，而脾磨之，二气平调，则谷化而能食。若虚实不等，水谷不消，故令腹内虚胀，或泄，不能饮食……"脾虚宜补，食滞宜消。倘徒健脾而不消滞，则已积之滞难除；若徒消滞而不健脾，则脾气益伤，即使积滞暂去，犹有复积之虞。故当健脾消导，双管齐下，始能两全。脾胃同治，消补合施，关键在于掌握消补之分寸。若虚多实少，当补脾重于消导；实多虚少，则消导重于补脾。消法的范围较广，此专指消食导滞。食积为有形之邪，气、血、痰、火等易随之相继郁滞，故当配合相应治法。"补"有补气、补阴等之别，其与消食导滞法的具体运用，在本章第二节皆有专论，可联系互参，此不详述。

5. 调治五脏，以安脾胃

脾胃有病虽可波及他脏，而他脏有病鲜有不波及脾胃者。肝肾心肺的病理变化皆可影响脾胃而酿成疾病，其中尤其是肝肾最易损伤脾胃。叶天士云："土王四季之末，寒热温凉随时而用，故脾胃有心之脾胃，肺之脾胃，肝之脾胃，肾之脾胃。"张景岳则强调："脾胃有病，自宜治脾。然脾为土脏，灌溉四旁，是以五脏中皆有脾气，而脾胃中亦有五脏之气，此其互为相使，有可分而不可分在焉。故善治脾者能调五脏，即所以治脾胃也；能治脾胃而使食进胃强，即所以安五脏也。"（《景岳全书·论治脾胃》）此即脾胃病论治中整体观念的集中体现，值得重视。张景岳还例示了调五脏以治脾胃的具体运用，"如肝邪之犯脾者，肝脾俱实，单平肝气可也；肝强脾弱，舍肝而救脾可也。心邪之犯脾者，心火炽盛，清火可也；心火不足，补火以生脾可也。肺邪之犯脾者，肺气壅塞，当泄肺以苏脾之滞；肺气不足，当补肺以防脾之虚。肾邪之犯脾者，脾虚则水能反克，救脾为主；肾虚则启闭无权，壮肾为先。"这种整体调治的原则，对后世论治脾胃病产生了广泛而深远的影响，其不仅适用于治疗脾胃病，他脏之病的治疗亦应本此精神。

（七）"和中"尤需明治法

脾胃为患，见证殊多，而其治法亦繁，临床立法遣药，当以前述治则为指导，拟定针对性较强的治法，庶能提纲挈领。

1. 补气健脾法

适用于脾气虚弱，运化失常证。本法重在补虚助运，对邪盛伤脾，而运化失常者，则宜祛邪复运，不可盲目用补。临床但见面色萎黄，倦怠乏力，气短懒言，形体消瘦，脘腹胀满，食后不化，大便溏薄，或肢体水肿，舌淡苔白，脉弱者，即可运用本法。《医方考》云："诸脏腑百骸受气于脾胃而后能强。若脾胃一亏，则众体皆无以受气，日见羸弱矣。故治杂证者，宜以脾胃为主。"《名医方论》倡："气虚者，补之以甘。"宜选人参、党参、黄芪、白术、山药、白扁豆、炙甘草、大枣等药补气健脾。四君子汤、保元汤、参苓白术散等，皆体现了这一治法。脾主气，气贵流通，而补气之药多壅滞碍胃，故常需配伍少量醒脾行气的砂仁、木香、陈皮等，以调畅气机，使之补而不滞，收到更好的补气效果。如异功散、参苓白术散、香砂六君子汤分别伍用陈皮、砂仁、木香等，则变"守补"为"通补"，即补中有通，补而勿滞。脾虚不运，易于生湿，以致蓄积为患者，补气尚需配薏苡仁、茯苓、猪苓、泽泻等渗湿利水之品，使水湿下渗而脾运得健，以加强补益之功。脾虚食滞者，宜稍佐焦三仙、鸡内金、炒莱菔子等消导之品，俾补中寓消，相得益彰。脾虚血少者，应在健脾生血的前提下，配用少量补而不腻的养血药，如当归、川芎、夜交藤、炒酸枣仁等。"盖人之一身，以胃气为本，胃气旺，则五脏受荫；胃气伤，则百病丛生。故凡病久不愈。诸药不效者，惟有益胃……"（《名医方论》）

2. 温中健脾法

本法用于脾胃虚寒证，临床以脘腹冷痛，腹满时减，畏寒喜暖，手足不温，恶心呕吐，不思饮食，形瘦神疲，倦怠乏力，舌淡苔白，脉沉迟或沉细等为主要运用依据。《伤寒论后条辨》云："胃阳虚即中气失宰，膻中无发宣之用，六腑无洒陈之功，犹如釜薪失焰，故下致清谷，上失滋味，五脏凌夺，诸症所由来也。"故治必温补脾胃，俾阳复寒散，则五脏六腑皆以受气，而诸症自愈。宜选用干姜、高良姜、吴茱萸、蜀椒等温中散寒药，与党参、黄芪、白术等补气健脾药同用，组成温中健脾法，代表方如理中丸、小建中汤、大建中汤等。由于阳虚是气虚的进一步发展，"气虚之甚则阳虚"，故温阳必伍补气之品。脾虚及肺，卫外不固，而易感外寒者，可酌用桂枝、细辛、白芷等以解表散寒。阳虚阴盛，水湿难化，聚而成饮者，又当合半夏、茯苓、桂枝等以温阳化饮。各种慢性失血，但见脾胃虚寒之象者，则宜加炮姜、阿胶、白及、紫珠草等，组成温阳摄血止血法。病程久延，脾虚及肾，脾肾虚寒者，可与附子、巴戟天、补骨脂相伍，培补下焦真阳，而中焦阳气易复。鉴于本类药物性多温燥，易于助火，伤阴耗血，故阳虚而阴血又不足者，或阳事易举，梦遗失精之证，当慎用，或酌加固阴之品。

3. 升阳举陷法

本法用于中气虚弱，升降失常之证。脾不升清，则头晕目眩，少气懒言，脘痛腹胀，卧之则舒，小腹坠胀，站立更甚，呼吸短促，甚则清阳下陷，而致胃下垂、脱肛、便血，或久泻不愈，或子宫脱垂、崩漏、带下，或遗溺、癃闭；胃不降浊，则嗳气、呃逆、呕吐、脘胀纳差。不论以何者为主，必以脾气虚弱为共性，方可治之以本法。脾升胃降失常，则清阳易于下陷，而浊阴易于上逆，致浊阴在上，清阳在下而为病，治当补以甘温，调以升降，即在补气健脾的基础上，配伍柴胡、升麻、葛根、蔓荆子等升阳药物，共达升阳举陷之图。益气聪明汤、补中益气汤为本法的主要代表方。补中益气汤原方剂量偏小，临床应用有杯水车薪之感，可适当增量。方中黄芪补气兼能升阳，尤当重用。水不化气，小便不利者，加冬葵子、王不留行、小茴香，行少腹之气，助膀胱气化。气虚及阳，兼虚寒之象者，加干姜、肉桂，以温中扶阳。治疗脾胃升降失常，临床有"欲降先升，清升浊自降"，和"升清必先降浊，浊降则清阳自升"的不同见解。"升清"与"降浊"有相互促进作用当无疑义，然究竟以何者为主，以证候为凭，庶无偏弊。如李东垣制方，就有升多降少的升阳益胃汤，降多升少的通幽汤等的不同。

4. 滋阴养胃法

本法专为胃阴亏虚之证而设，此证多见于外感温热病、里实热证后期，以及平素胃阴亏虚者，以不饥少纳，渴思凉饮，口干咽燥，胃脘灼痛，时作干呕，肌燥熇热，尿少便结，舌质红少苔或无苔，脉细数等为主要适应证。《临证指南医案》云："胃为阳明之土，非阴柔不肯协和……""胃易燥"。不论何脏腑损及胃阴，皆当滋补，以复其阴液，药选沙参、玉竹、石斛、天花粉、玄参、麦冬、天冬、梨汁等，益胃汤、五汁安中饮、一贯煎等皆为本法的代表方。本类药物味甘阴柔，易呆滞脾胃，故宜少佐川楝子、枳壳、佛手、陈香橼等理气和胃而不辛燥伤阴的药物。如此"刚柔相济"，则滋阴而不腻胃，理气而不损阴，余热未尽者，加竹茹、石膏、知母以清之；阴虚而生内热，兼见低热心烦等症者，伍白薇、青蒿清其虚火；阴损及气，兼神疲食减，音低气馁，便秘或便溏者，选补气而不温热，益阴而不凉滞的黄精、山药、莲子肉、白扁豆、太子参等，以甘缓益胃；胃阴虚肝失所养，肝气偏盛，证兼胁痛、心烦、眩晕、脉弦者，配白芍、炙甘草、五味子、乌梅、木瓜等，以酸甘化阴。

5. 温中固涩法

本法适用于脾肾虚寒之泻痢日久，滑脱不禁等。临床但见泻痢日久，反复不已，泻下稀薄，夹杂黏冻，或夹暗紫血色，每逢疲劳，饮食不当，或受寒凉则发作加重，甚或滑泄难禁，脱肛不收，或虚坐努责，或五更泄泻，神疲乏力，脐腹隐隐冷痛，喜暖喜按，形寒畏冷，面黄少华，舌淡苔白，脉沉细弱无力等症者，均可用本法治之。《素问·至真要大论》云："散者收之。"《本草纲目》云："脱则散而不收，故用酸涩温平之药，以敛其耗散。"因此，本法除用固涩收敛的诃子、五味子、肉豆蔻、赤石脂、罂粟壳、五倍子、禹余粮、莲子肉、芡实等药外，还应配用党参、黄芪、白术、干姜、肉桂、附子、补骨脂等温补脾肾药。代表方剂如真人养脏汤、桃花汤等。倘久泻而脾虚气陷，脱肛少气者，配柴胡、升麻，升阳举陷；若积滞未尽者，可稍佐焦山楂、神曲、莱菔子等消积导滞之品；面色萎黄，心悸失眠者，加当归、阿胶、炒酸枣仁，以养血安神；妇女带下清稀，无臭味，日久不止，而身体日见瘦弱者，当以温中健脾药如与金樱子、芡实、白果、煅牡蛎、煅乌贼骨等收涩止带药同用。

6. 理气降逆法

本法用于中焦气滞，胃气上逆之证。以脘腹胀满或疼痛，心下痞硬，嗳气频频，不欲饮食，恶心呕吐，呃逆，大便不畅，舌苔薄白，脉弦等症为主。《医宗金鉴·删补名医方论》曰："夫人以气为本，气和则上下不失其度，运行不停其机，病从何生？若饮食不节，寒温不适，喜怒无常，忧思无度，使冲和之气升降失常，以致胃郁不思饮食，脾郁不消水谷……"治宗《沈氏尊生书》"气升当降，气逆当调"之旨，而立理气降逆法。宜选用厚朴、木香、砂仁、枳壳、枳实、苏梗、大腹皮、竹茹、旋覆花、代赭石、柿蒂等药，方如半夏厚朴汤、橘皮竹茹汤、厚朴温中汤等。临床所见，寒、湿、痰、食诸邪为导致脾胃气滞的主因，故本法的运用，既要考虑病性的寒热虚实，又要兼顾兼夹之邪。如属中焦寒凝气滞者，配干姜、高良姜、丁香、吴茱萸；湿阻气机者，伍藿香、白豆蔻、薏苡仁；痰气互滞者，加陈皮、半夏、茯苓、莱菔子；食滞气逆者，加焦三仙、鸡内金、槟榔等；脾虚气滞者，配白术、白扁豆、党参；热壅气滞者，伍大黄、黄连、石膏；气滞甚而体质壮实者，可暂配三棱、莪术等疏理药；脾胃虚弱与肝气郁滞每多相兼，即"木郁乘土""土壅木郁"之意，故本法常与疏肝理气法同用。本类方药多辛温香燥，走窜破泻，易伤津耗气，故当适可而止，勿使过剂。

7. 活血化瘀法

本法在脾胃疾病中运用颇广，如瘀血所致的胃痛、腹痛、吐血、便血、肌肤斑块紫暗、腹内积块、慢性低热、阴黄色晦、形体羸弱、肌肤甲错等，皆可用活血化瘀法治之。《素问·阴阳应象大论》载"血实者宜决之"。故治当以大黄、蒲黄、五灵脂、丹参、延胡索、乳香、没药、当归、桃仁、红花等活血化瘀药为主组方，代表方如丹参饮、失笑散、桃核承气汤、膈下逐瘀汤、少腹逐瘀汤等。瘀阻则气滞，气滞则血瘀，故活血化瘀方中需配伍一、二味理气药，以提高疗效。本法的运用规律，当根据病性的寒热虚实，以及病因、病位、体质之不同，配伍相应药物。若属寒凝血瘀者，配桂枝、麻黄、细辛、乌头；属热壅血瘀者，伍生地黄、紫草、牡丹皮、赤芍；属痰阻血瘀者，加陈皮、半夏、胆南星、白芥子；属气虚血瘀者，加党参、黄芪、白术、炙甘草；属阳虚血瘀者，加附子、肉桂、干姜、仙灵脾；瘀血内结，新血不生，而兼见血虚之象者，加枸杞子、熟首乌、当归、鸡血藤、白芍；痛久入络，顽固难愈者，加水蛭、地龙。活血化瘀药多有耗气伤血之弊，故凡病程较长，或体质虚弱而需久用本法者，皆当配伍益气养血之品，俾祛瘀而不伤正，以提高疗效。

8. 祛湿利水法

本法用于湿浊阻滞，脾胃失和之类的疾患。症见脘腹胀满，口淡乏味，不思饮食，泛恶欲吐，肠鸣泄泻，带下量多，肢体沉重或水肿，怠惰嗜卧，脚气湿烂，小便不利，苔白腻而厚，脉缓者，皆属本法的治疗范围。柯韵伯谓："《内经》以土运太过曰敦阜，其病腹满；不及曰卑监，其病留满痞塞……"（《名医方论》）若胃燥不及，不能助脾运湿，则湿邪易聚；湿盛困脾，运化失司，则湿浊益甚。宗《素问·至真要大论》"湿淫于内，治以苦热，佐以酸淡，以苦燥之，以淡泄之"之旨，立祛湿利水法。然湿有内、外之别，脾胃阳气有强弱之殊，而且湿邪常与他邪相合或转化，而为寒湿、湿热、风湿、暑湿等，故其治法又不尽相同。大抵外湿犯表者，宜用羌活、防风、蔓荆子，祛风胜湿，微汗解表，宣散湿邪；湿邪中阻者，首当以藿香、香薷、佩兰芳香悦脾，辟秽化湿，并据寒化、热化的不同，或以苍术、厚朴、白豆蔻苦温燥湿，或以黄芩、黄连、苦参苦寒燥湿。由于湿为阴邪，重浊黏腻，易于阻滞气机，遏伤阳气，故祛湿常需伍用理气药，俾"气化则湿亦化也"（《温病条辨》）。湿盛阳微者，又当合用干姜、白术温阳化湿。湿与水异名同类，湿为水之渐，水为湿之积，故水湿壅盛，尿短水肿等症明显者，宜重用薏苡仁、茯苓、猪苓、泽泻渗湿利水。此类药物多性味甘淡，甘不伤脾，淡能渗湿，虽有利水之功，而无损脾之弊。湿病虽有内外之分，但由于表里相合，脏腑相关，故表湿可以犯里，里湿可以溢表，一脏有病波及他脏，而致表里同病，寒热错杂，虚实相兼。因此，上述治法，当别其主次，酌情兼施。

9. 温化痰饮法

本法泛治痰饮证，不论饮聚何部，皆责诸脾胃，以胸腹满或胸胁支满，少气身重，呕吐，下利，口淡不渴，心下痞，或小便不利，或肠间沥沥有声，或头眩心悸，或背寒冷如掌大，舌质淡，苔白滑，脉象弦等为其临床特征。《金匮要略编注》阐释《金匮要略》"病痰饮者，当以温药和之"奥意云："此言痰饮属阴，当用温药也。脾失健运，水湿酿成痰饮，其性属湿，而为阴邪，故当温药和之，即助阳而胜脾湿，俾阳运化，湿自除矣。"然痰饮的表现不一，变化多端，故当据其标本虚实，表里寒热之别，灵活变通。宗仲景用药规律，如脾虚饮停，胸胁胀满，或泄泻，头眩心悸者，用苓桂术甘汤健脾化饮；饮邪犯胃，呕吐，心下痞满，眩悸者，用小半夏加茯苓汤和胃降逆蠲饮；饮遏清阳，头晕目眩，或胸闷呕吐者，用泽泻汤健脾利水；饮停肠胃，脘腹坚满，或腹中痛者，用甘遂半夏汤攻逐水饮，散结除满；支饮胃家实，胸满气喘，大便秘结者，用厚朴大黄汤，下水祛实，行气泻满；饮蓄膀胱，脐下悸，小便不利，头眩，吐涎沫者，用五苓散健脾渗湿，化气利水。

10. 清热泻火法

热积阳明，以壮热，汗出，烦渴，恶热，脉洪大；或牙痛，齿龈红肿溃烂，口疮口臭，口燥舌干，烦渴易饥，喜凉畏热，舌红苔黄，脉滑数为特征者，皆可运用本法。治当清泻阳明实热，药选石膏、知母、升麻、竹叶、栀子、黄连、黄芩，方如白虎汤、清胃散等。热积阳明，津液易伤，病程较短者，一经清热即可热去津回，无需养阴；病程久延，津伤明显者，宜与玄参、麦冬等养阴增液之品合用；若复感外邪者，宜与汗法同用，以清热透邪；气血两燔者，合用清营凉血法，以气血两清；兼高热神昏，大便秘结等腑实征象者，加大黄、芒硝通腑泄热，软坚润燥；胃气上逆，心下痞满者，加半夏、竹茹清热除逆；口疮，或牙龈肿痛者，亦可加大黄、芒硝釜底抽薪，引热下行。清热泻火药，易寒中败胃，其用量的大小需根据平素体质的强弱，以证情的轻重而定，不可猛浪从事。

11. 通腑泄热法

本法用于里热与积滞互结的阳明腑实证，以大便秘结，脘腹痞满，或腹痛拒按，按之硬，口渴心烦，甚或潮热谵语，苔黄，脉实为主要适应特征。有形燥热结于阳明之腑，则应宗《素问·阴阳应象大论》"其下者，引而竭之；中满者，泻之于内"之旨，而通腑泄热，荡涤积滞。宜用大黄、芒硝、牵牛子等为主药，以泄热荡结；以枳实、厚朴等为辅药，以行气除满。大承气汤、小承气汤、调胃承气汤及凉膈散等，皆为本法的代表方。肺与大肠相表里，腑结则肺痹，燥热不得下泄，反致上迫，而咳喘息促者，可伍杏仁、瓜蒌、桑白皮宣上通下；血热妄行的上部诸窍出血，套用凉血止血不效者，当用本法"上病下取"，佐茜草、栀子、小蓟止血；湿热黄疸猝发，酌以本法与清热利湿法同用，使湿热毒邪从二便而解，以提高疗效；瘀热蕴结肠间，化脓成痈者，加桃仁、败酱草、冬瓜仁，以泄热化瘀消痈；水热互结心下者，当仿大陷胸汤意，伍用甘遂等，以泄热逐水；腑实兼外感者，当权衡表、里的轻重，采取先表后里或表里双解之法；正虚邪实者，又当识别正虚、邪实的主次，或先攻后补，或攻补兼施；对老年体弱，新产血虚，或病后津亏的大便秘结，不可徒用攻下；孕妇在一般情况下禁用本法，免致流产。本法易耗损胃气，应中病即止，转予调理。

12. 辛开苦降法

本法用于脾胃湿热证。湿热盘踞中焦，氤氲浊腻，见证殊多。气机壅滞则痞则痛，胃气上逆则呕，脾气不升则泄，蒸腾于外则热。故临床辨证，当着眼于脘痞、胃痛、呕吐、泄泻、低热等证，或兼胸脘闷胀，纳呆恶心，口苦，渴不多饮，或吐酸嘈杂，心烦，身热不扬，汗出不畅，大便或溏或秘，溺短色黄，脉濡数或滑数等。然必验之于舌，若舌苔白腻，虽见脘痞或痛，究属湿阻，只宜辛开，不宜苦泻。必须见到黄腻苔（至少要兼微黄），方为湿热互结之依据，可运用苦开辛降法治之。湿热蕴积脾胃，易滞塞气机，碍其升降，胶固难除。治疗上若徒用苦寒清热则更伤脾阳，致邪恋不解；徒用温燥除湿则反易助热，而湿热黏腻滞中，氤氲熏蒸，不易速解。自当苦辛合用，取其味辛能通能开，味苦能泻能降。如此配伍，则泻中寓开，通而能降，而辛开无劫阴之弊，苦降无损阳之害，相得益彰，共奏泄热除湿、宣畅气机、恢复中焦气机斡旋之功。辛开与苦降药物的配伍运用，临床常用者，如苦寒之黄连、黄芩、栀子等；辛温之干姜、半夏、吴茱萸、厚朴、紫苏等。其中连、朴同用，长于消痞；连、姜相配，善于止泻定痛；连、萸相伍，偏于止酸；连、夏相合，重在止呕；连、苏相配，长于开郁退烧。但尚需注意权衡湿热孰轻孰重，以及兼上焦证还是兼下焦证，才能分清主次，掌握重点。热重于湿而见发热口渴，心烦，小便短黄，大便秘结，舌苔黄腻者，当以苦降泻胃为主，辛开升脾为辅；湿重于热而见胸脘痞满，纳呆便溏，恶心呕吐，头身困重，舌苔厚腻微黄者，当以辛开悦脾为主，苦降泻胃为辅。临床常用方剂，如《伤寒论》的诸泻心汤（大黄黄连泻心汤除外）、小陷胸汤，以及王氏连朴饮、苏叶黄连汤、左金丸、连理汤等。其具体运用，当视不同证情有所侧重，或配伍化痰、导滞、理气、补虚等法，既要掌握其运用范围，又要随机应变，以广其用。

13. 消食导滞法

本法用于食积证，以脘腹胀满或胀痛，嗳气酸腐，厌食，呕吐不消化食物，大便不爽，或泻下臭如败卵，舌苔厚腻或垢浊，脉滑实有力为主。《素问·痹论》曰："饮食自倍，肠胃乃伤。"宿食停滞为患，治当消食导滞，以复脾胃纳化之功。药以神曲、山楂、麦芽、谷芽、鸡内金、莱菔子等为主，方如保和丸、枳实导滞丸等。有形之食积内停，每使气机不畅，而气机阻滞，则积滞难除，故本法常需配行气的枳实、砂仁、陈皮等，俾气行而积消；气滞湿阻者，可配半夏、茯苓、白豆蔻，以祛湿和胃；脾胃素虚，或食积日久，损伤脾胃者，若单投清导，则不堪克伐，正气更损，故当与补气健脾法同用，消补兼施。"消"与"补"孰重孰轻，应视其虚、实的主次而定。食积化热者，宜用黄连、竹茹、连翘以清之；若燥热结实，腑气不通者，可配苦寒泄热之品下之；若寒食相结者，又当与温阳散寒药同用。同时应针对所伤之食物，选用相应的消导药。《张氏医通》的用药经验，足资师法，如谓："伤诸肉食，用草果，山楂；夹外感风寒，山楂须用姜汁炒黑，则不酸寒收敛，兼能破血和伤，消导食积更速；伤食，炒莱菔子，伤麸筋粽子等物，诸药不能消化，俱用本物（炒莱菔子）拌绿矾烧灰，砂糖酒下，二、三服效；伤糯米粉食，炒酒药或酒曲，砂糖调淡姜汤服；伤索粉，用杏仁炒黑，研如脂，砂糖拌姜汤服；伤生冷菜果，宜木香、砂仁、炮姜、肉桂；伤蟹腹痛者，丁香、紫苏、生姜；伤蛋满闷，姜汁，蒜泥；伤肉、生鱼脍，必用生姜，草果，炮黑山楂。"

上述十三法可归纳为扶正与祛邪两个方面。益气、温中、举陷、滋阴、固涩五法，是扶正以调理脾胃；理气、化瘀、祛湿、化饮、清热、通下、苦辛、消导八法，是祛邪以调理脾胃。这些治法虽各有其明确的适应证，但证候往往相互兼见或转化，故临证具体运用时，当视其具体证情或一法独进，或数法合施，灵活掌握。再者，还须考虑脾胃与其他脏腑的生理病理联系，或治脾胃兼治他脏，或治他脏兼治脾胃。

三、通法治疗久泻实证心悟

长期以来，受"久泻必虚"之说的影响，滥用补益固涩之弊日甚一日。诚如徐灵胎评《临证指南医案·泄泻门》所云："若滥加人参、五味，对正虽虚而尚有留邪者，则此证永无愈期。"先父运用通法治疗久泻实证，颇具心得。尝谓："久泻亦肠间病，肠为腑属阳，腑病多滞多实，故久泻多有滞，滞不除则泻不止。宜取《内经》治疗久病的'雪污''拔刺''决闭''解结'之义，首重通降，庶无留邪之弊。"兹仅就随父临证学习所及，择要总结于次。

（一）邪实正虚的虚实兼证是久泻实证的证候特点

久泻实证的临床特点，为病势缠绵，证候虚实互见，寒热错杂。其见证虽多，然必以实证为主。临证当以虚实原发、继发之不同，整体、局部虚实之各异为据，究标本，分主次。一般而言，实证多属原发，重在大肠壅滞之局部，以腹痛、里急后重、泻下不畅，或时溏时秘，或间夹黏液、白冻、脓血，或肠鸣辘辘、泻下清稀等症为重要特征。虚证多属继发，重在整体正气不足之虚候。随着病程的延长，精微外流，气血生化乏源，则渐见面色萎黄，形体消瘦，肢体倦怠，神疲乏力，形寒肢冷等正气受损之兼证。因邪实致泻，因久泻致虚。此时若能当机立断，大胆施以通法，则邪劫泻自止，泻愈而体虚易复。若主次不分，源流莫辨，被虚象障目，众多实候尽不见察，四君、四神类方信手拈来，则愈补愈滞，愈滞愈泻，终致微恙愆为沉疴。戴思恭所言"隔年及后期复泻，有积故也"，堪称卓识。

（二）腑气壅滞，清浊相混是久泻实证的病理基础

《景岳全书》曰："泄泻之本，无不由于脾胃。"现行《中医内科学》教材阐释其义则径言脾虚是泄泻的病理基础，此言泄泻病机之常。盖肠胃为市，无物不受，易被邪气侵犯盘踞。泄泻日久，患者常自以为体虚而强食滋补，糖、蛋、奶、肉无不倍尝，甜助湿，甘中满，油腻难化，积滞于中；或进补益收涩之剂太早，邪未尽去，留恋于肠胃之间；或起居不慎，外邪入中；或情志内伤，气机郁滞……致使脾胃受损，升降失司，水反为湿，谷反为滞，清浊相混，而致泄泻。积滞伤脾，脾伤则积滞反不易除，隐伏曲肠，壅滞气机，而致泄泻迁延难愈。不论病情偏寒或偏热，伤阴或伤阳，

腑气壅滞是共同的，寒则凝，热则壅，伤阴则涩，伤阳则塞。浊气壅滞胃肠，易致血瘀、湿郁、食滞、痰结、火郁之变，而常相因为患。邪气久羁，泄泻不止，则正气益伤，脾虚肾损之变由生。此乃实中夹虚，非为病机之主流。

（三）以通为主，兼养胃气是久泻实证的立法关键

前已述及，久泻实证常以气滞为先，并易与食滞、湿阻、火郁、血瘀、痰结相因为患，故其治疗当立足于一个"通"字。久泻病程较长，正气已伤，用药以轻疏灵动为责，剂量不可过重，重则伤正，反为不利。俟便次大减，黏冻、脓血俱除，宜佐入补气益胃之品，俾祛邪而不伤正，扶正而不留邪，以收全功。祛邪务尽，以防宿积未净，新邪又生。即使兼明显虚象，只要正气未至衰竭之境，仍当以通为主。因邪气久恋终究应于驱除，若必待正复而后逐，则疗程延长，终属被动。兹列举证治如下。

1. 理气通降

泄泻每因抑郁恼怒，木郁乘土，脾失健运，聚湿生痰，痰湿流注肠间而发者，其证腹痛即泻，兼夹黏液较多，甚或纯为白冻，欲便不爽，泻后痛减，须臾复痛，伴脘胁胀满，噫气不舒，食欲不振，苔薄腻或厚腻，脉弦滑。治重理气通降，佐燥湿祛痰，宜四逆散合二陈汤加桔梗，桔梗与枳壳同用，一升一降，以协调脾胃之气的升降，兼取其排脓之功。脾虚证象显著者，加白扁豆、苍术健脾祛湿；黏冻未除时，慎用参、术，恐其滞邪，更加防风升清，疏肝气胜脾湿。里急后重甚者，加薤白通阳行气。

2. 化瘀通络

湿、食、痰、寒、热诸邪蕴积日久，壅滞气机，血行不畅，皆可导致瘀阻肠络，清浊不分而作泄泻。症见泄泻缠绵不已，止发无常，泻下不畅，间夹黏冻或污血，泻后有不尽之感，腹痛有定处，泻后痛不减。不论有无舌暗脉涩可凭，皆属瘀血为患。治当化瘀通络，理气和中。宜予张锡纯活络效灵丹合化滞丸出入。乳、没用量宜重，不唯化瘀止痛，擅"止大肠泄澼"（《本草拾遗》），而能消肿敛疮，对久泻之属于溃疡性结肠炎者，确有

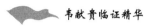

良效。山楂炒炭用，则有导滞与化瘀止泻兼备之能，加田三七，以增强祛瘀生新，止痛敛溃之效。

3. 苦辛通降

《金匮要略·呕吐哕下利病脉证并治》曰："下利已瘥，至其年月日时复发者，以病不尽故也，当下之。"验诸临床，"病不尽"以湿热为主。每因复感外邪或饮食不节，以致湿热夹滞蕴结肠道，阻碍气机，伤及血络，发为泄泻。症见肠鸣泄泻，大便黏腻，泻下不爽，或脓血杂下，里急后重，泻下始安，腹部胀痛，脘闷纳呆，体倦乏力，或兼身热尿黄，舌苔黄腻，脉濡数或滑数等。治当辛开苦降，两解湿热。宜半夏泻心汤增损。姜、夏味辛能通能开，芩、连味苦能泻能降。如此相合，辛开无助热之弊，苦降无损阳之害，共奏泄热除湿、宣畅气机之功。恐参恋邪，宜弃之，加苏、藿梗，以畅中化湿。若湿重于热，大便中杂黏液加秦皮，杂白冻加苍术；热重于湿、便脓血者加白头翁，兼瘀者加乳香、没药。

4. 攻逐水饮

饮邪为患，有新久深浅之别。若饮积于中，日久则脾阳益伤，运化愈加呆滞，致饮邪深伏，流注肠间，而泄泻难愈。泄泻缠绵不已，泻下清稀或泡沫状，肠鸣辘辘，舌苔滑腻垢浊，舌体胖大有齿痕，脉沉弦或沉滑者，皆水饮留肠之候也。其体或肥胖，或素盛今瘦，或兼畏寒乏力，面色晦滞，胸脘痞塞胀满等。治此不可概以"温药和之"，当以控涎丹逐饮为先，俟邪势已衰，再议培补。方中遂、戟、芥三味等量研细，炼蜜为丸，如黄豆大。仅晨起空腹以温姜汤送服 5g，可连用 3～5 日，体弱者用量酌减，得水泻后，进食热稀粥。三味合用，攻逐峻猛，直达水饮窠囊之处。较之攻补兼施，实无相互掣肘之弊，而收事半功倍之效。此方之妙，在于用蜜，以其甘缓能安中，又能缓和甘遂之毒性。

四、运用苦辛法治疗脾胃湿热证体悟

苦辛法大抵源于《伤寒论》泻心汤类方，仲景以其泛治心下痞、结胸等证。但《伤寒论》详于寒而略于温，更略于湿、热相兼的辨治。吴鞠通

《温病条辨》虽将其广泛地用于温热病，但独用其治疗脾胃湿热者，论述欠详。今之临床，对脾胃湿热证的治疗，亦多采用清热化湿法，或合用淡渗利湿、芳香化湿等法，其疗效往往欠佳。先父受温病学派"湿热之邪，非辛不通，非苦不降"之论的启示，运用苦辛法治疗脾胃湿热诸症，屡获效验。兹结合其临床治验，略述于次。

（一）理法概要

脾主运化，以升发为顺，胃主受纳，以下降为和，脾胃合德，升降有度，枢机斡旋，生化无穷。而脾胃湿热为患，无论缘于外感时邪，抑或始于内伤饮食劳倦，均责在脾胃升降失司。如薛生白《湿热病篇》谓："太阴内伤，湿饮停聚，客邪再至，内外相引，故病湿热……劳倦伤脾为不足，湿饮停聚为有余……"治疗上若徒用苦寒清热则更伤脾阳，致邪恋不解，徒用温燥除湿则反易助热，而且湿热黏腻滞中，氤氲熏蒸，不易速解。自当苦辛合用，取其味辛能通能开，味苦能泻能降，如此配伍，则泻中寓开，通而能降，而且辛开无劫阴之弊，苦降无损阳之害，相得益彰，共奏泄热除湿，宣畅气机，恢复中焦气机斡旋之功。

（二）证治规律

湿热盘踞中焦，氤氲浊腻，见证殊多。气机壅滞则痞则痛，胃气上逆则呕，脾气不升则泻，蒸腾于外则热。故临床辨证，当着眼于脘痞、胃痛、呕吐、泄泻、低热等，或兼胸脘闷胀、纳呆恶心、口苦而黏、渴不多饮，或吐酸嘈杂，心烦，身热不扬，汗出不畅，大便或溏或秘，尿短色黄，脉濡数或滑数等。然必验之于舌，若舌苔白腻，虽见脘痞或痛，究属湿阻，只宜辛开，不宜苦泻。必须见到黄腻苔（至少要兼微黄），方为湿热互结之依据，而运用苦辛法治之。辛开与苦降药物的配伍运用，临床常用者，如苦寒之黄连、黄芩、栀子等；辛温之干姜、半夏、吴茱萸、厚朴、紫苏等。其中连朴同用，长于消痞；连、姜相配，善于止泻定痛；连、萸相伍，偏于止酸；连、夏相合，重在止呕；连、苏相配，长于开郁退热。但尚需注意权衡湿热孰轻孰重，病位偏表偏里，以及兼上焦证还是兼下焦证，才能分清主次，掌握重点。热重于湿而见发热口渴，心烦懊憹，小便短黄，大便秘结，舌苔黄腻者，当以苦降泄胃为主，辛开升脾为辅；湿重于热而见胸脘痞满，纳呆便溏，恶心呕吐，头身困重，舌苔白厚腻微黄者，当以辛开悦脾为主，苦降泄胃为辅。临床常用方剂，如《伤寒论》的诸泻心汤（大黄黄连泻心汤除外）、小陷胸汤，以及王氏连朴饮、苏叶黄连汤、左金丸、连理汤等，其具体运用，当视不同证情有所侧重，或配伍化痰、导滞、理气、补虚等法。既要掌握其运用范围，又要随机应变，以广其用。

（三）验案举隅

泄泻案

杨某，女，38岁。1985年5月初诊。

主诉：反复泄泻伴脘闷纳呆、肠鸣1年余。

病史：患者自1年多前出现泄泻，伴脘闷纳呆、肠鸣。刻下症：自述大便溏薄，每日2～3次，间夹黏液。稍食寒凉荤腥则便次辄增，便后尤觉不爽，右下腹隐隐作痛，腹部胀满，肢体倦怠，肤无华色，口苦，小便短黄，舌质淡，苔白厚腻略黄，脉象缓而稍数。证属脾胃气虚，湿热内蕴。拟温运脾阳，燥湿清热法，虚实兼顾，用半夏泻心汤增损。

处方：制半夏9g，黄连9g，黄芩6g，干姜6g，炙甘草6g，党参12g，广木香9g，枳壳9g，焦山楂15g。每日1剂，水煎取药液400mL，分2次温服。

二诊：服药5剂后，脘闷肠鸣悉除，纳食略增。大便已无黏液。便溏腹痛仍无转机。上方减木香、枳壳，加苍术15g，炒白扁豆30g，再进5剂，继以连理汤善后调理而愈。

按：泄泻一证，病因多端，治法各异。本例乃脾虚湿阻，湿郁化热。肠失传化所致。清热则损脾阳，燥湿则热邪益炽。故以半夏泻心汤辛开苦泻，升降气机，两解湿热，复加木香、枳壳、山楂，以宽中理气，和胃消食。脾气行则湿行，继以连理汤善后，重在温运脾阳，兼清余邪。

胃脘痛案

徐某，男，52 岁。1984 年 8 月就诊。

主诉：间断胃痛 2 年余，加重半月。

病史：患者于 2 年多前出现胃痛，止发无常，近半个月来疼痛加重，自觉进食时咽喉如有物梗阻，吞咽不利。刻下症：胃痛，咽喉如有物梗阻，吞咽不利，胸膈痞塞，嗳气频频，口苦口干，恶心欲吐，纳食减少，大便不畅，舌苔薄黄腻。脉象弦滑，曾服降气化痰以及疏肝和胃药多剂罔效，自疑为"食道癌"。胃镜检查示：食道鳞状上皮轻度炎症。此乃湿热中阻，气机痞滞。拟辛开苦降。畅中开痞止痛，以左金丸合四逆散加减。

处方：吴茱萸 12g，黄连 6g，黄芩 3g，柴胡 9g，白芍 12g，枳壳 12g，郁金 12g，紫苏梗 9g，制半夏 9g，干姜 3g，炙甘草 3g。每日 1 剂，水煎取药液 400mL，分 2 次温服。

二诊：服药 3 剂，胃痛、胸膈痞塞及咽喉梗阻顿感减轻。原方迭进 5 剂。

三诊：胃痛消失，进食如常，后以香砂六君子汤善后，共服月余，诸症悉除。

按：本例胃痛与胸膈痞塞，咽喉梗阻并见，当属湿热互滞心下，气失升降无疑。虽曾服化痰、疏肝药，但药不切病，唯苦辛配伍，疏畅气机，两解湿热，方可除痛消痞。方中左金丸与栀、姜相配则泄中寓开，开痞畅中，温阳化气；四逆散与郁、苏、夏相伍疏肝理气，降逆和胃。此正合"欲清其热，应化其湿，欲化其湿，应疏畅气机"之旨，故获效亦速。

呕吐案

张某，女，43 岁。1978 年 8 月就诊。

主诉：大便溏薄 2 月余。

病史：患者于两月余前出现大便溏薄，病延及盛夏，猝发呕吐，低热无汗，痞满益甚，不欲饮食，曾服达原饮病不减。刻下症：大便溏薄，猝发呕吐，低热无汗，痞满，不欲饮食，舌质淡，苔黄腻，脉弦细。患者体质素弱，常脘腹痞满。证属胃热肠寒，暑湿中阻。治以辛开苦降，芳香化湿。宗半夏泻心汤化裁。

处方：制半夏12g，黄连6g，黄芩6g，干姜6g，党参12g，炙甘草6g，藿香12g，鲜荷叶30g。每日1剂，水煎取药液400mL，分2次温服。

二诊：服药1剂呕减，2剂呕平，唯便溏纳呆如故，继用参苓白术散化裁，健脾化湿以善其后。

按：呕吐猝发，多实多热，治当祛邪和胃。然患者平素脾虚便溏，复因暑湿内犯，致寒热错杂，热蒸湿阻，故当以苦辛与芳化并投。方中芩、连苦降泄热以除胃热；姜、夏辛开通阳，以温燥脾湿，配参、草以补脾胃之虚；复加藿香、荷叶芳香化湿，轻清达邪。全方虚实兼顾，脾胃同治，通阳行气，湿热两解，而无虚虚实实之弊。俾胃气安和，呕吐得止，则继用健脾扶正，以收全功。

第三章 医案选要

第一节 疼痛病医案

一、头痛

头痛一般是指头上部区域的疼痛，即从眼眶至枕下连线以上部位的疼痛。头痛十分常见，几乎所有的人都有过头痛的经历，而且约40%的人每年有严重的头痛发作。古医籍有关"头风""首风""脑风""偏头风"等记载，皆指本病而言。《证治准绳》认为头痛、头风是一个病，如谓："医书多分头痛、头风为二门，然一病也，但有新久去留之分耳。浅而近者名头痛，其痛卒然而至，易于解散速安也；深而远者为头风，其痛作止不常，愈后遇触复发也。"先父辨治头痛非常重视脉诊，他对《素问·平人气象论》"欲知寸口太过与不及，寸口之脉中手短者，曰头痛"之说推崇备至，认为寸口脉短，为头痛的典型脉象。短浮为表证，短涩为里证。浮滑为风痰，浮弦为风，浮洪为火，沉缓为湿。以脉诊为纲，把头痛分为虚、实两大类，实证有风、火、湿、痰之分，虚证有气、血、阴、阳亏虚之别。以此指导临床辨证，实可执简驭繁。

（一）土壅木郁，风痰阻络案

李某，男，39岁。1975年9月21日初诊。

主诉：头痛间断性发作 7 年，复发加重 1 月。

病史：患者 7 年来经常头部沉痛，近 1 个月来头痛加重，多方就医鲜效。刻下症：头痛昏沉，如裹如蒙，自觉头两侧及枕部有压痛感，下连及项，时作时止，痛甚则眩晕、呕恶痰涎，伴胸膈满闷，少食多寐，形体肥胖，体倦乏力，大便数日未行，舌质淡略暗，舌苔白腻，脉弦滑。西医诊断：紧张性头痛。中医诊断：头痛。证属土壅木郁，湿聚生痰，风痰阻络。治宜祛风化痰，佐以搜络。方拟牵正散合半夏白术天麻汤加减。

处方：生白附子 12g，僵蚕 12g（研，冲），全蝎 4.5g（研，冲），白芥子 9g，清半夏 12g，陈皮 12g，茯苓 15g，生姜 9g，苍术 15g，生白术 30g，炒莱菔子 25g，川芎 18g，白芍 18g，炙甘草 9g，大枣 8 枚。每日 1 剂，水煎 2 次，共取药液 400mL，分 3 次服，热酒 10mL 为引。

二诊：服药 3 剂后，头两侧及枕部压痛感好转，大便已通，脉、舌象同前。上方减炒莱菔子，再服 4 剂，以观其效。

三诊：服药后，头痛未作，纳食略增，但仍感头部昏蒙，嗜睡。原方生白术减至 15g，生白附子减至 6g，川芎减至 12g，减全蝎，加蔓荆子 9g，荷叶 20g。共调理 20 余天，诸恙悉除。

按：脾为阴土，喜燥恶湿。脾虚不运，则聚湿生痰，土壅木郁，则痰随风动，以致气血瘀滞太阳、少阳之络而发病。痰为浊阴之邪，必借风力始可上犯高颠。风善性数变，而致头痛时作时止。故治以祛风化痰，佐以搜络。方中之牵正散祛风解痉，通络止痛，为治疗风痰阻络头痛之要方；川芎行气活血，以增强止痛之效；芍药甘草汤缓急止痛，兼制"风药"辛燥之性；苍术与白术相合，健脾燥湿，以绝生痰之源；生白术为治疗脾气虚便秘之要药，重用至 30g，意在补脾气以助大肠传导之功，朱丹溪谓："善治痰者，不治痰而治气，气顺则一身之津液亦随气而顺矣。"故白芥子与二陈汤合用，以理气燥湿化痰，其中白芥子引药入深，直达病所，而且有通窍豁痰之功。先父临证治疗风痰上扰之眩晕与治疗风痰阻络之头痛，立法遣药同中有异，指出前者息风化痰重在平肝，后者息风化痰重在通络，不可不辨。

（二）瘀血阻络，阴虚阳亢案

韩某，女，43 岁。1976 年 3 月 9 日初诊。

主诉：左侧头痛反复发作 28 年，加重半年。

病史：患者 28 年前出现左侧头痛，时作时止。近半年来左侧头痛发作频繁，每周发作由 1～2 次，增加至 5 次左右，每次 6 小时左右。刻下症：左侧头部及眼眶后呈跳痛，发作时头痛剧烈，伴恶心呕吐，心烦易怒，失眠多梦，腰酸，耳鸣，口苦，口干欲饮，饮而不多，月经期及遇劳痛甚，经行应期而至，量少，色暗有块。脉沉弦细略数，舌质暗红，舌下脉络粗大而长，色青紫，舌苔薄白微黄。西医诊断：偏头痛。中医诊断：偏头风。证属瘀血阻络，肝肾阴虚，肝阳上亢。治宜祛瘀通络，滋补肝肾，平肝潜阳。方予牵正散加味。

处方：生白附子 9g，僵蚕 6g（研，冲），全蝎 4.5g（研，冲），山茱萸 15g，牡丹皮 12g，黄连 3g，钩藤 12g（后下），龟甲 15g（先煎），生石决明 20g（先煎），川芎 15g，白芍 30g，炙甘草 10g，大枣 8 枚。每日 1 剂，水煎 2 次，共取药液 500mL，分 4 次服，热酒 5mL 为引。

二诊：服上方 7 剂，头痛减轻，1 周内发作减少至 2～3 次。予原方再投 7 剂。

三诊：适逢经期，量较前增多，血块减少，头痛发作 3 次，心烦、口苦、口干欲饮已除，但仍失眠，耳鸣，腰酸。原方减黄连、生石决明，加炒酸枣仁 12g，山茱萸、龟甲均增至 20g。

四诊：继服上方月余，头痛消失。后改用杞菊地黄丸合血府逐瘀口服液，共服 2 月余，诸症悉平。经半年随访，未见复发。

按：本病见证多虚实夹杂，本虚标实，上实下虚。上实多为风、痰、瘀，下虚则在肝、肾、脾，主要病机为正虚邪侵，上扰清空。标实多为痰浊上蒙，清阳被遏，或风痰相搏，上冲犯头；本虚多为肝肾不足，阴虚阳亢，上扰清窍，或脾虚血少，脑髓失养，或气虚血瘀，脑络痹阻，虚中夹实。本例头痛病程 28 载，观其脉症，当以"瘀血阻络"为主要病机。患者心烦易怒，失眠多梦，腰酸，耳鸣，口苦，乃肝肾阴虚，肝阳上亢，心火偏旺之象。故其治疗偏重于治标，即首重化瘀，兼以滋补肝肾，平肝潜阳。方中用牵正散通络止痛与缓急止痛并用，以从速蠲痛；加山茱萸、牡丹皮、黄连、龟甲，滋补肝肾与清心泻火并举，即"泻南方，补北方"之义。张子和亦谓："泻火则木自平，金自清，水自旺也。"复加钩藤、生石决明，以平肝潜阳。诚如《临证指南医案·中风目》治曹姓例所云："知火风由脏阴而起，刚药必不见效，缓肝之急以息风，滋肾之液以驱热，治法大旨如此。"俾肝体得以柔润，肝气冲和，条达疏畅，自无冲逆之变。生白附子、川芎辛散走窜之品用量宜小，以防助火气逆之弊。

（三）肾阴阳两虚，瘀血阻络案

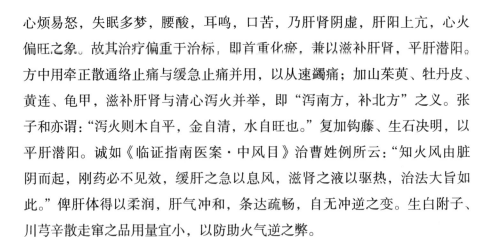

张某，女，72岁。1975年11月3日初诊。

主诉：头痛反复发作13年，加重3天。

病史：患者于13年前开始出现头痛，反复发作，诊为"高血压"。平素善急易怒，每因情志不遂而头痛。3日前头痛加重。刻下症：头痛时作时止，双侧头角及颠顶胀痛，入夜痛甚，眩晕，口干口苦，午后面部烘热，心烦不寐，腰膝酸软，神疲畏寒，舌质暗淡，有细小裂纹，苔薄白微黄，脉沉弦细。血压180/110mmHg。西医诊断：高血压病。中医诊断：头痛。证属肾阴阳两虚，风阳上扰，瘀血阻络。治宜息风通络，滋肾潜阳，温经化瘀。方予羚羊钩藤汤加减。

处方：羚羊角粉3g（冲服，现已禁用），熟附片9g（先煎），白附子9g，僵蚕9g，全蝎4.5g，川芎15g，桑寄生30g，白芍30g，炙甘草12g，大枣8枚。每日1剂，水煎取药液400mL，分3次服。

二诊：服药5剂，头痛大减，面部烘热及口干苦基本消失，血压150/90mmHg，原方再服5剂。

三诊：头痛已止，腰膝酸软、神疲畏寒明显减轻，血压140/80mmHg，睡眠欠佳时，眩晕时作，遂改用杞菊地黄丸与金匮肾气丸交替服用，以巩固疗效。

　　按：老年人患高血压病伴头痛者，多为肝肾亏虚，肝阳上亢之本虚标实证。本案患者年逾古稀，肾阴阳失调，肝阳偏亢，阳亢耗阴，阴损及阳，故肾之阴阳俱属不足，证候寒热错杂，且久痛入络，风阳上扰，故其治疗自当标本兼顾。宗《景岳全书》"善补阳者，必于阴中求阳，则阳得阴助而生化无穷；善补阴者，必于阳中求阴，则阴得阳升而泉源不竭"之旨，用羚羊角、熟附片与桑寄生相配，以求阴阳互济之妙。先父如此寒温并用，意在温补肾阳而不燥热伤阴，平肝息风潜阳而不寒凉损阳。其善于重用桑寄生，取其既能滋补肝肾，又有降血压之效。白芍与羚羊角合用，助其平肝潜阳，与炙甘草相伍，以缓急止痛。白附子、僵蚕与全蝎合方，为解痉止痛之要药，并且平肝息风、通络止痛之能兼备。全方配伍契合病机，故一举而收标本兼治之全功。

二、面痛

　　面痛以三叉神经痛为常见，多以针刺样、刀割样、电击样、烧灼样剧烈跳痛为特征。每次发作可持续数秒钟至一二分钟。间歇期一切如常。病情多逐渐加重，而疼痛发作次数逐渐频繁，以至数分钟一次，甚至终日不止，并可出现痛性抽搐，很少有自愈者。多发于成人及老年人，40 岁以上占 70% ～ 80%。女性略多于男性，大多数为单侧性，少数为双侧性。触碰"扳机点"即可诱发疼痛。本病还属于中医学"偏头痛""偏头风"等范畴。

　　面痛的病因有外感和内伤之不同。其经络与足少阳、足阳明经联系密切，其病因以"风淫火郁"为多。因风邪善行而数变，火性上炎，故其痛剧而发病急骤。外感者以"风"邪为先，"风为百病之长"，其性升发，"伤于风者，上先受之"。若起居不慎，寒、热之邪以风为先导侵袭，最易上犯高颠，导致经脉不通，气血郁滞而引起头面痛。内伤者多为肝、脾、肾三脏功能失调，从而使气郁、火郁、湿阻、痰壅、风动之变由生，致邪阻经络或上犯清窍，则壅遏为痛；亦可因肝肾阴虚或脾虚血亏、脉络失荣、不荣则痛。而肝为风木之脏，性喜条达，主疏泄，肝之功能失调可引动"内风"，故内伤者首当责之于"肝"。如七情内伤，抑郁不舒，则肝气郁结，日久化火生风；若恼怒太过，激动肝火，则风火上逆，皆可引起头面痛。《谦斋医学讲稿》即云："内伤头痛可分为虚实二大类，虚证以肝阳为常见，实证以肝火为常见。

先父治疗三叉神经痛尤其重视"风药"的运用，因"总其大体而言之也，高颠之上，惟风可到"（《医学六要·头痛》）。"风药"的运用不可囿于表证，里证、虚证亦然，使药力直达病所，事半功倍。但应用"风药"需注意以下三点。①风药用量宜小，而宜轻煎，以遂其轻清上浮"升散"之性，若用量过重，则成"发散"，反不收效。②要"因人制宜""因时制宜"，体质薄弱者，为防过汗之弊，风药用量应轻；体质强壮者，风药用量可稍重；气候温暖时节，腠理疏松，容易汗出，风药用量宜轻；寒冷季节，腠理致密，不易汗出，则风药用量可稍重。③因风药其性偏燥，久服易伤阴津，故应配合养阴润燥，或养血和营之品，以防升散太过。此外，由于本病疼痛剧烈，难以耐受，而反复发作，逐渐加重，致使许多患者往往存在着明显的抑郁、焦虑、恐惧等负性情绪，严重影响患者的生活质量，故其治疗除配合疏肝解郁外，尚应重视情志的调理。

（一）痰瘀互结，风痰上扰案

李某，男，43岁。1976年5月17日初诊。

主诉：左侧面部阵发性疼痛1年余。

病史：患者1年多前出现左侧面部阵发性疼痛，在某医院诊断为"三叉神经痛"，曾用针灸及神经阻断剂治疗不效，发作时口服长效卡马西平200mg，每日1次，效果不显，仍于进食、刷牙时诱发疼痛，遂于我处就诊。刻下症：左侧面部阵发性刺痛，呈刀割样，灼热感，进食、刷牙可诱发及加重，伴呕恶痰涎，胸膈满闷，少食多寐，形体肥胖，平素喜食肥甘厚味，体倦乏力，二便尚调，舌质淡暗，苔白腻，脉弦稍滑。西医诊断：三叉神经痛。中医诊断：面痛。证属痰瘀互结，风痰上扰。治以涤痰息风，化瘀通络。予半夏白术天麻汤合牵正散化裁。

处方：清半夏12g，天麻12g，苍、白术各15g，陈皮12g，生白附子

12g（先煎），僵蚕 6g，全蝎 4.5g，川芎 18g，白芍 30g，炙甘草 10g，大枣 8 枚。将僵蚕、全蝎焙干研粉，用药液冲服。白附子用文火先煎 35 分钟，再纳入余药煎 25 分钟，水煎 2 次，共取药液 400mL，分 3 次服。热酒 10mL 为引。每日 1 剂。嘱其注意保暖。

二诊：治疗 10 日后，患者疼痛稍减轻，已停用卡马西平，仍感头昏，纳少，二便自调，脉舌象同前。上方加党参 15g，生黄芪 30g，以扶土抑木，健脾化痰。每日 1 剂，水煎服，共 14 剂。嘱其注意保暖。

三诊：服药 14 剂后，疼痛偶有发作，但程度较前减轻，舌质淡略暗，苔薄白，脉弦。效不更方，继予原方，每日 1 剂，水煎服。守方治疗 2 周，诸症消失，其后随访半年，疼痛未再发作。

按：患者形体肥胖，过食肥甘，聚湿生痰，而且痛如针刺，病程逾年，其痰瘀互结，风痰上扰可知。制土者木也，痰壅于中，每易引发肝风，风因痰激，痰随风动，上犯高颠而发病，故治以涤痰息风，化瘀通络。方中天麻为君药，其味甘质润，药性平和，归肝经，具有息风止痉、平抑肝阳、祛风通络之功，对于各种病因之肝风内动，无论寒热虚实均可应用；半夏与白术、苍术、陈皮相合，健脾燥湿，以绝生痰之源；方中之牵正散"皆治风之专药"，均擅解痉止痛，兼寓化瘀通络之功，其中白附子辛温燥烈，能升能散，善引药上行而止痛；"白芍酸收而苦泄，能行营气；炙草温散而甘缓，能和逆气"（《医方集解》），两味相伍，缓急止痛，功专力宏，白芍之酸敛和营，尚能防温燥诸药升散太过之弊；然虫蚁搜剔之品必耗正气，故大枣、炙甘草与白术合用，以健脾益气；川芎活血化瘀，行血中之气，祛血中之风，引诸药上行头目，以增强止痛之效。患者脾虚肝旺，故二诊时加党参、黄芪健脾益气，以达培土抑木之功。全方刚柔相济，气血同治，补散合施，共奏涤痰息风、通络止痛之效，而无伤正之弊。

（二）心肝血虚，肝风内动案

王某，女，43 岁。1978 年 4 月 15 日初诊。

主诉：右侧面颊阵发性疼痛半年余。

病史：患者于半年余前出现右侧面颊疼痛时发时止，经头颅CT检查术见异常，诊断为"三叉神经痛"。发作时服卡马西平疼痛可减轻，但易在刷牙、洗脸时诱发，半年来面痛反复发作，疼痛逐渐加重，发作次数逐渐增加。刻下症：右侧面颊疼痛如灼，痛及右侧颞部及颠顶，其右侧面颊不能碰触，洗脸、刷牙即易致发作，约5分钟左右发作1次，面色无华，头晕目眩，寐少梦多，目胀耳鸣，平素月经量多，色淡，舌质淡略暗，苔少，脉沉细。西医诊断：三叉神经痛。中医诊断：面痛。证属心肝血虚，肝风内动。治以养血息风，宁心安神。方以钩藤汤合四物汤加减。

处方：钩藤12g（后下），当归20g，茯神15g，人参6g，桔梗9g，桑寄生20g，白芍25g，生地黄12g，川芎12g，蜈蚣2条，天麻12g，丹参30g，炙甘草12g。每日1剂，水煎400mL，分2次温服。

二诊：服药5剂，疼痛稍缓，发作次数减少，约8分钟左右1次。效不更方，原方继投。

三诊：服药7剂，疼痛与目胀耳鸣基本消失，劳累后偶尔发作1次，仍感头晕目眩，寐少梦多。此乃肝热得平，肝风渐息，而血虚难复，肝气不柔。肝主谋虑，主疏泄，主藏魂，与气血关系密切，故治此不寐仍以调畅肝之气血为先，兼养血以安神，予逍遥散加减，以善其后。

处方：柴胡12g，当归15g，白芍18g，天麻9g，白术15g，党参20g，茯神15g，远志15g，炒酸枣仁15g，薄荷3g（后下），炙甘草9g。

四诊：上方共服21剂，诸症悉平，随访半年无复发。

按：女子有经、带、胎、产之生理特点，易耗血伤阴，女性多不足于血。肝为藏血之脏，本案患者平素月经量多，阴血耗伤，肝失所藏，血不养肝，引动肝风，上扰清窍而致头面痛。眩晕、面色无华均为阴血亏虚之象。故治当养血息风，宁心安神。钩藤汤源于《圣济总录》，主治孕妇心肝血虚，肝风内动，手足抽搐者。其病机正与本案契合，故以之为主方。四物汤乃养血调肝之专方，当归甘温和血，川芎辛温活血，芍药酸寒敛血，地黄甘平补血；伍以人参甘温，取补气生血之意；天麻、钩藤平肝息风；丹参养血活血，舒筋活络；蜈蚣搜风通络、解痉止痛；炙甘草调和诸药，并且与白芍相合酸甘化阴，柔肝缓急。诸药相合，使血旺肝养，风息络通，而疼痛即止。本方重在息风药与滋养药并用，而重用息风之品以治其标，配伍养血之品以治其本，故获佳效。

（三）肝胃积热，阳亢风动案

谷某，男，30 岁。1976 年 3 月 21 日初诊。

主诉：左侧耳前及下颌部电击样疼痛 20 余日。

病史：患者于 20 余日前暴怒后出现左侧耳前及下颌部电击样疼痛，西医诊断为"三叉神经痛"，予口服卡马西平及针灸治疗，疗效欠佳，20 余日来疼痛反复发作，遂来就诊。刻下症：左侧耳前及下颌部电击样疼痛，左侧面部灼痛不适，刷牙洗脸均可诱发疼痛，每次持续 5 秒钟左右，1 日发作数十次，遇热加重，夜寐不安，心烦易怒，眩晕，腹胀纳差，小便色黄，大便干结，3 日未行，平素牙龈肿痛，无龋齿，口苦口干喜饮，舌质红，苔黄燥，脉弦数。西医诊断：三叉神经痛。中医诊断：面痛。证属阳明积热，肝胆郁热，阳亢风动。治宜清胃泻胆，平肝息风，通络止痛。方以大黄黄连泻心汤合羚角钩藤汤加减。

处方：大黄 9g，黄连 12g，黄芩 12g，枳实 12g，羚羊角粉 3g（冲服，现已禁用），钩藤 12g（后下），茯神 15g，滁菊花 12g，柴胡 12g，升麻 6g，白芍 25g，霜桑叶 9g，鲜生地黄 15g，淡竹茹 15g，生甘草 6g。每日 1 剂，水煎 400mL，分 2 次温服。嘱其忌食辛辣、油腻之品，并注意调畅情志。

二诊：服药 1 剂，大便即通，疼痛得缓。遂减大黄、枳实，加决明子 20g、珍珠母 25g（先煎），由通腑泄热改为加强平肝柔肝，以治其本。

三诊：服药 5 剂，疼痛次数及持续时间均明显减轻，夜寐能安，仍感眩晕，心烦，口干喜饮，舌质红，苔薄黄，脉弦细数。证属热未尽去，肝肾之阴已伤，而肝阳上亢，继以羚角钩藤汤加减，滋补肝肾，平肝潜阳，以善其后。

处方：羚羊角粉 1.5g（冲服，现已禁用），钩藤 12g（后下），茯神 15g，枸杞子 20g，滁菊花 12g，柴胡 9g，白芍 15g，知母 9g，熟地黄 18g，牡丹皮 9g，山茱萸 12g，枳壳 9g。每日 1 剂，水煎 400mL，分 2 次温服。

四诊：上方共服 17 剂，疼痛消失，余无明显不适，追访半年未再复发。

按：《证治准绳》曰："面痛皆属火，盖诸阳之会，皆在于面，而火阳类也。"而风主厥阴，燥主阳明，肝胆与胃热内炽，循经上炎，气血壅滞足少阳、阳明经络，引动肝风，壅滞气血，不通则痛，故耳前及下颌灼热疼痛。口苦、易怒等均为肝火旺盛之象；大便干结，牙龈肿痛乃胃热内炽之征。方用大黄黄连泻心汤，取方中黄芩泻上焦之火，黄连泻中焦之火，大黄泻下焦之火，以顿挫其亢逆之势。胃为阳土，喜润而恶燥，其病则易成燥热之害，胃阴每多受伤。故运用苦寒泻火之剂，以祛除实热燥结为度，以免化燥伤阴。同时予羚角钩藤汤减川贝母，以平肝潜阳，息风止痉，兼有养阴柔肝之能。柴胡、升麻合用，既可升举脾胃清气，又为引经之药，引诸药上行头面，直达病所。终以滋补肝肾，平肝潜阳法善后，药证相合，而收全功。

三、漏肩风

漏肩风（肩关节周围炎，简称肩周炎），临床以肩周疼痛、活动受限为主要特点。本病多发于 50 岁左右的中老年人，女性高于男性。本病俗称凝肩、漏斗肩、漏肩风、冻结肩、五十肩等，可归属于中医学"痹病"之范畴。

先父认为，肩关节周围炎的发生，多以内伤、劳损为基础，以感受外邪为诱因。内伤者以肝脾肾亏虚为主；外感者如久居湿地、涉水冒雨或睡卧露肩等。肩周炎多发生于 50 岁左右的中老年人，其肝肾功能日渐衰退，即如《素问·阴阳应象大论》所云："年四十，而阴气自半也，起居衰矣。"肝为藏血之脏，主筋；脾为后天之本，气血生化之源，主肌肉四肢；肾为先天之本，主骨生髓。肝脾肾亏虚，气血生化乏源，精血不足，筋脉、骨骼、肌肉失于濡养，日久则骨骼脆弱，肌肉痿软无力，筋脉拘急，发为本病。而气血日渐衰败，营虚卫弱，复因起居不慎，感受外邪，以致风寒湿等邪客于血脉筋肉，致血液运行不畅，"不通则痛"；寒性收引，湿性重浊、黏滞，若寒湿之邪浸淫于筋脉、血络，则关节屈而不能伸，痿而不用。此外，劳累过度或外伤可直接损伤筋脉，致瘀血内停、脉络阻滞，而引起筋脉失养，出现肩背酸沉疼痛等症。其治疗肩关节周围炎，强调"治病必求其本"，即健脾益气、培补肝肾以治其本，并随其所感邪气之不同，或祛风散寒，或温经通络，或活血化瘀，以使络通痛止。并认为单纯药物治疗，难达理想疗效，故多配合敷贴、功能锻炼、理疗、针灸、按摩等外治疗法综合治疗，以提高疗效。兹选介敷贴疗法如下。

敷贴疗法：用羌活 120g，生草乌、生半夏、细辛、姜黄、川芎、红花各 90g，炒白芥子、土鳖虫各 40g，共粉碎为细末，贮存备用。用法：取上药 150g，加入适量樟脑，再加入生姜汁调如泥为度，均匀敷于患肩部，每日 1 次。本方祛风散寒，温经通络，化瘀止痛。主治肩关节周围炎寒凝血瘀证。亦可用奇正消痛贴膏、伤湿止痛膏、消瘀膏等直接贴敷局部。

（一）营血虚弱，寒凝经脉案

李某，女，52 岁。1975 年 11 月 4 日初诊。

主诉：左肩部疼痛伴活动受限半月余。

病史：患者体质素弱，半个月前因睡时露肩，晨起即感左肩部疼痛，入夜痛甚，自行在患处贴止痛膏药，疗效不佳，今来我处就诊。刻下症：左肩部疼痛，入夜痛甚，影响睡眠，痛处喜温畏寒，左肩局部无肿胀，左上肢活动受限，手足厥寒，面色萎黄，口淡不渴，舌质淡，苔薄白，脉沉细无力。肩部 DR 检查示左肩部骨质未见异常。西医诊断：肩关节周围炎。中医诊断：肩凝证。证属营血虚弱，寒凝经脉，血行不利。治当温经散寒，养血通脉。方以当归四逆汤加减。

处方：当归 15g，桂枝 15g，白芍 12g，细辛 9g，通草 6g，大枣 8 枚，伸筋草 30g，鸡血藤 30g，炙甘草 6g。每日 1 剂，水煎 400mL，分 2 次温服。同时合用上述热敷疗法。

二诊：经治疗 7 日，左肩关节疼痛基本消失，肩关节活动度明显改善。

原方减细辛，加黄芪 20g，以益气生血。停用热敷疗法。

三诊·守上方服用 10 剂，诸症消失，肩关节活动恢复正常，随访半年未复发。

按：患者年过五旬，营血素弱，复因起居不慎，感受寒邪，凝滞气血，阳气不能达于四肢末端，营血不能充盈血脉，筋脉拘挛而发病。即《素问·举痛论》所云："寒气客于脉外则脉寒，脉寒则缩踡，缩踡则脉绌急，绌急则外引小络，故卒然而痛，得炅则痛立止，因重中于寒，则痛久矣。"治疗当遵循"寒则温之"的原则。当归四逆汤系桂枝汤去生姜，倍大枣，加当归、通草、细辛组成。方中当归甘温，养血和血；桂枝辛温，温经散寒，温通血脉，为君药。细辛温经散寒，助桂枝温通血脉；白芍养血和营，助当归补益营血，共为臣药。通草通经脉，以畅血行；大枣、甘草，益气健脾养血，共为佐药。重用大枣，既合归、芍以补营血，又防桂枝、细辛燥烈太过，伤及阴血。甘草兼调药性而为使药。细辛为辛温之品，止痛之力尤强，因其有小毒，古有"细辛不过钱"之说，然先父根据临床观察，细辛在煎煮 30 分钟后毒性大减，有止痛之功而无中毒之弊，实为治疗疼痛之良药。加入之伸筋草，功擅祛风通络；鸡血藤长于活血养血，舒筋活络。全方温阳与散寒并用，养血与通脉兼施，温而不燥，补而不滞，故获良效。

（二）寒痰阻滞，风湿伏络，气血耗伤案

张某，男，56 岁。1979 年 11 月 17 日初诊。

主诉：左肩部疼痛 1 年余，伴肌肉萎缩 3 个月。

病史：患者 1 年前常于黎明时骑摩托外出作业，反复感寒，渐致左肩部疼痛，曾外敷膏药，并服中西药，疗效均不佳，近 3 个月逐渐出现局部肌肉萎缩，遂来我处就诊。刻下症：左肩部疼痛，酸沉重着，抬举无力，平素嗜酒及肥甘厚味，脘闷纳差，形体肥胖，肢体软弱无力，肌肤不泽，少气懒言，大便不成形，每日 1～2 次，小便调，舌质淡，苔白腻，脉沉缓无力。查体见左肩部肌肉萎缩。西医诊断：肩关节周围炎。中医诊断：漏肩风；痿证。证属寒痰阻滞，风湿伏络，气血耗伤。治宜燥湿化痰，祛风

散寒，益气养血。予《丹台玉案》定疼汤加减。

处方：羌活 15g，藁本 9g，川芎 15g，防风 12g，前胡 12g，当归 15g，陈皮 12g，肉桂 1g，紫苏子 15g，茯苓 15g，白术 15g，清半夏 12g，黄芪 30g，白芥子 12g，炙甘草 6g。每日 1 剂，水煎 400mL，分 2 次温服。同时配合功能锻炼及上述敷贴疗法。

二诊：经综合治疗 7 日，疼痛无缓解，仍守方守法治之，以求转机。

三诊：继予综合治疗 10 日，肩痛、酸沉重着皆好转，肩膀抬举较前自如。证属邪气渐衰，气血未复，治当转予以益气养血为主，兼祛余邪。方选《辨证录》两治汤加减。

处方：党参 20g，黄芪 30g，白术 15g，茯苓 15g，陈皮 12g，清半夏 12g，当归 15g，熟地黄 18g，川芎 12g，羌活 15g，桂枝 12g，伸筋草 30g，鸡血藤 20g，炙甘草 3g。每日 1 剂，水煎 400mL，分 2 次温服。同时配合功能锻炼，停用敷贴疗法。

四诊：守上方治疗 3 个月，诸症消失，肩局部肌肉萎缩已恢复。

按：本案患痹证 1 年余，风寒之邪内伏可知。加之患者形体肥胖，素嗜酒及肥甘厚味，以致脾胃运化失司，聚湿成痰，痰浊流窜于骨节经络，脉络痹阻，而见肩部疼痛。"湿重脾必困"，随着病程的延长，脾气日伤，气血渐耗，而且气血生化乏源，肌肉失于濡养，则见局部肌肉萎缩。治当燥湿化痰，祛风散寒，益气养血。定疼汤出自《丹台玉案》卷四，其专为痰湿痹阻筋脉所致之肩背项脊疼痛而设。方中前胡、紫苏子降气化痰，陈皮燥湿化痰为主药；肉桂助阳生火，温经散寒；羌活与藁本、防风同用，祛风胜湿，散寒止痛，引诸药上行；川芎、当归养血活血，通经止痛。加入半夏、茯苓，以助陈皮燥湿化痰，兼能健脾；白芥子善入经络，搜剔痰结，长于治疗"湿痹不仁……骨节疼痛"（《开宝本草》）；黄芪、白术健脾益气，以绝生痰之源。俟邪气渐衰，则转予益气养血为主，兼祛余邪，而收全功。

（三）挫伤致瘀，痹阻脉络案

杜某，女，44 岁。1977 年 8 月 13 日初诊。

主诉：右肩关节疼痛 13 天。

病史：患者 13 天前抬举重物时，不慎致右肩部疼痛，后疼痛持续加重，遂来我处就诊。刻下症：右肩部疼痛，牵及前臂，日轻夜重，活动受限，须家人协助穿衣梳头，右肩部略有肿胀，纳可，二便调。舌质淡暗，苔薄白，脉沉弦细。西医诊断：肩关节周围炎。中医诊断：漏肩风。证属挫伤致瘀，痹阻脉络。治宜活血化瘀，通络止痛。予复元活血汤加减。

处方：酒桃仁 15g，红花 12g，当归 15g，白芍 12g，炮穿山甲 6g，栝楼根 18g，酒大黄 6g，伸筋草 30g，羌活 9g，炙甘草 6g。每日 1 剂，加黄酒 30mL，水煎 400mL，分 2 次空腹温服。用奇正消痛贴膏贴敷局部。

二诊：服药 3 剂，疼痛大减。效不更方，续予原方内服、外敷。

三诊：服药 10 剂，诸症消失，关节功能恢复正常。

按：清代沈金鳌《杂病源流犀烛》云："跌仆闪挫，卒然身受，由外及内，气血俱伤病也。"说明跌仆闪挫可引起气滞血瘀，脉络不通，筋脉拘急，疼痛乃作。复元活血汤为治疗跌打损伤，瘀血阻滞所致痛不可忍之专方。方中桃仁、红花活血祛瘀，消肿止痛；穿山甲破瘀通络，消肿散结；当归、白芍补血活血；栝楼根"续绝伤""消仆损瘀血"，擅长入血分助诸药消瘀散结；酒制大黄荡涤凝瘀败血，推陈致新；甘草缓急止痛，调和诸药。加入伸筋草、羌活，以通经活络，引药上行。大黄、桃仁酒制，以及加酒煎服，乃增强活血通络之意。诸药配伍，活中寓养，活血破瘀而不伤正。俾瘀祛新生，气行络通，而疼痛自平。

四、蛇丹痛

蛇丹痛发病初期表现为蛇串疮，多见于成人，具有自限性，病程长短不一，儿童、青少年一般为 2～3 周，老年人为 3～4 周。患病后可获终身免疫，偶有复发。本病大抵属于中医学"疡科"类疾病，古病名有缠腰火丹、缠腰龙、蛇丹、甄带疮、蛇缠丹等。蛇串疮初发病多在肝脾两脏，主要病理因素乃湿、热、毒邪为患。若情志不遂，肝气郁结，久而化火妄动，则肝胆火盛；或因饮食不节，过食肥甘厚味，脾不化湿，郁久化热，则湿热壅滞于内；或因感受毒邪，壅滞于经络，搏结于肌肤而发病。毒火稽留血分，则发为红斑，湿热困于肝脾，而成疱疹，气血阻于经络，遂致疼痛。分而言之，蛇串疮疱疹期以湿热毒邪蕴结为主要病机，所以疱疹红肿与疼痛俱作；蛇串疮后期湿热毒邪已外泄大半，疱疹干结，红肿已消，其病机则以"脉络瘀滞"为特点，故致疼痛不止，甚至剧痛难愈，此期谓之蛇丹痛。后期"脉络瘀滞"之由，或为病邪虽去大半，但仍有余邪缠绵，阻于经络，以致气血壅滞不通；或因疱疹期热毒较甚，易耗气伤津，致气阴两虚，气虚则行血无力，阴虚则血脉失于充养，脉络滞涩，均可致血行不畅；或因治疗不当，过用苦寒之品伤阳，阳虚不能温煦推动血脉，血液运行不畅，而寒凝血瘀。

先父强调蛇丹痛要分期论治，病之初期热郁于内，治疗当遵《黄帝内经》"火郁发之"之旨，务使郁热透达。故其多运用"升降散"加减治之，而屡见卓效。"升降散"源自《伤寒温疫条辨》，由清代医家杨栗山创制，药仅四味，方中僵蚕、蝉蜕性升浮，宣透郁热；姜黄调畅气机，以利热邪外达；大黄苦寒泄热，使里热下趋而解。即如杨栗山所云："僵蚕、蝉蜕升阳中之清阳；姜黄、大黄降阴中之浊阴。一升一降，内外通和，而杂气之流毒顿消矣。"先父以之为基础灵活加减，如湿遏热郁者，加龙胆草、茵陈、滑石、佩兰、车前子等；肝气郁结者，加柴胡、郁金、川楝子等；瘀血甚者，加赤芍、桃仁、红花、紫草等；肝经郁热上扰者，加菊花、龙胆草、栀子、石决明等。务使经络疏通，气血流畅为要，如余邪入络者活血搜毒；气阴两虚者益气养阴；阳虚寒凝者温阳散寒，如是则疼痛方可止。

（一）脾胃湿热，蕴滞肌肤案

张某，男，68 岁。1981 年 8 月 22 日初诊。

主诉：左臀部疱疹 1 周，加重伴疼痛 3 天。

病史：患者于 1 周前左臀部出现疱疹，疼痛不甚，未予重视。近 3 天疱疹持续增多，糜烂渗液，疼痛日甚，遂来我处就诊。刻下症：左臀部疱疹成簇分布，基底部色淡红，水疱易破，糜烂渗液较多，伴疼痛，纳食不佳，食后胃脘痞满，口渴不欲饮，困倦嗜睡，大便溏，每日 2～3 次，小便调。舌质淡红，舌体胖，边有齿痕，苔黄腻，脉沉缓。西医诊断：带状疱疹后遗神经痛。中医诊断：蛇丹痛。证属脾胃湿热，蕴滞肌肤。治宜燥湿健脾，宣泄郁热。方以升降散合四妙散加减。

处方：白僵蚕 12g，蝉蜕 9g，制大黄 6g，姜黄 12g，苍术 15g，黄柏 12g，川牛膝 15g，薏苡仁 30g，土茯苓 25g，粉萆薢 15g，党参 20g，茯苓 15g，炙甘草 3g。7 剂，每日 1 剂，水煎 400mL，分 2 次温服。

二诊：水疱逐渐消退，渗液减少，疼痛明显好转，纳增，嗜睡改善，大便不成形，每日 1～2 次，舌脉同前。效不更方，予原方再投。

三诊：服药 7 剂，疱疹基本消退，表面留有色素沉着，疼痛未作。改予服用参苓白术散，以巩固疗效。

按：患者疱疹大，渗液多，而且发于臀部，乃因脾胃虚弱，运化失司，湿浊内生，郁久化热，湿热蕴蒸肌肤而致。故治当燥湿健脾，宣泄郁热，予升降散合四妙散化裁。升降散之白僵蚕、蝉蜕、制大黄、姜黄四味药相伍，升清降浊，一升一降，使内外通达，气血调畅，以宣泄郁热。唯其清热燥湿之功稍弱，故伍以四妙散，其中苍术辛苦而温，芳香而燥，直达中州，燥湿健脾；黄柏与川牛膝合用，则清热燥湿，引药下行，而且川牛膝尚可活血以止痛；薏苡仁健脾利水渗湿；酌加土茯苓、萆薢清热利湿解毒；党参、茯苓、炙甘草健脾益气。诸药合用，使脾胃功能健旺，湿化热清，气血调畅而病愈。

（二）血虚肝旺，湿热毒盛案

王某，女，24 岁。1985 年 4 月 9 初诊。

主诉：左侧头面部疱疹疼痛 12 天。

病史：患者于 12 天前左侧头面部出现疱疹，痛如火燎，经治疗未获显效（治疗方案不详）。刻下症：左侧头面部红色小疱疹，灼热刺痛，左目红肿、涩痛流泪，口苦咽干，烦躁易怒，眩晕，失眠，大便干结，3 日 1 行，小便短黄，平素月经量多，经期 7 天左右，舌质红，苔黄腻，脉弦数。西医诊断：带状疱疹后遗神经痛。中医诊断：蛇丹痛。证属血虚肝旺，湿热毒盛，上犯头目。治以养血疏肝，清利肝胆湿热。以龙胆泻肝汤合升降散化裁。

处方：白僵蚕12g（研冲），蝉蜕9g，大黄9g，姜黄12g，全蝎6g（研冲），车前子15g（包煎），龙胆草12g，柴胡12g，白芍12g，栀子9g，生地黄15g，当归15g，甘草6g。7剂，每日1剂，水煎400mL，分2次温服。

二诊：疱疹明显消退，疼痛减轻，部分疱疹已结痂，仍口苦心烦，眩晕，失眠。证属湿热大减，而肝之阴血未复。上方减车前子、全蝎，以熟地黄15g易生地黄，加北沙参15g，继服10剂，诸症尽失。

按：患者平素月经量多，阴血暗耗，肝阳偏旺，复感湿热邪毒，与肝之郁火相搏，循经熏蒸肌肤而发疱疹；阻塞经络，气滞血瘀，故疼痛剧烈；肝为刚脏，肝气壅实则烦躁易怒；热盛则肝之阴血更伤，肝阳上扰，故心烦，眩晕，失眠。治当养血疏肝与清利湿热并投。方以升降散宣畅气机，透达郁热，龙胆泻肝汤以清利肝胆湿热。方中之当归、生地黄、柴胡与加入之白芍并用，以育阴养血，柔肝疏肝，俾阴血复，而肝阳得潜；全蝎解毒散结，通络止痛。全方标本同治，使邪去正复，脉络和而痛自止。

（三）营血虚弱，寒凝经脉案

赵某，男，42岁。1977年12月8日初诊。

主诉：左腰腹部疱疹疼痛1月，加重10天。

病史：患者形体素弱，于疲劳时易头晕目眩，自诉于1个月前左腰腹部出现淡红色疱疹，疼痛不甚，经某医院诊为带状疱疹。经中、西药物（治疗方案不详）治疗后疱疹干结，10天前气温骤降，原皮疹处出现疼痛，并逐渐加重，予六神丸、元胡止痛片、针灸等治疗未见明显疗效，今来我处就诊。刻下症：左腰腹部疼痛如灼，触之不热，视之不红，入夜尤甚，手足厥寒，倦怠乏力，口淡不渴，面白无华，纳食尚可，二便调，舌质淡略暗，苔薄白润，脉沉细。西医诊断：带状疱疹后遗神经痛。中医诊断：蛇丹痛。证属营血虚弱，余邪蕴结，寒凝经脉，不荣则痛与不通则痛并存，虚实错杂。治宜温经散寒，养血通脉，标本同治。方以当归四逆汤加减。

处方：当归 18g，桂枝 20g，白芍 15g，细辛 6g，通草 6g，黄芪 20g，全蝎 3g（研、冲），蜈蚣 1 条，大枣 12 枚，炙甘草 9g。5 剂，每日 1 剂，水煎 400mL，分 2 次温服。外予雄黄蜈蚣药酒（雄黄 10g，蜈蚣 5 条研粉纱布包，浸泡于高度白酒 100mL 内 12 小时即可），从外向内涂抹于患处，每日涂抹 3 次。

二诊：疼痛明显减轻，手足厥寒、倦怠乏力等症均好转。效不更方，继服原方 7 剂，疼痛消失。

按：患者血虚之体，患本病后，余邪蕴结，复因感受寒邪，寒邪凝滞，血行不利，阳气不能达于四肢末端，营血不能充盈于血脉，遂致疼痛，手足厥寒。其疼痛如灼，为带状疱疹后期疼痛之特点，而触之不热，视之不红，不可误以为热，本案仍属寒凝经脉，营血郁闭所为。故予当归四逆汤温经散寒，养血通脉。方中当归养血和血，白芍养血和营，助当归补益营血，以荣养肌肤筋脉；重用桂枝温经散寒，温通血脉，合细辛温经散寒，助桂枝温通血脉；通草通行经脉，以畅血行；大枣、炙甘草益气健脾养血，其中重用大枣，既合归、芍以补营血，又防桂枝、细辛燥烈太过，伤及阴血之虞；加入黄芪意在补气生血，兼取其托毒外出之效；复加小剂量全蝎、蜈蚣，借其走窜之性，以通经达络，攻毒散结止痛。诸药合用，温经与养血兼顾，治标与治本并举，使营血通达，而疼痛自止。

五、大偻

大偻大抵属于强直性脊柱炎之范畴，其是一种慢性进行性疾病，有明显的家族史。本病以青年男性多发，早期可无任何临床症状，或可表现为轻度的乏力、消瘦、长期或间断低热等全身症状。典型的关节病变以中轴关节如骶髂及脊柱关节受累为主，首先侵犯骶髂关节，以后可上行发展至颈椎。少数患者先由颈椎或几个脊柱段同时受侵犯。早期病变处关节有炎性疼痛，伴有关节周围肌肉痉挛，有僵硬感，晨起明显。也可表现为夜间疼，经活动或服止痛剂缓解。随着病情发展，关节疼痛减轻，而各脊柱段及关节活动受限和畸形,晚期整个脊柱和下肢可变成僵硬的弓形,向前屈曲。本病虽有外周关节病变,但多表现为下肢大关节,为非对称性的肿胀和疼痛,并常伴有棘突、大转子、跟腱、肋椎关节等肌腱和韧带附着点疼痛。关节外表现多为虹膜睫状体炎、心脏传导阻滞及主动脉瓣关闭不全等。X线可见骶髂关节侵袭、破坏或融合,类风湿因子阴性,并且多为HLA-B27抗原阳性。本病还属于中医学肾痹、痿痹、骨痹、竹节风等范畴。

大偻以腰脊疼痛为主要表现,而督脉行于背部正中,贯脊而上,故本病实乃督脉之患。督脉属肾,为元气之所发,总督一身之阳气,为"阳脉之海"。肾为先天之本,藏精,主骨生髓,内寓元阳,肾所藏之元阳借助于督脉,敷布全身。肾精充足,则督脉盈盛,骨骼坚强,邪不可侵。反之,若劳损或房劳过度,久病气血亏虚等原因,肾之精气不足,则督脉空虚,不能填充骨髓濡养经络,筋骨失养,再遇风、寒、湿、热等外邪侵入,常可诱发本病。故肾精不足,督脉失养是强直性脊柱炎发病之关键。肾阳虚不能温煦脾土,运化无权,其一可致气血生化乏源,四肢肌肉失养,而见形体瘦削,肌肉萎缩,纳差乏力等症;其二可致水湿不行,凝而成痰,聚而成饮,痰饮流注于骨骼关节,与瘀血或寒湿之邪相互凝结,闭阻经络,遂致关节僵硬,活动不利。肝肾同源,精血互为滋养。肾虚日久,水不涵木,可致肝阴亏虚,筋脉失养,不能束利关节,出现筋脉踡屈,关节挛缩之症。治疗大偻重在"补肾强督",并应注意兼顾肝、脾,此为治本之法。在此基础上随其所感邪之不同,分别予祛风、散寒、清热、除湿等法,病久入络者,则应注意活血通络。

(一)肝肾亏虚,督脉失养案

阎某,男,32岁。1982年3月6日初诊。

主诉:腰骶部疼痛反复发作7年余,加重半年。

病史:患者于7年前劳累后出现腰骶部疼痛,后反复发作,服用"消炎痛"症状可以缓解。近半年来腰骶部疼痛逐渐加重,遂来我处就诊。刻下症：腰骶部僵硬、持续钝痛，活动后痛甚，休息后痛缓，随着病情进展，关节活动受限，甚至休息时腰骶部也疼痛，面色潮红、头晕目眩、耳鸣、手足心热，舌质红少苔，脉细数。辅助检查：HLA-B27 阳性；ESR 47mm/h，CRP 96mg/L。骶髂关节 CT 示关节间隙变窄，并可见部分融合。西医诊断：强直性脊柱炎。中医诊断：大偻。证属肝肾亏虚，督脉失养。治宜补益肝肾，填精益髓。

处方：熟地黄 18g，山茱萸 15g，桑寄生 20g，菟丝子 30g，地龙 12g，乌梢蛇 12g，制马钱子 0.8g，川木瓜 20g，当归 15g，赤芍 15g，白芍 25g，炙甘草 9g。每日 1 剂，水煎 400mL，分 2 次温服。制马钱子研末分 3 次冲服，连服 7 日后停用。

二诊：服药 15 剂，腰骶部僵硬、疼痛减轻，手足心热改善，面色潮红、眩晕、耳鸣等症皆好转，舌脉象同前。效不更方，继予上方。

三诊：服药 30 剂后，仅感腰骶部酸胀不适，面色潮红消退，眩晕耳鸣偶作，手足心热不甚，舌质淡红，苔薄，脉沉细。继服 14 剂以巩固疗效。后复查血沉、C 反应蛋白皆恢复正常，HLA-B27 仍阳性；复查双侧骶髂关节 CT 片，前后对照无明显变化。遂将上方作为丸剂内服，以善其后，半年后随访疼痛未作。

按：患者腰骶部疼痛反复发作 7 年余，逐渐加重，而舌质红少苔，脉细数，显系肝肾亏虚，督脉失养所致。即如《难经》云："督之为病，脊强而厥。"方中熟地黄甘温质润，补阴益精以生血，为滋阴养血之要药；熟地黄以补为主，山茱萸以敛为要，两药伍用，一补一敛，强阴益精，大补元阴；桑寄生味苦、甘，性平，质厚而柔，归肝，肾经，苦能燥湿，甘能补益，既祛风湿又长于补肝肾，强筋骨，对痹证日久伤及肝肾阴精，筋脉失养的腰膝酸痛、筋骨无力者尤宜；菟丝子补益肝肾；川木瓜舒筋壮骨；久痛入络，予地龙、乌梢蛇，以通络止痛；马钱子虽有毒，然"其开通经络，透达关节之力，实远胜于他药"（《医学衷中参西录》）；当归、赤芍养血活血；白芍、炙甘草酸甘化阴，缓急止痛，而且炙甘草可兼制马钱子之毒副作用。

（二）脾肾阳虚，久痛入络案

李某，男，28岁。1985年3月9日初诊。

主诉：腰骶部疼痛反复发作1年余，加重1周。

病史：患者1年前无明显诱因出现腰骶部疼痛，活动后症状减轻或消失，因未影响工作、生活，未予重视。1周前上述症状加重，并伴右膝关节肿痛，遂来我处就诊。刻下症：腰骶部疼痛，转侧不利，右膝关节肿痛，活动受限，阴雨天时上述症状加重，体倦乏力，纳少，大便溏薄，每日1～2行，畏寒肢冷，小便调，舌质暗淡，苔白厚腻，脉沉弦细。辅助检查示：HLA-B27阳性，ESR56mm/h，RF（－）。腰椎及双侧骶髂关节正、侧位X线示：腰椎无异常，双侧骶髂关节间隙无变化。西医诊断：强直性脊柱炎。中医诊断：大偻。证属脾肾阳虚，寒湿痹阻，久痛入络。治予温肾强督，健脾化湿，活血通络。

处方：人参9g，鹿茸3g（现已禁用），狗脊15g，独活15g，地龙12g，乌梢蛇12g，制马钱子0.8g，川木瓜20g，当归15g，鸡血藤20g，白芍15g，干姜15g，苍术15g，白术15g，薏苡仁30g，炙甘草6g。每日1剂，水煎400mL，分2次温服。制马钱子研末分3次冲服，连服7日后停用。人参用文火煎50分钟兑服。

二诊：服药15剂后，腰骶部疼痛及膝关节疼痛基本消失，仅略感右侧髋关节酸痛，舌质暗淡，苔薄白腻，脉沉细。

三诊：上方继服至21剂时，复查血沉恢复正常，HLA-B27仍阳性。遂改服右归丸善后调理，3个月后随访，疼痛未作。

按：本案患者脾肾阳虚，肾督亏虚，腰府失养，骨髓不充，不荣则痛；寒湿痹阻，气血失和，加之久痛入络，不通则痛，故患者腰骶部疼痛。其治疗自当温肾强督、健脾化湿、活血通络兼顾。方中鹿茸为壮元阳、益督脉、强筋骨之要药，宜从小剂量开始，不宜骤然大量食用，以免阳升风动，或伤阴动血；人参大补元气，健脾益肾；狗脊补肾督，强腰膝，兼寓祛风胜湿之能，其与独活并用，祛风湿强腰膝之力倍增；干姜长于温中散寒，为温补中焦之要药，其与苍术、白术相配，温化寒湿，以绝寒湿之源；薏苡仁渗湿健脾，川木瓜化湿舒筋，两者合用则化湿通络以止痛；乌梢蛇搜风通络，为治疗顽痹之要药，其与地龙、制马钱子相配，通络止痛之力益增；当归与鸡血藤相伍，以养血活血通络；白芍配炙甘草，意在缓急止痛。诸药合用，则筋骨健，脉络通，而痛自止。

（三）肝肾亏虚，湿热痹阻案

张某，女，30岁。1984年8月12日初诊。

主诉：腰及两侧臀部疼痛反复发作8年余。

病史：患者8年前无明显诱因出现腰骶及两侧臀部疼痛，伴有晨僵，时有胸闷，低热（体温：37.2～37.6℃），无盗汗。三个月前曾在北京某医院就诊，经检查：HLA-B27阳性，RF（-），ESR36mm/h，ASO（-），CRP6.8mg/L，双侧骶髂关节X线示符合骶髂关节炎Ⅱ级改变，诊断为强直性脊柱炎。给予甲氨喋呤（10mg/W），柳氮磺吡啶（0.5g，3次/日）等药物治疗3个月，疗效不显，遂转中医治疗。刻下症：腰骶及两侧臀部疼痛，双下肢酸软，全身乏力，步履不便，劳累后尤甚，遇温热或阴雨天痛增，痛处略有热感，活动后痛减，口渴，小便短黄，舌质偏红，舌苔黄腻，脉滑数。西医诊断：强直性脊柱炎。中医诊断：大偻。证属肝肾亏虚，湿热痹阻。治宜补益肝肾，燥湿清热。

处方：人参9g，鹿茸3g（现已禁用），菟丝子20g，地龙12g，乌梢蛇12g，制马钱子0.8g，川木瓜20g，忍冬藤25g，白芍20g，苍术12g，黄柏12g，怀牛膝20g，薏苡仁30g，炙甘草6g。制马钱子研末分3次冲服，连服7日后停用。人参用文火煎50分钟兑服，余药同煎30分钟，每日1剂，共取药液400mL，每日分3次空腹温服。

二诊：服上方14剂，腰骶及两侧臀部疼痛减轻，腰部稍感僵硬不适，遇热诸症稍缓解，上下楼梯时双膝酸软不适，尿黄，大便调。予原方继续服用。

三诊：服上方10剂，腰骶及两侧臀部疼痛明显好转，腰部僵硬不适感消失，仍感双下肢酸软，全身乏力，劳累后尤甚，尿黄，而且口干、心烦，舌质淡红，苔薄腻微黄，脉沉细略滑。证属湿热尚未尽去，肝肾之阴精益伤。转予以滋补肝肾为主，佐以燥湿清热。以左归丸合四妙丸出入。

处方：熟地黄18g，菟丝子20g，怀牛膝15g，龟甲胶12g（烊化），鹿角胶9g（烊化），山茱萸15g，枸杞子15g，川木瓜15g，炒杜仲9g，鸡血藤20g，苍术9g，黄柏9g，薏苡仁20g，炙甘草3g。

四诊：上方服用近3个月，腰骶及两侧臀部疼痛消失，体力增加，活动如常，复查HLA-B27为阴性，ESR及CRP均降至正常范围。嘱其继服左归丸以巩固疗效。

按：治疗强直性脊椎炎应立足于"精气虚而邪客"，即《杂病源流犀烛·腰脐病源流》所云："腰痛，精气虚而邪客病也……肾虚其本也；风、寒、湿、热、痰饮、气滞、血瘀、闪挫，其标也，或从标，或从本，贵无失其宜而已。"说明寒、湿、热等邪多在肾虚的基础上，方可乘虚客之。本案患者四诊合参，辨证属肝肾亏虚、湿热痹阻，故以补益肝肾，燥湿清热法治之。全方重在补肾精，益督脉以治病本；配合四妙丸燥湿清热、通利筋脉以治标。三诊时疼痛明显好转，则转予滋补肝肾为主以治本，故加入枸杞子、龟甲胶、怀牛膝加强滋补肾阴之力；又加入鹿角胶、菟丝子温润之品补阳益阴，阳中求阴，即张介宾所谓"善补阴者，必于阳中求阴，则阴得阳升而泉源不竭"。诸药合用，标本同治，使湿热去，肾精充、督脉强，而诸症自愈。

六、腰腿痛

腰腿痛多见于腰椎间盘突出症，本病为临床常见病，肾虚是腰椎间盘突出症发病的关键所在，属于本虚；寒、湿、热等邪多在肾虚的基础上，方可乘而客之，属于标实。如偏于肾阳不足者，多易感受寒湿之邪；而肾阴不足者，湿热易于侵袭。因此治疗应以"补肾为先"，随其所感邪不同，伍以祛风、清热、散寒、除湿通络等法。唯肾虚有阴虚、阳虚、气虚之别，临床应详加辨识，或温补肾阳，或滋补肾阴，或阴阳双补，随证施治。而腰痛与肝脾两脏的关系亦不可忽视。脾为后天之本，气血生化之源，肾精有赖于脾运化之水谷精微的充养。肝藏血、主筋，肾藏精、主骨，精血同源，肝肾相互滋养。若脾气亏虚，肝血不足，则肾精亏虚，无以濡养腰府而见腰痛。故治疗时应在辨证的基础上兼顾肝、脾。腰椎间盘突出症还属于中医学"腰胯痛""痹病"等范畴。

瘀血是腰痛的重要环节，其既是其致病因素，也可因跌仆外伤，或腰部用力不当，摒气闪挫，导致瘀血留着腰部而引起腰痛，同时也是疾病发展过程中的病理产物。"久病、久痛必入络"，腰痛日久不愈，深入血络，致血行不畅，反而又加重腰痛。因此，活血化瘀应贯穿于腰痛治疗之始终，但在疾病不同的阶段，所选取的药物和用量有别。发病初期，宜选用小剂量的当归、川芎，养血和血，温通血脉；腰痛日久，顽疾难愈者，草本类药物难以奏效时，要用虫类药物，如水蛭、全蝎、蜈蚣等，因其药性灵动、善走窜，能深入经隧，攻逐痼结之瘀，使血络流通，气机宣畅，而腰痛可止。辨治腰痛应重视调理经络。十二正经中，足太阳膀胱经"挟脊抵腰中，入循膂"，"其支者从腰中下脊、贯臀"，而足太阳膀胱经与足少阴肾经相表里，而腰乃肾之精气所溉之域，故腰部与足太阳膀胱经关系最为密切，其次为足少阳胆经、足阳明胃经、足少阴肾经及足厥阴肝经等。如足厥阴肝经"是动则病腰痛不可以俯仰"（《灵枢·经脉》），足少阳胆经"少阳厥逆，机关不利，机关不利者，腰不可以行"（《素问·厥论》）等均属此例。奇经八脉中，督脉行身后正中，"挟脊抵腰中，入循膂，属肾"；带脉状如束带，围腰一周，横行腰腹之间；任脉、冲脉与督脉同起于胞中，腰腹部是冲、任、督三脉脉气所发之处，三脉皆与腰部关系密切。如肾阳虚之腰痛时给予鹿角胶，阴虚腰痛时予龟甲胶，即因其皆为血肉有情之品，鹿角胶通督脉，补肾阳；龟甲胶通任脉，滋肾阴。

（一）肾阳不足，血脉凝滞案

刘某，女，68岁。1985年11月13日初诊。

主诉：间断性腰痛4年余，加重伴左下肢放射痛3日。

病史：患者 4 年前出现腰痛，腰痛绵绵间断发作，常于遇寒后加重，平素自服腰痛宁胶囊或温敷局部疼痛可缓解，3 日前因气候变化，腰痛复发。刻下症：腰部冷痛，难以转侧，伴左下肢放射痛，畏寒，手足不温，倦怠乏力，纳眠尚可，大便每日 1 次，质可，小便调，舌质淡暗，苔白腻，脉沉细无力。腰椎 MRI 示：$L_3 \sim L_4$、$L_4 \sim L_5$ 椎间盘膨出，黄韧带增厚，关节突增生、肥大，继发椎管狭窄；$L_5 \sim S_1$ 椎间盘膨出；腰椎退行性变。西医诊断：腰椎间盘突出症。中医诊断：腰腿痛。证属肾阳不足，寒邪外袭，血脉凝滞。治以温经散寒，活血通络。以麻黄附子细辛汤化裁。

处方：生麻黄 6g，制附子 12g（先煎），细辛 9g，仙灵脾 12g，鸡血藤 30g，川牛膝 30g，蜈蚣 2 条，车前子 12g（包煎），炙甘草 6g。每日 1 剂，水煎 400mL，分 2 次饭后服。嘱其避免劳累、注意保暖。

二诊：服上方 7 剂，腰痛减轻，左下肢放射痛明显改善，畏寒、手足不温等情况也较前好转，舌、脉同前。上方熟附片减至 9g。

三诊：服上方 10 剂，腰痛及左下肢放射痛偶有发生，余症皆不明显，舌质淡略暗，苔薄白，脉沉细。

四诊：守方治疗 2 周后，诸症基本消失。嘱其注意生活起居，避免腰部受凉及剧烈运动。

按:《伤寒论》301 条云:"少阴病，始得之，反发热脉沉者，麻黄附子细辛汤主之。"该方为治疗阳虚外感证之经方，然先父辨治本病，认为只要病在少阴，证属阳虚寒凝者，皆可用之。阳虚寒凝之腰痛用之，亦可取得较好疗效。本案患者年近七旬，肾阳已虚，阳虚则生寒，不能温煦血脉，血液运行不畅而形成瘀血，痹塞血脉，故发生腰痛。复因起居不慎，感受风寒之邪，更伤阳气，致使疼痛加重。选用麻黄附子细辛汤恰能切中病机，方中以麻黄发散在表之寒邪，附子温散深入少阴之寒，细辛辛温走窜，既能助附子以解里寒，又能佐麻黄解外寒，唯温肾之力似嫌稍弱，故予仙灵脾以助肾阳，伍以川牛膝、鸡血藤、蜈蚣等，活血通络止痛以治标。综观本方，配伍严谨，标本并重，通彻表里，使阳复寒散，血脉通畅，而沉疴得愈。

（二）脾肾亏虚，湿热瘀血互结案

杨某，男，47岁。1984年10月7日初诊。

主诉：腰部酸软疼痛2月余。

病史：患者2个多月前因劳累后出现腰部酸软疼痛，于他处诊治疗效欠佳（治疗方案不详）。刻下症：腰部重着疼痛，患者平素饮食不规律，有慢性胃炎病史，复因阴雨天或劳累后加重，夜间下肢肌肉时有抽搐，肢软乏力，纳差，食后腹胀，大便稀溏，每日2～3次，舌质淡暗，舌体略胖，苔白厚腻微黄，脉沉滑。腰椎CT示：$L_4 \sim L_5$，$L_5 \sim S_1$椎间盘膨出。西医诊断：腰椎间盘突出症。中医诊断：腰痛。证属脾肾亏虚，湿热下注，瘀血阻络。治宜标本兼顾，予培补脾肾，清热利湿，活血通络。以四妙丸化裁。

处方：炒杜仲12g，骨碎补15g，黄芪25g，苍白术各15g，薏苡仁40g，黄柏12g，川芎15g，川木瓜30g，鸡血藤30g，白芍15g，细辛9g，车前子12g（包煎），炙甘草6g。每日1剂，水煎400mL，分2次饭后服。

二诊：服上方10剂后，腰痛大减，夜间下肢肌肉抽搐基本消失，唯仍纳少，腹胀甚，体倦，大便日1～2次，仍稀溏，舌质淡、略暗，苔薄白腻，脉沉细略滑。四诊合参，湿热、瘀阻之象已减，而脾肾亏虚未复，上方黄柏减为9g，细辛减为6g，加厚朴12g，黄芪增至30g，以增强健脾行气化湿之功。

三诊：守方治疗15日，诸症基本消失，嘱其注意生活起居，适当进行体育锻炼。

按：肾为先天之本，脾为后天之本，肾所藏之精，有赖于脾胃运化之水谷精微的不断充养和培育，而脾主运化的功能，亦赖于肾精的资助。两脏在生理状态下相互促进，在病理状态下相互影响。本案患者脾肾两脏皆虚，运化失司，水液代谢障碍，湿浊内生，郁久化热，壅滞于腰部，阻遏气机，经气不通，故腰部重着疼痛；湿热下注，浸淫筋脉，则下肢肌肉抽搐；腹胀、纳差、便溏等均为脾肾亏虚，水湿内困之象。治宜培补脾肾以治本，活血化瘀，清热利湿以治标。方中以四妙丸清热利湿，川牛膝兼有活血之功，而且可引药下行；炒杜仲、骨碎补、黄芪等培补脾肾；川芎、鸡血藤、川木瓜活血化瘀通络；白芍酸入肝经，养血柔筋，合川木瓜以舒筋活络。诸药合用，攻补兼施，使脾肾健旺而湿化、热清、络通，则腰痛自愈。

（三）阴阳两虚，血行不畅案

谷某，女，51岁。1984年5月11日初诊。

主诉：间断腰痛3年余。

病史：患者3年前开始腰部间断出现疼痛，但未予正规治疗。刻下症：腰部酸软疼痛，痛连右下肢，阵发性潮热、汗出，手足不温，急躁易怒，两目干涩，失眠多梦，纳可，二便基本正常，月经已不规律，舌质淡，舌尖红，苔少，脉沉细。腰椎CT示：$L_4 \sim S_1$椎间盘膨出，腰椎退行性变。西医诊断：腰椎间盘突出症。中医诊断：腰腿痛。证属阴阳两虚，血行不畅。治宜阴阳双调，活血化瘀。以二仙汤化裁。

处方：仙茅12g，仙灵脾12g，当归20g，黄柏12g，知母9g，熟地黄20g，鹿角胶12g（烊化），女贞子12g，泽泻15g，川牛膝30g，薏苡仁30g，川木瓜30g，蜈蚣2条，地龙12g。每日1剂，水煎400mL，分2次饭后服。

二诊：服上方7剂后，腰痛及右下肢痛均减轻，潮热、汗出等均有好转，舌、脉象同前。效不更方。

三诊：上方服至14剂，腰痛及右下肢痛基本消失，偶有潮热、阵发性汗出，舌质淡，苔薄，脉沉。上方去蜈蚣、地龙，继服药10剂，以巩固疗效。

按：《素问·六节藏象论》云："肾者，主蛰，封藏之本，精之处也。"肾所藏之精是维持人体生命活动的最基本物质，人体的生、长、壮、老、已的生命过程均取决于肾精的盛衰。肾气由肾精所化，分化为肾阴、肾阳，是"五脏阴阳之本"。患者已年过五旬，肾气衰而阴阳皆虚，阳虚生寒，不能温煦推动血脉，血液运行不畅，血脉凝滞；阴虚血亏，则脉络失充，血行滞涩不畅，两者皆可导致瘀血阻络，不通则痛，故见腰部酸软疼痛；肾阴亏虚，虚火上炎，则阵发性潮热、汗出，急躁易怒，失眠多梦；肾阳失于温煦则手足不温。二仙汤滋肾阴，温肾阳，医家多以之治疗更年期综合征。然先父用方不拘一格，强调"治病必求于本"，认为凡阴阳俱虚于下，而又有虚火上炎之证候者皆可加减用之。故本案以之为基础方，配伍鹿角胶通督脉、补肾阳，川牛膝、地龙、蜈蚣等活血通络之品。诸药合用补肾助阳、滋阴泻火以治本，活血通络以治标，使阴阳平复，血脉流畅，而疼痛自除。

七、痹病

痹病多见于风湿性关节炎、类风湿关节炎等。风湿性关节炎多见于儿童及青年，以急性发热及关节疼痛起病，典型表现是轻度或中度发热，游走性多关节炎，主要侵犯大关节，如膝、踝、肩、肘、腕等关节，往往一处关节炎症消退，另处关节起病。关节红肿热痛，部分患者也有几个关节同时发病，不典型的患者仅有关节疼痛而无其他炎症表现。急性炎症一般于2～4周消退，不留后遗症，但常反复发作。X线示关节骨质无异常，血清类风湿因子阴性，抗链球菌溶血素、抗链激酶及抗透明质酸酶阳性。若风湿活动影响心脏，则可并发心肌炎，甚至遗留心脏瓣膜病变。根据本病感邪的不同，又有风寒湿痹、风湿热痹等名称。

先父认为，辨析痹病反复发作的病机特点，不囿于《素问·痹论》"风寒湿三气杂至，合而为痹"之论，《伏邪新书》所提出的"伏邪"概念，与本病反复发作，病程缠绵等发病特点甚为契合，并谓之"伏邪痹病"。该书指出："感六淫而不即病，过后方发者，总谓之曰伏邪。已发者而治不得法，病情隐伏，亦谓之曰伏邪。有初感治不得法，正气内伤，邪气内陷，暂时假愈，后仍作者，亦谓之曰伏邪。有已治愈，而未能除尽病根，遗邪内伏，后又复发，亦谓之曰伏邪。"并认为："内有伏邪为病者，十居六七，其本脏自生之病，不兼内伏六淫，十仅三四。"风湿性关节炎多在禀赋不足，或劳累过度，损及脏腑气血阴阳，特别是肝肾虚损等正虚的基础上，感受外邪而致病。因肝藏血，主筋，统司筋骨关节，肾内寄元阴元阳，藏精生髓，主骨，而肝肾同源，精血互生，肝血的化生，有赖于肾的气化，故痹病脏腑之虚的重点在于肝肾，以肾虚为主，肾气亏虚常为痹病发病之关键。风寒湿三气只是病情反复发作、加重的诱因。正如《素问·痹论》所说："亦各以其时，重感于风寒之气也。""重感"绝非首次感邪，既有反复多次感邪之意，更有伏邪于里，"留而未发"之意。本病发病初期感受风寒湿或风湿热邪，病程较短，正伤不著，故以邪实为主。病程久延，则风寒湿热之邪，势必伤及肝肾阴阳气血，而呈虚实夹杂之候。然而本虚易于感邪而致标实，标实又可加重本虚，进一步损伤阴阳气血，故虚实之间常互为因果，而使病情加重。久痹不已，不仅风寒湿热诸邪留恋于经络、关节，痹阻气血，亦可深入筋骨，内痹脏腑，出现相应的脏腑病变，形成顽固难愈的"五脏痹"，如表现为心悸、气喘的"心痹"，或肢软、肌瘦无力的"脾痹"，或腰背偻曲不能伸直或关节变形的"骨痹"等，其中以心痹较为多见。此即《素问·痹论》所说："五脏皆有合，病久而不去者，内舍于其合也。"若邪气与气血相搏，津液不得随经运行，凝聚成痰，血脉涩滞不通，则着而成瘀。或因气血不足，阴阳虚损，不能运行布散津血，而酿成痰瘀。瘀血痰浊痹阻经络，流注关节，使经络气血闭阻尤甚，以致关节肿大、僵硬、畸形。诚如《类证治裁·痹证》所云："久而不痊，必有湿痰败血瘀滞经络。"

治痹之法，当视病程长短而定。《医宗必读·痹》提出的"三痹"治法，对于病程较短者，颇具指导意义。即"治外者，散邪为急，治脏者，养正为先。治行痹者，散风为主，御寒利湿仍不可废，大抵参以补血之剂，盖治风先治血，血行风自灭也。治痛痹者，散寒为主，疏风燥湿仍不可缺，大抵参以补火之剂，非大辛大温，不能释其凝寒之害也。治着痹者，利湿为主，祛风解寒亦不可缺，大抵参以补脾补气之剂，盖土强可以胜湿，而气足自无顽麻也。"本病以病程较长，反复发作，甚至骨节肿痛、僵直变形为特征，由于其病变主要在骨，骨又为肾所主，多与肾阳虚有密切关系，

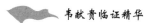

故治宜温肾散寒，搜风祛湿，宣痹通络为法。温肾即所谓"阳气并则阴凝散"，张仲景治痹诸方，多不离温肾散寒的附子、桂枝之类，对顽痹转化为热痹者，仍寒温并用，温散之药不可尽弃，以防寒凝之弊。由于痹久湿必伏，湿性重着黏腻难除，容易凝聚成痰，衍生痼疾，故还当重视健脾祛湿，即所谓"土强可以胜湿，而气足自无顽麻也"。若"久病入络"，痰瘀阻滞者，则用虫类搜剔，以化瘀通络。先父尤其强调，治疗伏邪痹病的捷途重在因势利导，疏达外透，应依据取太阳为少阴出路之说，即使太阳证不显，亦应在扶正的基础上，加桂枝等以疏达太阳经脉，使邪外透。同时，还宜重视养血活血，即所谓"治风先治血，血行风自灭"。先父治痹用药颇为娴熟，得心应手，兹选介如下。

1. 引经药直达病所：如痛在上肢者，可选用片姜黄、羌活、桂枝、桑枝，以祛风胜湿；痛在下肢者，选独活、川牛膝、川木瓜，以引药下行；膝关节肿痛，或有积液者，可用土茯苓、萆薢、薏苡仁、川木瓜，以祛湿通络，消肿止痛；四肢小关节肿痛者，选用青风藤、露蜂房、僵蚕、威灵仙，以消肿散结，通络止痛；痛在项部者，可选用葛根、伸筋草、桂枝、羌活，以祛风活络；痛在腰部者，可选用桑寄生、续断，以壮腰益肾。

2. 藤类药舒筋止痛：藤蔓类药物多长于通经活络、舒筋止痛，对痹证有较好疗效。如青风藤、海风藤为治风寒湿痹之要药，能舒筋活血，镇痛力强；鸡血藤活血、舒筋止痛，无论虚实皆可酌情使用；忍冬藤清络中之热，通络中之滞，故为治疗热痹必用之药。

3. 虫类药搜风通络：治疗邪伏较深之顽痹，非草木之品所能宣达，必借虫蚁之类搜剔，方能浊去凝开，气通血和，经行络畅。但其作用均较峻猛，搜风通络之力较强，而且药性多偏辛温，多有毒或小毒，能破气耗血伤阴，故用量宜小，中病即止，或间歇用药。体虚者，尚须配合使用扶正药。虫类药功用同中有异，应辨证选用。如蛇类药长于搜风通络，外达皮肤，内通经络，透骨搜风之力最强。其中金钱蛇功效最佳，白花蛇略逊，乌梢蛇性平力薄；蜈蚣"走窜之力最速，内而脏腑，外而经络，凡气血凝聚之处，皆能开之，其性尤善搜风"（《医学衷中参西录》）；全蝎亦善搜风通络，然功力较蜈蚣平稳；露蜂房祛风散肿，解毒定痛，而能温肾壮阳，顽痹属肾阳亏虚者尤宜；热胜者可选用性寒之地龙；湿胜者可选用晚蚕沙；痰阻者可选用僵蚕；瘀血痹阻者可选用蛴螂虫、土鳖虫等。由于虫类药药性多燥，可酌情配以生地黄、白芍等养血滋阴之品，以制其偏而增强疗效。在用法上，除煎服外，还可焙干研末吞服，既可减少药物用量，又能提高临床疗效。

4.有毒药治疗顽痛：治疗顽痹疼痛，选择川乌头、马钱子、雷公藤等药物治疗多有显效，但因其有一定毒性，故用法要得当。一是必须炮制，如雷公藤须去皮，一般不入煎剂，若入煎剂要先煎 1 小时；川乌头、草乌头宜先制用，如无效再生用，但生用者必须久煎 1 小时以上。二是严格用量，药量应根据病情、体质而定，一般应由小剂量递增。如制川乌头常用量为 5～12g；制马钱子一般不入煎剂，散剂每日常规用量为 0.3g，也有大剂量用至 0.9g 者，但应慎重；雷公藤每日用量通常不超过 25g。三是为防止中毒，可加甘草同煎。四是注意药后反应，如出现唇舌发麻、眩晕、心悸、恶心、脉迟有歇止者，为中毒反应，应立即停药，并用绿豆甘草汤频饮，无效或病情危重者，按药物中毒急救处理。

5.杂合以治：由于痹病病程较长，病情复杂多变，单一疗法收效较慢，故应重视综合治疗。应遵《素问·异法方宜论》"故圣人杂合以治，各得其所宜，故治所以异而病皆愈者，得病之情，知治之大体也"之说，可在内服中药的同时，选择配合针灸、药浴、热熨、外敷、熏洗、磁疗、蜡疗、激光、电疗、气功、中药加电离子导入等疗法，以提高疗效。

（一）脾肾阳虚，邪伏脉络案

李某，女，39 岁。1985 年 10 月 29 日就诊。

主诉：关节肿痛 3 年余。

病史：患者于 3 年多前出现关节肿痛，被诊为"类风湿关节炎"，用泼尼松等药治疗近 3 个月（用量不详），关节肿痛有所减轻，但药物减量即复发。刻下症：双手腕、指关节肿痛，双膝、踝关节疼痛，晨僵明显，影响肢体活动。肿痛之关节皮色如常，遇寒疼痛加剧，得温则痛缓，畏寒肢冷，神疲倦怠，脘闷纳差，面胖而光亮，二便调。血沉：56mm/h，类风湿因子阳性，C反应蛋白＞18mg/L。舌质淡暗，苔白腻微黄，脉沉细滑。西医诊断：类风湿关节炎。中医诊断：伏邪痹病。证属脾肾阳虚，邪伏脉络，瘀血痹阻。治以温补脾肾，宣痹通络之法。

处方：制附子15g，桂枝15g，知母12g，制川乌头12g，制马钱子0.8g，土白术15g，干姜20g，制天南星12g，炒露蜂房12g，蜈蚣2条，当归15g，乳香12g，没药12g，鸡血藤30g，炙甘草15g。7剂，每日1剂，水煎服。先用文火煎制川乌头、附子1小时后，再纳入余药同煎30分钟，第二遍煎20分钟，共取药液500mL。每日分3次凉服，制马钱子研末分3次冲服，连服7日后停用。

二诊：服药后关节疼痛减轻，晨僵有所好转，精神状态改善，舌、脉象同前。效不更方，唯停用马钱子。

三诊：服药7剂，指、腕、踝关节疼痛大减，肿胀渐消，晨僵已不明显。舌质淡略暗，苔薄白腻，脉沉细。上方制附子减至15g，桂枝减至12g，炙甘草减至20g。

四诊：上方继服7剂，患者关节肿痛消退，活动已基本正常，血沉16mm/h，C反应蛋白、类风湿因子均恢复正常。因已临近春节，患者不愿再服汤药，嘱其注意生活调摄，避受风寒，适当服用当归生姜羊肉汤，并配服尪痹冲剂，以善其后。

按：本例患痹病逾时3载，关节肿痛，皮色如常，遇寒痛剧，得温痛缓与畏寒肢冷、神疲倦怠、脘闷纳差等症并见，显系脾肾阳虚，骨节失养，伏邪留于关节，复感受外邪，内外相合，痹阻气血而肿痛。脾肾阳虚为本，伏邪与瘀血互结为标。其面胖而光亮，苔白腻而微黄，脉沉细而滑，应属长期运用糖皮质激素所致酷似"湿热"之副作用，非病机之主流。因其证虚实夹杂，寒热互见，用疏风、散寒、燥湿等常法治之则难以奏效。本方一则温补脾肾以固本，一则蠲痹通络以治标。其中桂枝以疏达太阳经脉，使邪外透。所加之炒露蜂房体轻窜散，可内可外，不仅取其益肾温阳之功，而且长于宣痹止痛；加知母以清热通络，兼制乌、附诸药之温燥。患者久病缠绵，故坚持守方守法治疗，而收全功。

（二）脾肾阳虚，风寒伏络案

梁某，男，40 岁。1982 年 12 月 6 日初诊。

主诉：双膝关节疼痛 8 年，加重 1 月。

病史：患者 8 年前不明原因四肢关节疼痛、肿胀，时发时止，自行服用止痛药物，略有好转，但始终不愈，经某市医院诊断为"风湿性关节炎"，虽经激素、中药（治疗方案不详）等治疗，病情仍缠绵不愈。近 1 个月来，随着气候转冷，双膝关节疼痛加重，遂来我处就诊。刻下症：双膝关节疼痛，痛处肿大僵硬，固定不移，关节屈伸不利，步履困难，得热痛减，遇寒痛甚，畏寒，腰膝酸软，大便时溏，舌质暗淡有瘀斑瘀点，舌苔白腻，脉沉弦细。西医诊断：风湿性关节炎。中医诊断：伏邪痹病。证属脾肾阳虚，风寒伏络，痰瘀互结。治以温阳散寒，搜风蠲痰，化瘀通络。

处方：土鳖虫 9g，土贝母 12g，僵蚕 12g，制附子 15g，干姜 15g，制川乌头 12g，制马钱子 0.8g，土白术 15g，苍术 15g，制天南星 12g，蜈蚣 2 条，当归 15g，乳香 12g，没药 12g，鸡血藤 30g，炙甘草 15g。用文火先煎川乌头、附子 1 小时后，再纳入余药同煎 30 分钟，第二遍加蜂蜜一匙，煎 20 分钟，共取药液 500mL。每日分 3 次凉服，制马钱子研末分 3 次冲服，连服 7 天后停用。

二诊：服药 7 剂，膝关节疼痛明显减轻。上方附子减至 15g，停用马钱子，继服 7 剂。

三诊：上方服至 7 剂，膝关节疼痛未作，已能行走，但仍有关节屈伸不利，畏寒，腰膝酸软，大便溏薄，每日 1 行。此乃沉寒痼冷凝结之势得缓，而脾肾之阳虚尚未复常。治此仍当守方守法，但转予扶正为主，用药宜缓不宜峻。

处方：黄芪 25g，土白术 15g，苍术 12g，制附子 9g，杜仲 9g，干姜 12g，土鳖虫 6g，土贝母 12g，僵蚕 12g，制天南星 9g，蜈蚣 1 条，当归

15g，川牛膝 20g，鸡血藤 30g，炙甘草 6g。煎服法如前法。

四诊：用上方调治 2 个月，膝关节肿大、僵硬明显好转，畏寒、腰膝酸软、大便溏薄悉除，已能从事轻体力劳动。

按：本例膝关节疼痛 8 载，既有入冬痛重，痛处肿大僵硬之标实，又有畏寒，腰膝酸软，大便时溏之本虚。脾肾阳虚愈甚，则沉寒痼冷与痰瘀愈结，遂成沉疴。法当温补脾肾之阳治其本，搜风散寒，蠲痰化瘀治其标。在蠲痹汤基础上加入土鳖虫、土贝母、僵蚕，以治疗伏邪痹病肾虚寒凝，湿瘀阻络；在此方温肾散寒的基础上，加土鳖虫、僵蚕之虫蚁搜剔，以蠲痰化瘀，配土贝母以加强化痰散结之效。其中土鳖虫咸寒，入肝经，功擅散瘀止痛；僵蚕味咸，能软坚散结，又可化痰通络；土贝母散结，消肿，善治痰核，其与胆南星相配，软坚散结之力益彰。其疼痛消失后，则转予温补脾肾为主，辅以搜风散寒，蠲痰化瘀，而收全功。

（三）脾肺气虚，风湿相搏案

巩某，女，19 岁。1984 年 6 月 11 日初诊。

主诉：四肢关节肿痛 3 年余，加重 1 个月。

病史：患者 3 年前无明显诱因出现双腕、肘、膝、踝关节肿痛，活动和劳累后逐渐加重，经用强的松及中药治疗，疼痛稍有减轻，但仍然反复发作，活动障碍。1 个月前不明原因疼痛加重，遂来就诊。刻下症：关节肿痛，此起彼伏，伴见多汗，恶风，眩晕，食欲不振，大便溏薄，每日 2～3 次，体倦乏力，体温 37℃，舌质淡，苔白滑，脉浮。西医诊断：风湿性关节炎。中医诊断：历节病。证属脾肺气虚，风湿相搏，郁于肌腠。治以益气固表，祛风除湿。方用防己黄芪汤合桂枝汤加减。

处方：汉防己 15g，黄芪 25g，白术 15g，桂枝 15g，白芍 12g，防风 12g，茯苓 15g，薏苡仁 20g，生姜 9g，大枣 6 枚，炙甘草 3g。每日 1 剂，水煎 400mL，分 2 次温服。

二诊：服药 4 剂，恶风、汗出已止，关节肿痛明显减轻，大便仍溏，每日 2 次，上方减防风再投。

三诊：服药 7 剂，诸关节疼痛消失，但仍乏力，纳差，大便溏薄，每日 2 次。继以参苓白术散善后调理，共服 1 月余，诸症悉除。随访半年，未见复发。

按：本例之相关关节疼痛此起彼伏，伴见多汗，恶风，脉浮，乃表虚卫气不固，风湿之邪伤于肌表，水湿郁于肌腠之征。而自汗与体倦乏力，食欲不振等症并见，系脾肺气虚，卫表不固之象。风湿在表，虽当汗之，然表虚卫气不固，徒发其汗则表更虚，故宜益气固表与祛风除湿合施。防己黄芪汤配伍运用之妙，在于"去风先养血，治湿先健脾，此一定之法。此症乃风与水相乘，非血虚生风之比。故但用治风逐水健脾之药，而不必加血药。但得水气去而腠理实，则风水亦不能独留矣。"(《医方论》)合用桂枝汤，取桂枝之解肌发表，芍药之益阴敛营，桂、芍相须为用，一治卫强，一治营弱，合则调和营卫。两方相伍，祛风与调和营卫并用，健脾与除湿兼顾，使风湿俱去，而诸症自除。

（四）邪伏脉络，瘀血阻络案

董某，男，32 岁。1986 年 3 月 7 日初诊。

主诉：双膝关节疼痛 2 年，加重 20 余天。

病史：患者 2 年前于阴雨中劳累汗出后，出现全身疼痛，膝关节尤重，经多方治疗（诊疗方案不详）全身疼痛消失，膝关节疼痛仍时轻时重。20 天前因过食辛辣之品，双膝关节疼痛辄增。刻下症：膝关节灼热肿痛，遇寒加重，活动受限，恶风，畏寒，肢体沉重无力，口黏口干，喜热饮，小便黄，大便调。舌质暗淡有瘀斑，舌边略红，苔薄白微黄，脉弦紧。西医诊断：风湿性关节炎。中医诊断：伏邪痹病。证属邪伏脉络，寒热错杂，瘀血阻络。治以祛风散寒，清热除湿，通阳化瘀。方用桂枝芍药知母汤加减。

处方：桂枝 15g，白芍 15g，知母 12g，制附子 12g，麻黄 9g，炒白术 12g，防风 12g，独活 15g，土茯苓 30g，生地黄 15g，川牛膝 20g，鸡血藤 30g，炙甘草 9g。每日 1 剂，用文火先煎附子 1 小时，共取药液 400mL，分

2 次温服。

二诊：服药 3 剂，全身微微汗出，恶风消失，畏寒亦减，膝关节灼热肿痛稍缓，予原方再投。

三诊：服药 5 剂，膝关节灼热肿痛均明显减轻，但仍下肢沉重无力，全身乏力，遂改为养血祛风，健脾除湿为主，佐以通阳化瘀调治。

处方：黄芪 20g，桂枝 12g，白芍 15g，当归 15g，川芎 15g，炒白术 15g，苍术 15g，防风 12g，独活 15g，薏苡仁 30g，红花 10g，鸡血藤 20g，炙甘草 6g。

四诊：上方共服 15 剂，诸症悉除。继服风湿圣药胶囊，以巩固疗效。

按：本例既有膝关节灼热肿痛，口黏口干，小便黄等热象，又有遇寒加重，畏寒，喜热饮等寒象，显属邪伏脉络之寒热错杂证。在治疗上，用药多属辛温燥热之品，而获良效，提示此证系本寒标热，其热为寒湿郁遏，复因过食辛辣助热而成。方选桂枝芍药知母汤加减，既用桂枝、附子温散寒湿于表，助阳除湿于内，又用白芍、生地黄、知母护阴清热于里，兼防温热药化燥伤阴。由于寒重于热，故重用桂枝、附子，以温阳散寒通络；用川牛膝、鸡血藤，以养血活血，通络除痹；加土茯苓，以加强清热除湿，通痹消肿之力。首诊以祛邪通络为主，兼以扶正，三诊时，寒湿得化，经络气血疏通，膝关节灼热肿痛明显减轻，遂改为养血祛风，健脾除湿为主，佐以通阳化瘀。如此药证合拍，则疼痛自止。

八、尪痹

尪痹主要指类风湿关节炎，系一种病因未明的慢性疾病。其特征是对称性肘、腕、掌指、近端指间、膝、踝和跖趾关节大于 3 个关节的炎症，可以导致关节畸形及功能丧失，晨僵 ≥ 30 分钟。类风湿因子（RF）阳性，抗 CCP 抗体阳性，经常伴有关节外器官受累。

根据其顽固愈难、病位深、病程长、反复发作，并且多有程度不同关节畸形的临床特点，其病机比一般的风寒湿痹更为复杂，其中正虚邪实是关键。"正虚"多为肝脾肾亏虚。肾藏精主骨，肝藏血主筋，脾为气血生化之源、主肌肉四肢，肝脾肾三脏亏损，则筋骨、关节、肌肉失于濡养，而致关节拘急掣痛，屈伸不利，甚者可致肌萎、筋缩、骨损、关节畸形僵硬、行动艰难等严重功能障碍。"邪实"者，发病之初，多在脾肺气虚，腠理不密，卫外不固的基础上，以致风、寒、湿等邪乘而袭之，流注于经络、筋骨，阻滞气血运行而发病。而病程日久则与痰、瘀相关。"痰"由脾虚失运而生，脾主肌肉，运化水湿，脾虚则湿聚生痰，湿痰互结，肆虐作祟，流淫肌肉经脉可见关节肿大；"瘀"者乃由病情缠绵难愈，风寒湿反复侵袭，久病入络，深入经隧，或痰滞经络，血行不利而成，瘀阻经络，或痰瘀互结，形成骨节僵硬肿胀、畸形，日久难以复原。

　　本病初期病位在肢体皮肉，以邪实为主；病程较长者病位在筋骨脏腑，痰瘀内生，相互交结，痹阻经络，流注筋骨、关节、肌肉等，出现关节肿大变形、剧烈疼痛、僵硬等。因此治疗本病应宗"初病在经治气，久病入络治血，末期损骨治肾"的原则，而立疏风散寒除湿，活血化瘀祛痰，补肝益肾壮骨等法。对这些治法的具体运用，要权衡标本虚实的主次，或一法独进，或数法合施。本病虽然总属本虚标实，但在本虚之始，应以补气养血为主，随着病程的延长，正虚日甚，重在补肾强督。同时祛邪勿忘扶正，补虚则兼顾祛邪，从而标本兼顾。治疗肾虚证虽分阴阳，若无寒热兼证，当属于肾精气虚，故应从肾精气虚论治。补益肾精气之法，以"善治精者，能使精中生气；善治气者，能使气中生精"（《景岳全书·阳不足再辨》）为要。精与气两者相辅相成，肾中所藏先天之精化生五脏六腑之气，五脏六腑吸收后天之精气补充先天之精。若精亏可影响气的生成，气虚也可影响精的封藏，从而造成精气亏损。故其治疗，应补气以生精，补精以化气。此与"善补阳者，必于阴中求阳""善补阴者，必于阳中求阴"有异曲同工之妙。

（一）肝肾精气亏虚，湿瘀痹阻脉络案

　　郭某，女，37岁。1985年10月8日初诊。

　　主诉：全身多关节肿痛伴间断发热6年，双手屈曲畸形3年余。

病史：患者 6 年前"感冒"后，右侧掌指及近端指间关节、跖趾及趾骨间关节肿痛，低热，一个月内波及全身多关节肿痛，以指、趾小关节为甚，经某市医院诊断为"类风湿关节炎"。给予泼尼松、中药间断治疗数年，病情反复发作，逐渐加重，3 年前出现双手指关节畸形，故前来就诊。刻下症：全身多关节肿痛，体倦乏力，腰膝酸软，失眠多梦，脘胀纳差，微汗出，满月脸，面部油垢，脉弦细弱，舌质暗淡，苔薄白腻微黄。体格检查：双侧掌指关节、近端指间关节、腕关节、跖趾及近端趾骨间关节、踝关节、膝关节肿胀，压痛、活动痛明显。西医诊断：类风湿关节炎。中医诊断：尫痹。证属肝肾精气亏虚，湿瘀痹阻脉络。治宜滋养肝肾、活血祛瘀，化湿通络。以独活寄生汤合当归芍药散加减。

处方：独活 15g，桑寄生 30g，熟地黄 18g，怀牛膝 20g，杜仲 15g，制川乌 6g（先煎），细辛 3g，白术 15g，茯苓 15g，泽泻 12g，当归 20g，川芎 15g，白芍 20g，炙甘草 6g。每日 1 剂，水煎 400mL，分 2 次温服。

二诊：服上药 15 剂后，关节疼痛、体倦乏力症状减轻，失眠多梦如故，上方加炒酸枣仁 15g，枸杞子 20g，以增益精养心之效。

三诊：服上药 10 剂后，关节疼痛，体倦乏力、失眠多梦明显减轻，关节漫肿依然。上方去制川乌，继服 30 剂关节肿痛尽失，后以益肾蠲痹丸巩固治疗。

按：患者关节痛日久，体倦乏力，腰膝酸软，失眠多梦，显系肝肾精气亏虚之征；久痛不愈、关节漫肿与舌质暗淡并见，乃湿瘀互结之象；微汗出，满月脸，苔薄白腻微黄，酷似湿热证，实为长期服用糖皮质激素所致之湿热假象，非病机之主流。其证属正虚邪实，治宜扶正与祛邪兼顾。独活寄生汤为治疗久痹而肝肾两虚、气血不足之良方，寓祛风湿、止痹痛、益肝肾、补气血于一炉；合当归芍药散以健脾利湿，活血化瘀。两方相合，标本兼治，使精气互化，湿瘀得除，而肿痛自愈。

（二）脾阳虚弱，寒热错杂案

张某，女，52 岁。1985 年 8 月 14 日初诊。

主诉：四肢关节反复肿痛 10 余年。

病史：患者于 10 余年前出现四肢关节肿胀，被诊为类风湿关节炎，长期依赖非甾体抗炎药、泼尼松治疗，疼痛仍反复发作。刻下症：双手指间关节、双腕关节肿痛明显，伴双肩关节疼痛，活动受限，遇阴雨天气尤甚，关节局部略感灼热，晨僵达 2 小时以上，畏寒，腰背酸痛，肢体困倦，脘闷纳差，口干不欲饮，舌质淡、边尖略红、苔薄白腻微黄而干，脉沉弦。西医诊断：类风湿关节炎。中医诊断：尪痹。证属脾阳虚弱，痰郁化热，寒热错杂，痰热痹阻脉络。治宜温中健脾，清化痰热，通经活络。方以桂枝芍药知母汤加减。

处方：桂枝 15g，制附子 12g（先煎），白芍 12g，干姜 12g，白术 15g，水牛角粉 25g（包煎），防风 9g，土鳖虫 6g，土贝母 12g，土茯苓 25g，炙甘草 9g。每日 1 剂，水煎 400mL，分 2 次温服。

二诊：服药 7 剂，关节肿痛缓解，晨僵在 1 小时以内，口干明显改善，脉、舌象同前。治如前法，原方再投。

三诊：继服两周后，关节疼痛、灼热感消失，关节肿胀好转，晨僵已不明显。复查血沉、C 反应蛋白降至正常。继以右归丸善后，以巩固疗效。

按：患者痹证日久，既有脾阳亏虚之病史，又有长期运用泼尼松之治疗史，以致痰郁化热，寒热错杂，故用桂枝芍药知母汤寒热辛苦并用，以温阳通脉，兼清里热，邪正兼顾，率不可徒攻其邪。水牛角是犀角的代用品，用其代知母，清热凉血之力倍增，并兼制附子的温燥之性；凡顽痹之关节漫肿，先父习用"三土"以治之，其中土鳖虫为伤科之要药，擅长化瘀通络，消肿止痛，而且契合"久病入络"之病机特点；土贝母化痰散结以消肿；土茯苓长于"健脾胃，强筋骨，去风湿，利关节"（《本草纲目》）。诸药合用，曲尽配伍之妙，切中病机，痹证乃除。

（三）脾肺气虚，湿瘀互结案

刘某，男，51 岁。1985 年 11 月 23 日初诊。

主诉：手指、腕关节肿痛 3 年余。

病史：患者3年前于潮湿环境中长时间工作后，手指、腕关节疼痛，始则痛处游走，久而手指、腕、肘关节肿痛，僵硬变形。经某市医院诊断为"类风湿关节炎"，多方治疗未效（治疗方案不详），遂来我院就诊。刻下症：手指、腕、肘多个关节肿大畸形，有晨僵，形体消瘦，身重乏力，自汗畏风，舌质淡而紫暗，苔薄白腻，脉沉缓。西医诊断：类风湿关节炎。中医诊断：尪痹。证属脾肺气虚，湿瘀互结，痹阻经络。治宜补益脾肺，祛风除湿，化瘀通络。方以防己黄芪汤合当归芍药散加减。

处方：黄芪30g，木防己15，白术15g，茯苓15g，泽泻12g，当归20g，川芎15g，晚蚕沙12g，桂枝15g，白芍15g，乌梢蛇12g，鸡血藤30g，炙甘草6g。每日1剂，水煎400mL，分2次温服。

二诊：服药15剂，手指、腕关节肿胀疼痛减轻，晨僵亦缓，身重乏力、自汗畏风消失。效不更方，原方继服。

三诊：服药40余剂，关节疼痛已除，手指、腕关节晨僵消失，关节肿胀明显好转。遂改用风湿圣药胶囊与痹祺胶囊交替服用，经巩固治疗4个月，关节疼痛未再反复。

按：《素问·阴阳应象大论》云："地之湿气，感则害皮肉筋脉。"本案患者因久居湿地，兼脾肺气虚，卫外不固，湿邪乘而袭之，日久阻碍营卫运行，瘀血内生，以致湿瘀互结，痹阻经络，留滞筋骨，故关节肿胀疼痛难愈，进而损伤骨骺，则关节畸形。遵《金匮要略·痉湿暍病脉证并治》"风湿，脉浮身重，汗出恶风者，防己黄芪汤主之"之训，故以防己黄芪汤为主方。先父强调，本例患者虽无"脉浮"之象，但又不可拘泥于"脉浮"，只要具备风湿表虚证的证候与病机特点仍当用该方治之。防己黄芪汤益气固表而不恋邪，祛风除湿而不伤正，使风湿俱去，则表虚得固。先父在方中用木防己，取其味苦辛，偏于祛风而走外，祛风胜湿以止痛，其与汉防己之味苦，偏于利湿走里，重在利小便以消肿有所不同。加桂枝、白芍既能祛风胜湿，又能调和营卫；乌梢蛇外达皮肤，内通经络，透骨搜风；合当归芍药散以健脾利湿，活血化瘀；加鸡血藤以增强活血化瘀，通络止痛之功；蚕沙性味甘温，燥湿、祛风、和胃化浊、活血定痛之功兼备，长于舒筋活络，治湿痹拘挛疼痛。诸药相伍，益气固表与健脾理中并用以扶正，祛风除湿与化瘀通络兼顾以祛邪，俾风湿、瘀血俱除，而肿痛自止。

九、膝骨痹

膝骨痹是常见于老年人的慢性关节疾病，大抵属于西医学膝骨性关节炎、老年性关节炎、退行性关节炎之范畴。随着人口寿命的延长及社会老龄化，本病的发病率逐渐上升。出现临床症状者仅占 18% 左右。膝骨性关节炎临床主要表现为关节疼痛和活动不灵活，发病缓慢，多见于中老年肥胖女性，往往有劳累史。膝关节活动时疼痛加重，其特点是初起疼痛为阵发性，后为持续性，劳累及夜间更甚，上下楼梯疼痛明显。膝关节活动受限，甚则跛行，极少数患者可出现膝关节积液。关节活动时可有弹响、摩擦音，部分患者关节肿胀，日久可见关节畸形。中医学无膝骨性关节炎病名，但就其常见的膝关节疼痛、肿胀、酸楚、沉重、积液、屈伸不利等表现看，多归为"痹病"中"骨痹"的范畴，与"鹤膝风""筋痹"相类似。目前西医学尚缺乏有效的防治方法，中医学防治本病则有其独特优势。

先父认为，《素问·痹论》的"风寒湿三气杂至，合而为痹也"之说，尚不能完全揭示痹病的病因，尤其是骨痹往往与长期过度劳累，或年老体弱，肝肾亏虚等脏腑内伤因素密切相关。风寒湿等外邪只是诱发或加重因素，并随四季气候的变化而出现相应的偏胜。急性期发病往往以寒邪致病居主导地位，即《素问·痹论》所云之"痛者，寒气多也，有寒故痛也""其留连筋骨间者痛久"。《类证治裁》更明确指出："骨痹，即寒痹、痛痹也。"脏腑内伤既是痹病发生发展的重要原因，也是痹病经久不愈，内传入里的结果。久痹不愈，或先天禀赋不足，后天劳损，则邪易伤及脏腑气血阴阳而致虚。由于肾内寓元阴元阳，藏精生髓，主骨；肝藏血主筋，统司筋骨关节，而且肝肾同源，精血互生，而肝血的化生，有赖于肾的气化，故痹病脏腑之虚的重点在于肝肾，以肾虚为主，肾气亏虚常为痹病发病之关键。诚如《张氏医通》所云："膝为筋之府，膝痛无有不因肝肾虚者，虚则风寒湿气袭之。"若反复感邪，屡发不愈，则正愈虚邪愈恋，而成为顽痹痼疾。久痹不已与湿、痰、瘀互结，因果互患密切相关。或为邪痹经脉，脉道阻滞，气血津液输布失常，血滞为瘀，津停成痰，酿成痰浊瘀血；或因饮食、湿盛伤脾，脾气虚则运化失司，既可水湿不化，津聚成痰，亦可运血乏力，血脉涩滞，着而成瘀。即《丹溪心法》所谓："痰滞碍血可致血瘀，血瘀湿滞则致痰凝，必知痰水之壅，由瘀血使然。痰病亦可化为瘀。"湿、痰、瘀兼夹转化，旧病新邪胶着，痹阻经络，深入骨骺，则出现关节肿大、僵硬、畸形、屈伸不利，皮肤瘀斑，舌质紫暗有瘀斑瘀点，舌苔腻，脉涩或滑等症。脾虚不运，津液失于输布，或瘀血化水，水湿停聚局部，可致关节肢体肿胀。总之，痹病屡发不愈，则正虚邪恋，而为本虚标实，虚实夹杂之证。

治疗骨痹绝非祛邪诸法所能取效，当以温肾散寒与搜风祛湿、宣痹通络等法并用。运用祛邪诸法，当把握要点，不可盲投。风邪偏胜者，因风为百病之长，多兼夹为病，当疏风除湿，散寒镇痛合用，并配伍熟地黄、当归、白芍、鸡血藤等养血活血，以达到"治风先治血，血行风自灭"的目的；寒邪偏胜者，治以温经散寒为主，佐以祛风化湿。仲景治痹诸方，多用乌头、附子，乌头辛热，除寒逐痹，力峻效宏；附子回阳气，散阴寒，逐冷痰，力大气雄。两药皆有毒，为通痹止痛之猛药，有劫阴助热之弊，在煎服法、用量上尤当注意。湿邪偏胜者，当以祛湿为主，兼疏风散寒。湿痹多见关节肿痛，病初可用苍术、白术、薏苡仁以健脾祛湿，并配伍风药胜湿；病程日久，津凝成痰，关节漫肿者，可合用白芥子、半夏、天南星、僵蚕等，以温化痰湿；顽痰粘连固着，痰不除则痹不愈，不论寒痰、热痰均已温化为要。关节久肿不愈，甚至畸形者，多为痰瘀互结，又当合用活血利水之法。温肾即所谓"阳气并则阴凝散"，张仲景治痹诸方，多不离一个"温"字，对顽痹转化为热痹者，仍寒温并用，温热药并未尽弃，意在防寒凝之弊。温补肾阳药多易损及肝肾之阴，甚或精亏髓减，以致筋骨失荣，甚或骨质破坏，又当配伍龟甲胶、鹿角胶等血肉有情之品。还可配合调理脾胃法，以助气血生化之源。

由于本病顽固难愈，单一疗法殊难奏效，故提倡运用"杂合以治"的综合疗法，以提高疗效，充分发挥中医药优势。"杂合以治"并非多多益善，应遵《素问·异法方宜论》"圣人杂合以治，各得其所宜……得病之情，知治之大体也"之说，以加强治疗的针对性。即根据"急则治其标，缓则治其本"的原则，在关节疼痛严重时，可适当合用针灸、理疗、按摩、中药敷贴、烫熨、熏洗等外治疗法，务求止痛以治标；待疼痛缓解后，则偏重于以扶正为主的汤剂治疗，增强体质以固本。要注意康复指导，坚持科学预防与治疗结合，内外兼治，动静合施，以防止疾病复发。可配合骑自行车、游泳等非负重的关节功能锻炼，以巩固疗效。

（一）脾肾阳虚，寒凝血瘀，痰饮流注关节案

楚某，女，56岁。1985年8月3日初诊

主诉：双膝关节疼痛4年，伴肿胀30天。

病史：患者因于豆腐作坊作业，长久站立，而且工作环境潮湿，4年前出现双膝关节经常疼痛，自服"消炎痛"治疗，疼痛可缓解，旋即疼痛复作，经某县医院做血液检查：血沉、白细胞和C反应蛋白均在正常范围。X线示：膝关节间隙变窄，软骨下骨硬化，关节边缘骨赘形成，诊为"膝骨性关节炎"，给予关节腔封闭及针灸等治疗，疼痛明显好转，停止治疗一周后疼痛如初。近30天来，逐渐出现双膝关节肿大，遂来我院就诊。刻下症：双膝关节漫肿疼痛，状如鹤膝，皮肤欠温、色暗淡，膝关节屈伸不利，休息后或得温疼痛稍减，劳累、长久站立或遇寒则肿痛加重，体倦乏力，畏寒，口涎自溢，二便调，下肢沉重，舌质暗淡，苔薄白水滑，脉沉弦细。西医诊断：膝骨性关节炎。中医诊断：膝骨痹。证属脾肾阳虚，寒凝血瘀，痰饮流注关节。法当温阳化饮，散寒化瘀，通痹止痛。方用蠲痹汤加减。

处方：制附子15g，制川乌12g，桂枝15g，制马前子0.8g，土白术15g，茯苓15g，制天南星12g，蜈蚣2条，当归15g，鸡血藤30g，皂角2g，穿山甲3g，白芥子9g，干姜15g，炙甘草12g。7剂，每日1剂。文火先煎制川乌、附子1小时后，再纳入余药同煎30分钟，第二遍煎20分钟，共取药液500mL，每天分3次服。皂角、穿山甲、制马钱子研末分3次冲

服。关节局部用药渣热敷。

二诊：双膝关节疼痛好转，口涎亦少，肿消过半，关节处皮肤也显皱纹，色淡不泽，关节屈伸稍利。上方去皂角、马前子，以防其蓄积中毒。再进7剂。

三诊：双膝关节疼痛消除大半，膝关节微肿，口涎基本消失。上方去川乌，附子减至15g，加黄芪30g，加强健脾化湿之力，以绝痰饮之源。

四诊：双膝疼痛未作，体倦乏力、畏寒亦除，关节仍微肿，舌质淡略暗，苔薄白，脉沉缓。嘱其继续服用济生肾气丸、理中丸调治，以防复发。

按：患者年逾半百，而且长期于潮湿环境中劳作，劳伤筋骨，复感寒湿，随着病程的延长，渐致脾肾阳虚，水津失布，聚而为饮，流注关节，加之"久痛入络"，瘀血胶着，痹阻脉络，则关节肿痛难愈。此证以肾虚寒凝为本，痰饮、瘀血胶着，关节积液为标。蠲痹汤重在温肾化气与蠲饮、化瘀通痹诸药并用，扶正与祛邪兼顾。尤其是加入皂角，其味辛咸气温，性极锐利，长于祛痰、通痹、散结，系治疗痰饮骨痹疼痛之良药，其与穿山甲参合，则走窜行散，透达攻通，直达病所，化瘀散结之力益彰；白芥子辛温走散，化寒痰逐饮邪，善治皮里膜外之痰，又能消肿散结，通络止痛，为治疗痰湿阻滞之肢体麻木，关节肿痛之要药；泽兰苦辛微温，功擅活血化瘀，行水消肿，《神农本草经》谓其主"身面四肢浮肿，骨节中水"。诸药合用，消肿止痛之效甚捷，但皂角宜从小剂量开始，不宜多用、久用，以防其毒蓄积为害。

（二）肝肾亏虚，湿热瘀血互结，痹阻脉络案

李某，女，65岁，1979年8月22日初诊。

主诉：右膝关节疼痛1年，加重伴肿胀15天。

病史：患者1年前秋季于田间劳作后出现右膝关节疼痛，休息后可减轻，其后逐渐加重，经多家医院诊治（治疗方案不详），仍反复发作，颇以为苦。半月前出现右膝关节肿胀，而且疼痛逐渐加重，遂来就诊。刻下症：右膝关节周围皮肤绷紧，皮色无变化，触之有灼热感，晨起右膝关节屈伸

不利，僵硬沉重，走路如跛行，更不胜负重，如厕不能蹲位，伴腰膝酸软，两目干涩，尿色淡黄。舌质暗红，舌体左侧有一米粒大瘀斑，舌苔薄黄腻，脉弦细略数。既往有高血压病、糖尿病病史。右膝关节 MRI 示：右膝关节退行性病变，关节腔内积液。西医诊断：膝骨性关节炎。中医诊断：膝骨痹。证属肝肾亏虚，湿热瘀血互结，痹阻脉络。法当补肝益肾，清热除湿，化瘀通络。方以独活寄生汤合四妙散丸加减。

处方：独活 15g，桑寄生 30g，杜仲 12g，白芍 15g，川芎 12g，当归 15g，党参 20g，苍术 15g，黄柏 12g，薏苡仁 30g，川牛膝 25g，忍冬藤 20g，泽兰 30g，地龙 12g，炙甘草 6g。每日 1 剂，水煎 500mL，分 2 次温服。

二诊：服上方 7 剂，疼痛稍减，肿胀、灼热依然。此乃肝肾亏虚难复，而湿热缠绵之象，宜守方守法，原方再投。

三诊：继服上方 7 剂，膝关节肿胀疼痛均减，灼热感不著。上方去忍冬藤、地龙 12g，泽兰减至 20g，加鸡血藤 30g，以加强养血活血通络之功。

四诊：服上方至 10 剂，右膝关节肿胀疼痛基本消失，已无灼热感，活动时间稍长，即感酸楚不舒，屈伸不利，腰膝酸软及两目干涩稍好转。此属湿热大减，清热利湿不可尽剂，以防更伤肝肾之阴血，遂转予滋补肝肾，佐以养血活络之法，仍守独活寄生汤出入。

处方：独活 12g，桑寄生 30g，杜仲 12g，熟地黄 18g，白芍 15g，川芎 12g，当归 15g，党参 20g，怀牛膝 25g，车前子 12g（包煎），川木瓜 20g，鸡血藤 20g，炙甘草 6g。每日 1 剂，水煎 400mL，分 2 次温服。守方巩固治疗 1 个月，病情稳定。

按：患者年逾花甲，久痹不愈，腰膝酸软，两目干涩，尿黄，乃耗伤肝肾阴血可知。肾主骨，肝主筋，腰为肾之府，膝为筋之府，肝肾不足，筋骨失荣，则见腰酸膝痛；而关节肿痛灼热，舌苔黄腻，为湿热阻滞脉络之征，此为不通则痛。显然，其证属正虚邪实，"不通"寓于"不荣"之中，其治自当寓"通"于"荣"之内，扶正与祛邪兼顾。方中独活辛苦微温，善治伏风，除久痹，而且性善下行，以祛下焦与筋骨间风湿之邪，兼取其风药胜湿之用；桑寄生、杜仲、牛膝，补益肝肾而强壮筋骨，而牛膝尚能活血以通利肢节筋脉；当归、川芎、白芍，养血活血；四妙丸苦寒燥湿清热与苦温燥湿悉备，兼寓渗湿利痹、引药下行、活血通经之能；四妙丸与忍冬藤、泽兰、地龙相配，则清热利水，活血通络之力倍增；合党参、炙甘草，以加强健脾祛湿之效；而且白芍与甘草相合，尚能柔肝缓急，以助舒筋。诸药合用，邪正兼顾，滋补而不助湿，祛湿而不伤阴，故收全功。

（三）脾肾阳虚，肝阴不足，筋骨失养案

武某，男，54岁。1981年11月20日初诊。

主诉：双膝关节疼痛10余年，加重6年，伴双膝关节肿大半年余。

病史：患者因长期从事重体力劳动，于10余年前出现双膝关节疼痛，经休息疼痛可缓解，如此时轻时重，稍劳累即复发，未予治疗。近6年来，双膝关节持续疼痛，经针灸、理疗后疼痛方可缓解。自半年前起，双膝关节逐渐肿大，继续用针灸、理疗等法治之，未获显效。刻下症：双膝关节疼痛畸形，屈伸不利，畏寒肢冷，腰膝酸软，食欲不振，食后脘胀，大便稀溏，每日2～3次，形体消瘦，倦怠乏力，眩晕，面色萎黄，舌质淡红，舌苔薄白少津，脉沉弦细。双膝关节MRI示膝关节退行性病变，少量积液，半月板粘连。西医诊断：膝骨性关节炎。中医诊断：膝骨痹。证属脾肾阳虚，肝阴不足，筋骨失养。法当温补脾肾，滋阴养肝，舒筋活络。

处方：制附子12g，桂枝15g，制马前子0.9g，土白术15g，薏苡仁30g，蜈蚣2条，当归15g，鸡血藤30g，鹿角胶9g（烊化），龟甲胶9g（烊化），人参6g，枸杞子20g，炙甘草20g。7剂，每日1剂。文火先煎附子1小时后，再纳入余药同煎30分钟，第二遍煎20分钟，共取药液500mL，每日分3次服。制马钱子研末分3次冲服。关节局部用药渣热敷，并配合理疗，连用1周停用。

二诊：服上方7剂，双膝关节疼痛减轻，畏寒肢冷好转，纳食增加，大便溏薄，每日2次，上方去马钱子，加吴茱萸12g，山药30g，以增强温肾健脾之力。

三诊：服上方7剂，双膝关节疼痛大减，腰膝酸软消失，饮食如常，大便成形，每日1次，效不更方，再进10剂。

四诊：时值数九寒冬，双膝关节疼痛未作，体力亦增，眩晕消失。嘱其用金匮肾气丸与复方小活络丸隔日交替服用一个月，以资巩固。

按：《素问·阴阳应象大论》曰："年四十，而阴气自半也，起居衰矣。"患者年逾半百，双膝关节疼痛逾6载，畏寒肢冷与腰膝酸软，眩晕等症并见，而且舌质淡红，舌苔薄白少津，脉沉弦细，显系肾之阴阳俱虚，肝阴、脾气俱属不足，筋骨失养，不荣则痛。脾肾阳虚，阳不化湿，湿邪流注关节，则双膝关节肿大。故治当温补脾肾与滋阴养肝并重，兼予祛湿活络以止痛。本方功专温肾壮阳，填精补血，舒筋活络。方中附子与鹿角胶相配，温肾壮阳，益精养血；龟甲胶填精补髓，滋阴养血，其与鹿角胶俱为血肉有情之品，二味相伍能补肾益髓以生阴阳与精血。加枸杞子，以增强滋补肝肾填精之效。桂枝温经通络，马前子散寒解凝，二者合用则止痛力专效宏。人参与白术、苍术、薏苡仁、炙甘草伍用，温中健脾，化湿通络；当归、鸡血藤、蜈蚣相配，以养血活血，通络止痛。全方以古方为基础，取其肾之阴阳俱补、补肝荣筋之长，而且活血与祛湿兼顾，化裁古方而不落古人窠臼，即所谓执古方"意贵圆通"之意。

十、跟痛症

跟痛症是以足跟部疼痛为主要临床表现的多种疾病的总称，是临床常见的脚部疾病之一。多由于跟骨及周围组织损伤造成无菌性炎症而引起，常见于40～60岁的中老年人。本病包括跟下脂肪垫炎、跖筋膜炎、跟后滑囊炎、跟腱炎、跟骨骨刺等。西医学治疗一般采用封闭疗法、手术疗法等，但疗效不确切，易反复发作。中医学认为，足跟痛与肾虚、劳损等病因关系密切，一旦局部受损，则痛在足跟，而病在全身。中医学治疗跟痛症，重视整体，疗法丰富，优势明显。本病大抵属于中医学"足痛""跟痛""骨痹"等范畴。

先父认为，跟痛症的发病与内因、外因皆有密切关系。外因中除了外力直接伤害外，外感六淫诸邪或感受邪毒均可致筋骨、关节受损；内因主要与肝、肾关系密切，肝肾二经及其分支别络绕跟部行走，肝主筋、主藏血，而肾主骨，藏精生髓。年迈之躯，肝肾不足，精血亏虚，经脉失充，则筋失所养，骨失所主，骨痿筋弛，不荣则痛；或无以抵御外邪，致风寒湿热等邪侵袭，邪滞足跟部经络，局部瘀阻不通，不通则痛而发病。本病的治疗应分清虚实、寒热，以遵循"虚则补之，实则泻之"的原则为要。寒湿、瘀血之证，治疗当以祛寒除湿或活血祛瘀为主；虚者多以肝肾两亏为主，故宜滋养肝肾，兼以养血活络。虚实夹杂者，应扶正与祛邪兼顾。清代名医徐灵胎有"汤药不足尽病"之论，对熨浴、按摩等外治法给予很高评价，因此在辨证论治的基础上结合外治疗法，使药力直接作用于局部，加速对药物的吸收，故收效快捷。常用疗法如下。

1. 敷贴疗法

取麻黄、独活各 60g，炒白芥子 20g，罂粟壳 15g，血竭 10g，共研细末，用生姜汁加入适量水调成糊状，摊在敷料上约 0.2cm 厚，敷于患处，用胶布固定，每日换药 1 次。亦可外贴活血止痛膏、狗皮膏、关节止痛膏等，用药前用温水泡脚，以利于药物的吸收。

2. 按摩疗法

点按揉压足跟部痛处，并且按摩太溪、昆仑、涌泉、大钟、三阴交、照海、然谷、承山、阴陵泉等穴位。

3. 鞋垫疗法

取乌头、细辛、艾叶、红花各等份，冰片适量，研末，按鞋垫大小制作布袋，将药末装入布袋内约 0.3cm 厚，封口，放入鞋内，每 3 日更换 1 次。

4. 足浴疗法

取川乌头、草乌头、麻黄、艾叶、花椒、红花、地龙、刘寄奴、川牛膝各 20g，鸡血藤 40g。酌情加减。加水约 2500mL，用文火煎 20 分钟，将药液倒入盆内，加白酒 100mL，熏双足、待药液温度能耐受，再浸浴双足，每次 30 分钟，每日浸浴 2 次。每剂药用 3 日。

肾阳亏虚，瘀血痹阻，骨痿筋弛案

李某，女，58岁。1983年10月12日初诊。

主诉：右足跟痛半年余，加重1周。

病史：患者半年前无明显诱因出现右足跟痛，经自行足浴和局部先后贴多种止痛膏，疼痛可稍缓解，但移时仍痛，近1周疼痛明显加重。刻下症：右足跟痛如针刺，每于休息时或晨起疼痛加重，活动后减轻，伴腰膝酸软，神疲乏力，尿频，畏寒肢冷，舌质暗淡有瘀点、瘀斑，脉沉细无力。跟骨侧位X线示跟骨骨刺。西医诊断：跟骨骨刺。中医诊断：跟痛症。证属肾阳亏虚，脉络失煦，瘀血痹阻，骨痿筋弛。治宜温肾散寒，壮骨柔筋，化瘀通络。方以右归丸加减，并配服七厘散，外用足浴疗法。

处方：炙龟甲12g（烊化），鹿角胶12g（烊化），牡蛎25g，丹参25g，川牛膝15g，熟地黄15g，山茱萸12g，牡丹皮12g，盐杜仲12g，肉桂2g，当归15g。每日1剂，水煎400mL，分2次温服。鹿角胶、炙龟甲烊化兑入。配服七厘散，每次1.5g，每日2次。嘱其注意局部保暖，避免寒冷刺激。

同时配合足浴疗法，取川乌头、草乌头、麻黄、艾叶、花椒、红花、地龙、川芎、川牛膝各20g，鸡血藤40g。加水约2500mL，用文火煎20分钟，将药液倒入盆内，加白酒100mL，熏双足、待药液温度能耐受，再浸浴双足，每次30分钟，每日浸浴2次。每剂药用3日。

二诊：10月20日复诊，右足跟痛明显减轻，晨起仍有轻微疼痛，足部畏寒改善，前方去附子，再进7剂。外用方药守上方。

三诊：右足跟痛基本消失，已不影响日常活动。改服右归丸，配合上述足浴疗法治疗1个月，足跟痛止，随访1年无复发。

按：《医经精义》云："肾藏精，精生髓，髓养骨，故骨者，肾之合也，髓者，精之所生也，精足则髓足，髓在骨内，髓足则骨强。"患者年近花甲，肾精日渐亏虚，则骨髓生化无源，骨骼失养而痿弱无力；肾精所化之气是人体脏腑功能的原动力，肾中精气不足，则脏腑气血化生乏源，气虚则血运无力，渐可致瘀，影响局部血液的循行，而产生疼痛。方中鹿角胶、熟地黄、山茱萸、牡蛎，补肾精，益骨髓；补骨脂、盐杜仲、肉桂补肾阳，温督脉，兼能续伤生新；丹参与川牛膝合用，以活血化瘀，通络止痛；牡丹皮凉血散瘀，兼制温肾药的温燥之性。本方以益肾填精为主，兼有温肾之功，俾阴得阳助，而生化无穷。用药补泻相伍，开阖相济，补而不燥，滋而不腻，祛瘀而不伤正。

第二节　疑难病医案

一、咳嗽

　　咳嗽日久不愈，多见于慢性支气管炎。慢性支气管炎起病缓慢，病程较长，反复急性发作而病情逐渐加重，临床以咳嗽，咳痰，或伴有喘息为主要症状，每年发病持续3个月，连续2年或2年以上。排除具有咳嗽、咳痰、喘息症状的其他疾病（如肺结核、尘肺、肺脓肿、心功能不全、支气管扩张、支气管哮喘、慢性鼻炎、胃食管反流等）。慢性支气管炎还属于中医学"喘证""痰饮"等范畴。

　　本病的病位主要在肺系，与肝、脾关系密切，病久可累及于肾，常相互为病。发病多与外邪侵袭（尤其风寒、风热）、年老体虚、饮食不节（如嗜好烟酒、肥甘厚味）、情志不遂等因素密切相关。其病机有虚实两方面，实为外邪、痰浊（痰湿、寒痰、热痰）、热邪（肺热、肝郁化火）、气滞、血瘀（久病入络），以外邪、痰浊为主；虚为肺、脾、肾三脏俱虚，以气、阳耗损为主，阴虚为次。在本病的发生发展过程中，多为因实致虚，亦有因虚致实者，但总属虚实寒热夹杂、本虚标实之证。初起，主要为外邪、痰浊、热邪犯肺，肺失宣降，以标实为主；继而肺、脾两虚，痰湿内生而易反复感受外邪，肾气渐损，而且久病入络，血行亦滞，证属虚实错杂。病深日久，则以正虚为主。

先父论治本病，首先强调审因论治，不可见咳止咳。咳嗽是人体祛邪外达的表现，必须按照不同的病因分别处理。如因外感而致者，忌用敛肺、收涩的镇咳药。误用则致肺气郁遏不得宣畅，不能达邪外出，邪恋不去，反而久咳伤正。必须采用宣肃肺气、疏散外邪治法，因势利导，邪去则正安。因内伤所致者忌用宣肺散邪法，若误用每致耗伤阴液，伤及肺气，正气愈虚。必须注意调护正气，即使虚实夹杂之证，亦当标本兼顾。如《医宗必读·咳嗽》所说："大抵治表者，药不宜静，静则留连不解，变生他病，故忌寒凉收敛。治内者，药不宜动，动则虚火不宁，燥痒愈甚，故忌辛香燥热。"又如《医学心悟·咳嗽》指出："凡治咳嗽，贵在初起得法为善。经云：微寒微咳，属风寒者十居其九。故初治必须发散，而又不可以过散，不散则邪不去，过散则肺气必虚，皆令缠绵难愈……久咳不已，必须补脾土以生肺金。此诚格致之言也。"其次，强调治疗本病应有治上、治中、治下之分，并注意"三治"之间的联系。古人认为"脾为生痰之源，肺为贮痰之器，肾为生痰之本"。治上者，即治肺，主要是温宣、清肃两法；治中者，即治脾，指健脾化痰和补脾养肺等法。"五脏之病，虽俱能生痰，然无不由乎脾生。盖脾主湿，湿动则痰生，故痰之化，无不在脾。"(《景岳全书》)健脾化痰适用于痰湿偏盛，标实为主，咳嗽痰多者；补脾养肺适用于脾虚肺弱，脾肺两虚，咳嗽神疲食少者。治下者，即治肾，咳嗽日久，肺虚不能主气，肾虚不能纳气，咳而气短，则用治肾之法。总之，治脾、治肾是根据五行生克制化，通过治疗他脏以达到治肺之整体疗法。

(一)脾肾气阴两虚，痰湿恋肺案

姜某，男，65岁。1985年11月23日初诊。

主诉：咳嗽、咳痰10年余，加重3月。

病史：患者于10余年前出现咳嗽、咳痰，反复发作，被诊为"慢性支气管炎"（治疗方案不详），后咳嗽、咳痰仍反复发作，秋冬季节尤甚。3月前因受凉病情加重，选用中西医药物治疗，至今未愈。刻下症：咳嗽频作，痰多色白夹有泡沫，味咸，咽痒，饮食乏味，纳谷偏少，精神不振，乏力倦怠。舌质淡偏红，苔薄微黄，脉细。查体：两肺呼吸音偏低，未闻及干湿性啰音。胸部 X 线示双肺纹理增粗。西医诊断：慢性支气管炎。中医诊断：咳嗽。证属久咳伤肺，脾肾气阴两虚，痰湿恋肺。治宜益肾健脾，宣肺化痰。方用六君子汤、补肺汤（《云岐子保命集·卷下》）合方加减。

处方：党参 20g，黄芪 30g，炒白术 15g，清半夏 12g，茯苓 15g，麦冬 12g，熟地黄 15g，炙紫菀 12g，桑白皮 12g，五味子 9g，白芥子 12g，陈皮 12g，炙甘草 6g。每日 1 剂，水煎 400mL，分 2 次温服。

二诊：服上方 7 剂，咳缓，痰量减少，纳食增，乏力、倦怠好转，仍觉味咸。舌、脉象同前。上方加当归 15g，肉桂末 1.5g（冲服），以"温散滞血"（张璐《千金方衍义》）。

三诊：继服 7 剂，咳嗽渐平。嘱其服用香砂六君子丸，以资巩固。

按：《素问·宣明五气》载"五气所病……肺为咳"。《素问·咳论》云："五脏六腑，皆令人咳，非独肺也。"因此，临证之时须注意审因论治，不可见咳止咳。本案咳嗽 10 年余而加重 3 月之久，久病多虚，并结合其咳嗽、咳痰特点，当属久咳伤肺，病及脾肾。脾为生痰之源，肺为贮痰之器。肺主气，肾纳气，肺为气之主，肾为气之根。"肺气之衰旺，全恃肾水充足，不使虚火炼金，则长保清宁之体"（《医医偶录》）。脾虚则不能化湿，聚而为痰，上渍于肺，壅遏肺气。肺属燥金，为水之母，阴损于下，则阳孤于上，水涸金枯，肺枯于燥，肺燥则痒，痒则咳不能已。故投以六君子汤、补肺汤合而组方，益肾健脾，宣肺化痰，标本兼顾，相得益彰，而顽疾得愈。

（二）木火刑金，气阴两虚案

张某，男，46 岁。1984 年 8 月 17 日初诊。

主诉：咳嗽 2 年余，加重伴午后潮热 10 天。

病史：患者自诉 2 年前因情志不遂及夜间受凉致咳，自服感冒胶囊、蛇胆川贝液等药物，疗效不显。2 年来咳嗽反复发作，近 10 天加重，遂来就诊。刻下症：时有咳嗽，痰少而黏，咽燥口干，两胁胀痛，咳时引痛，形体消瘦，倦怠乏力，午后自觉发热，体温 37.5℃。舌质淡红而干，苔薄微黄，脉弦细数。胸部 DR 示双肺纹理增粗。患者长期工作繁忙，性情急躁。西医诊断：慢性支气管炎。中医诊断：咳嗽。证属木火刑金，耗伤肺之气阴，虚火偏旺。治宜清肺泻肝，益气滋阴。方用生脉散、黛蛤散合泻白散加减。

处方：黛蛤散 12g（包煎），桑白皮 12g，地骨皮 12g，生山药 25g，太子参 20g，黄芩 12g，天花粉 20g，麦冬 15g，郁金 12g，牡丹皮 12g，白薇 10g，川贝母 10g，炙甘草 6g。每日 1 剂，水煎 500mL，分 2 次温服。

二诊：服上方 10 剂，午后潮热大轻，咳嗽、胁痛等症亦有所改善，但痰黏不易咳出。舌质红，苔薄微黄腻，脉弦细数。此乃缘于热灼津液，炼液为痰，故上方川贝母增至 15g，加瓜蒌 20g，桔梗 12g。

三诊：服上方 15 剂，咳嗽、咳痰等诸症明显改善。守方加减调理半月，诸症悉除，随访半年未见复发。

按：清代黄元御《四圣心源》认为肝属"厥阴风木"，并提出"风木者，五脏之贼，百病之长。凡病之起，无不因于木气之郁。"本案患者素体肝旺，初因外感，继而肝火犯肺，木火刑金，以致肺之气阴亏虚，阴虚火旺。故予黛蛤散合泻白散加减，清肝泄肺与滋阴并施，以生脉散益气与养阴合法。诸药合用，标本兼顾，药无偏颇，使肝火得泻，气火下降，肺气清肃，而咳嗽自愈。

（三）脾肺气虚，寒饮伏肺案

袁某，男，55 岁。1984 年 11 月 19 日初诊。

主诉：咳嗽、咳痰 13 年，加重 3 天。

病史：患者于 13 年前出现咳嗽、咳痰，反复发作，被诊为"慢性支气管炎"（治疗方案不详），13 年间咳嗽、咳痰反复发作，秋冬季节尤甚。3 天前因气候突然变冷而加重，中西医治疗乏效。刻下症：咳嗽频而剧烈，气急，咳吐白沫痰涎，量多而清稀，伴恶寒发热，体温 38.2℃，颜面虚浮，饮食减少，脘闷，乏力倦怠，二便尚调。舌质淡，舌苔白滑，脉弦紧。查体：

两肺呼吸音粗，可闻及痰鸣音及湿性啰音。胸部 DR 示双肺纹理增粗。西医诊断：慢性支气管炎。中医诊断：咳嗽。证属脾肺气虚，寒饮伏肺，肺失宣降。治宜温肺化饮，解表散寒，健脾和胃。方用小青龙汤、三子养亲汤合方加减。

处方：炙麻黄 12g，桂枝 12g，干姜 9g，细辛 9g，姜半夏 12g，炒白术 15g，黄芪 30g，炒杏仁 10g，枳壳 12g，炒紫苏子 12g，白芥子 15g，炒莱菔子 15g，五味子 6g，生姜 3 片，大枣 6 枚，炙甘草 6g。每日 1 剂，水煎 500mL，分 2 次温服。

二诊：服上方 7 剂，恶寒发热消失，咳嗽、咳痰等症明显改善，仍纳差，脘闷，乏力倦怠。舌质淡，舌苔白略滑，脉弦细。上方将炙麻黄减至 9g，细辛减至 3g，加党参 25g，木香 10g，以益气健脾和胃。守方加减调理 3 周，诸恙悉平。

按：《重订通俗伤寒论》何秀山按："风寒外搏，痰饮内伏，发为痰嗽气喘者，必须以小青龙加减施治。"本案患者咳嗽、咳痰 13 年，3 天前复因感受风寒，以致饮邪留伏，肺失宣降，脾虚失运而病情加重。故以温肺化饮、发表散寒与健脾和胃之法并施，标本兼顾，予与小青龙汤、三子养亲汤合方化裁而告愈。

二、眩晕

眩晕多见于高血压病（以下指原发性高血压而言）。高血压病患者早期可无症状，可能在健康体检时发现。少数有头痛、头晕眼花、心悸及肢体麻木等症状。晚期高血压病可在上述症状加重的基础上引起心、脑、肾等器官的病变及相应症状，以致发生脑血管疾病、肾脏病，并易伴发冠心病。临床上只有排除继发型高血压后，才可诊断为高血压病。高血压病还属于中医学"头痛""不寐"等范畴，预后转归与"中风""胸痹"等病相关。

高血压病病因复杂，主要因先天禀赋异常、情志失调、饮食偏嗜、劳倦过度等因素，导致脏腑受损，阴阳失调所致，其中以肝的病变为重点。随着社会经济的变革和人们生活方式的变化，所承受的社会与工作压力较重，易致肝郁气滞，肝阳化风。或素体阳盛而肝火上炎；或肝火久亢，暗耗肝肾阴液；或房室劳倦太过、年高体衰、久病体虚，耗损肾中精气，髓海空虚；或水不涵木，阴不潜阳，上扰清窍；或恣食肥甘，嗜酒无度，脾虚不能运化水液，聚湿生痰，清阳不升，浊阴不降而发病。随着病程的延长，肝肾愈虚，风阳愈盛，凝津为痰，滞血为瘀，从而使痰与瘀互结，凝滞络脉，故本病多为本虚标实之证。本病之面赤、口苦、头痛、头晕诸症不能专属于肝，亦与心之主神明、主血脉等功能失调有关。心气不足，不能推动血运行周身；若心火偏亢，火壅脉道，则心脉失常；若心阳虚则阳气不布，脉中之血行涩，或痰浊阻脉而发为本病。总之，其病位主要在肝，涉及肾、脾、心等脏腑。基本病机不外虚实两端。虚者为气、血、阴、阳、精之不足，髓海失养；实者为风、火、痰、瘀扰乱，清窍失宁。在病变过程中往往虚实错杂，因果相干。

在治疗上，须补虚泻实，调整阴阳。虚者当补益气血、滋养肝肾、填精生髓；实者当潜阳息风、清肝泻火、化痰行瘀；虚实夹杂者当区别标本主次，兼顾治疗。先父认为治疗本病不能仅囿于"眩晕""头痛"而一味重镇潜阳，而应在辨证的基础上灵活施治。认为由于本病病程较长，顽固难愈，故在肝阳上亢的同时，往往伴有不同程度的瘀血阻络之象，因此，应重视祛瘀生新，活血通窍法的运用。如肝肾阴虚，肝之条达疏泄失常则易气滞血瘀；肝肾虚损，则阴虚而阳亢，虚火灼津炼血，致阴液不足，脉络枯涩，血行涩滞致血瘀。瘀血形成之后，其作为致病因素，进一步加重肝肾之阴血、阴液的不足，形成恶性循环。正如清代叶天士所谓"久发频发之恙，必伤及络，络乃聚血之所，久病必瘀闭"。此外，临证用药时应注意，肝阳上亢者，勿苦寒伐肝太过而伤气；肝肾阴虚者，勿滋腻太过而碍脾。

（一）肝阳偏亢，痰热上扰案

李某，男，36岁。1983年3月26日初诊。

主诉：头胀痛、心烦易怒7天。

病史：患者于 7 天前情绪波动后出现头胀且痛，心烦易怒，测血压 170/110mmHg，服用"卡托普利片"头痛无明显好转，平时嗜好烟酒及肥甘厚味，烦劳或失眠后易出现头痛，多于休息后缓解，未曾监测血压。刻下症：头胀痛以两侧为甚，面红目赤，心烦易怒，失眠多梦，口苦口干，脘闷纳差，胸闷痰多，大便黏滞不爽，1～2 日 1 次，形体肥胖，舌质红，苔黄腻，脉弦有力，血压 165/105mmHg。西医诊断：高血压病。中医诊断：头痛。证属肝阳偏亢，痰热上扰。治宜平肝潜阳，清热化痰。方用天麻钩藤饮合升降散加减。

处方：天麻 12g，钩藤 12g（后下），石决明 25g（先煎），夜交藤 30g，制大黄 12g，姜黄 12g，僵蚕 12g，蝉蜕 6g，胆南星 12g，桑寄生 30g，栀子 9g，黄芩 12g，朱茯神 15g。每日 1 剂，水煎 400mL，分 2 次温服。

二诊：服上方 7 剂后，情绪稳定，头胀痛大为好转，面红目赤，心烦易怒消失，大便已畅，睡眠及脘闷纳差、胸闷痰多无明显改善，舌、脉象同前，血压 150/95mmHg。此乃肝阳亢逆之势得缓，而痰热胶着之势难平。治当以涤痰清热为主，佐以平肝潜阳。宜半夏白术天麻汤合小陷胸汤加减。

处方：清半夏 12g，白术 15g，天麻 12g，钩藤 12g（后下），全瓜蒌 20g，黄连 9g，胆南星 12g，白豆蔻 9g，枳实 9g，炒莱菔子 25g，葛根 20g，焦山楂 15g，炙甘草 3g。每日 1 剂，水煎 400mL，分 2 次温服。

三诊：服上方 15 剂后，情绪稳定，睡眠可，脘闷纳差及胸闷痰多明显好转，余症基本消失，舌质略红，苔薄白腻微黄，脉沉弦细，血压 130/85mmHg。继以此方加减调理，以善其后。

按：患者肝阳上亢与痰热错杂，先父首用天麻钩藤饮以顿挫肝阳亢逆之势。妙在配合升降散，取僵蚕、蝉蜕，升阳中之清阳，清解内郁之热；姜黄、大黄，降阴中之浊阴，散逆浊结滞之痰，一升一降，上下通行，亢盛之阳，非此莫抑。二诊时头胀痛等肝阳亢逆之势得缓，而睡眠及脘闷纳差、胸闷痰多等痰热胶着之势难平，故改用半夏白术天麻汤合小陷胸汤加减，前方以息风化痰为主，后方以清热涤痰，宽胸除痞为要。两方合用，辛开苦降与息风化痰相得益彰，故取效迅捷。

（二）痰瘀互结，风痰上扰案

杨某，男，45岁。1984年9月20日初诊。

主诉：眩晕伴头胀痛、嗜睡2月余。

病史：患者2月前不明原因而感眩晕、头胀痛、嗜睡，血压波动在150～170/95～110mmHg之间，经用西药降压治疗后，出现干咳等副作用，不能耐受，改用镇肝熄风汤等平肝潜阳之剂，病情未减。刻下症：眩晕，头胀痛，耳鸣，视物不清，胸闷痰多，泛恶欲呕，食欲不振，肢体困重，大便溏薄，每日1～2次，多寐，倦怠乏力，善急易怒，平素嗜食肥甘油腻之品，形体偏胖，舌质暗淡，有瘀斑瘀点，舌体胖，苔白腻，脉弦滑。血压：165/110mmHg。西医诊断：高血压病。中医诊断：眩晕。证属脾失健运，聚湿生痰，痰阻血瘀，土壅木郁，引动肝风，上扰清空。治宜息风化痰，健脾祛湿，祛瘀通络。方用半夏白术天麻汤合通窍活血汤加减。

处方：姜半夏12g，炒白术15g，炒苍术15g，天麻12g，茯苓15g，陈皮12g，赤芍15g，川芎18g，桃仁12g，红花12g，地龙12g，石菖蒲15g，炙远志15g，炙甘草3g。每日1剂，水煎500mL，分2次温服。

二诊：服上方7剂后，头痛已止，眩晕好转，多寐、胸闷痰多等症依然，舌、脉象同前。守方减川芎至12g，继服。

三诊：服上方10剂后，眩晕渐平，嗜睡亦减，血压：145/95mmHg。仍感肢体倦怠、纳差、大便溏薄。舌质略暗淡，舌体胖，苔白腻，脉略弦滑。证属风痰渐平，而湿困脾胃，中阳不展。故守方减桃仁、地龙，加干姜15g，白豆蔻10g，以助温中化湿之效。

四诊：服上方10剂后，血压：130/85mmHg。诸恙悉平。嘱其饮食宜清淡，适度运动健身，以防病情反复。

按：《丹溪心法·头眩》云："无痰则不作眩，痰因火动，又有湿痰者，有火痰者。"本案患者系"肥人多痰"体质，加之长期饮食不节，脾之运化功能失司，聚湿生痰，以致酿生风痰，脉络瘀阻。治当息风化痰，健脾祛湿，祛瘀通络。方中姜半夏燥湿化痰，和胃降逆；天麻平肝息风而止眩晕，两者合用，为治风痰眩晕头痛之要药。诚如《脾胃论》所云："足太阴痰厥头痛，非半夏不能疗；眼黑头眩，风虚内作，非天麻不能除。"白术、茯苓、苍术健脾燥湿，以绝生痰之源；陈皮理气化痰，俾气顺则痰消；石菖蒲、炙远志化湿开窍，养心安神；赤芍、川芎行血活血；桃仁、红花活血通络；地龙息风与通络之能兼备，尤善走窜；炙甘草和中调药。诸药合用，风痰瘀同治，肝与脾并调，而竟全功。

（三）肾阴阳两虚，冲任血瘀案

赵某，女，48岁。1984年9月3日初诊。

主诉：眩晕时作时止2年余，加重3天。

病史：患者于2年前出现头晕，于劳累或情绪波动时易于发作，平时血压偏高，波动在150～165/90～100mmHg之间。3天前因情绪波动而眩晕加重，枕部有疼痛感，自行服硝苯地平缓释片治疗，并经休息后未见好转。刻下症：眩晕，头枕部疼痛，心烦易怒，面部烘热，汗乍出乍止，口干口苦，疲乏无力，腰膝酸软，耳鸣健忘，下肢时感酸痛不舒，手足不温，纳差，大便溏薄，每日1次，月经前后无定期，量少，颜色暗有块，舌体肥胖，舌质淡略暗有瘀点，边尖略红，苔薄白腻微黄，脉沉弦细无力。测血压155/93mmHg。西医诊断：围绝经期综合征。中医诊断：眩晕。证属肾阴阳两虚，肝脾失调，冲任血瘀，湿邪偏盛。治宜肾阴阳双补，柔肝健脾，化瘀通络。方用二仙汤合当归芍药散加减。

处方：仙茅12g，仙灵脾15g，当归20g，盐黄柏12g，山茱萸15g，生牡蛎30g，桑寄生20g，葛根15g，炒白术15g，泽泻12g，白芍15g，川芎12g，益母草30g。每日1剂，水煎500mL，分2次温服。

二诊：服上方10剂后，眩晕、头枕部疼痛、心烦易怒、面部烘热皆明显好转，汗出已减少，仍感疲乏无力，腰膝酸软，耳鸣健忘，血压145/85mmHg。守方减葛根、生牡蛎，加龟甲胶12g（烊化），鹿角胶12g（烊化），以填精髓，补冲任。

三诊：服上方15剂后，血压稳定在125/80mmHg左右，疲乏无力，腰膝酸软，耳鸣健忘明显改善，守方再投。

四诊：服上方 15 剂后，诸恙悉平。嘱服金匮肾气丸，以善其后。

按：《景岳全书》云："眩运一证，虚者居其八九，而兼火兼痰者，不过十中一二耳。"本案患者年近七七之岁，天癸将竭，复因情绪波动而眩晕加重，其证寒热互见，显然属于肾中阴阳两虚，髓海不足，不能上充于脑，兼冲任脉络不畅所致。故治当标本兼顾，以治本为主，予二仙汤、当归芍药散合方加减，重在阴阳双补，肝脾同调，化瘀与祛湿并用而获效。

三、寻常痤疮

寻常痤疮主要侵犯面部、背部和胸部，其确切病因尚未清楚。皮损主要分布在面部和胸背部，初发的基本损害是粉刺，无明显炎症。随着病程的发展，可出现各种炎症性皮损及后遗病变，包括红色小丘疹、小脓疱、炎性结节、囊肿、脓肿、窦道和瘢痕等。在临床类型中，丘疹性痤疮以炎症性丘疹为主，丘疹中央有时可见粉刺；脓疱性痤疮以小脓疱为主，伴有炎性丘疹；囊肿性痤疮，表现为许多大小不等的皮脂腺囊肿，感染后即成脓肿，常破溃溢脓，形成窦道和瘢痕；结节性痤疮，侵犯部位较深，形成深在的炎性结节；萎缩性痤疮，炎症性病损消退后遗留许多凹坑状萎缩性瘢痕；聚合性痤疮，皮损多形，可出现各种炎症性和非炎症性病变，病情往往较重；暴发性痤疮，偶见于青年男性，突然出现许多炎症很重的皮损，形成结节和溃疡，除局部疼痛不适外，还可伴有全身发热和多发性关节痛，后期遗留显著的瘢痕。本病的自然病程长短不一，但多在青春期后可自行痊愈或好转，有的在夏季减轻，有的在月经期加重。本病大抵属于中医学"粉刺""肺风粉刺""面疱"等范畴。

先父认为，本病多与饮食不当、起居不慎、感受外邪、七情内伤等因素有关。尤其是今时之人，食膏粱厚味较多，易于伤及脾胃，脾气健运失常，水湿不化，郁久则蕴为湿毒。或工作压力较大，一旦所愿不遂，忧思恼怒，肝脾失调，致气血郁滞，或气滞痰阻，郁积生热，痰热不得外泄，内迫血分，而发痤疮。若感受外湿，同气相求，湿浊内盛，甚则蕴为湿毒；或感受风热，搏于肺经，气血不畅，皆可发病。即《素问·生气通天论》所谓："汗出见湿，乃生痤痱……劳汗当风，寒薄为皶，郁乃痤。"临床所见，气滞、痰阻、湿毒、痰热为患日久，每可形成血瘀，其中以湿毒瘀血互结为多见，此亦为"郁乃痤"的一个重要方面。亦可因女性患者冲任不调，或因情志不遂而加重，故其发病常常与月经失调相伴。若素体阳虚，营血不足，或久用、误用清热解毒之品，损阳伤正，致寒凝血瘀、痰滞，可使痤疮色紫暗，或形成瘢痕，不易消退，类似"阴疽"之候，此与体质、误治有关，非病机之主流。总之，本病的临床表现在肌肉、皮肤，而病位主要在脾、肺，与肝密切相关。其病机特点为湿毒久蕴，气血不畅。脾胃受损，乃发病的内在根据。

对本病的治疗，应针对其病机特点，以化浊解毒，调气行血为主。视其不同兼症，燥湿健脾、疏肝解郁、疏风宣肺、清热解毒、活血化瘀、软坚散结、调理冲任等法，可灵活选用。具体而言，化浊解毒之方，宜平胃散合升降散；燥湿健脾之方，宜平胃散或二陈汤；疏肝解郁之方，宜逍遥散；疏风宣肺之方，宜麻黄连翘赤小豆汤、枇杷清肺饮；清热解毒之方，宜五味消毒饮；活血化瘀之方，宜桃红四物汤；软坚散结之品，常用浙贝母、生牡蛎、炮甲珠等。以上诸法，毕竟系以祛邪为主，易伤正气，故应时时顾护脾胃，守方而缓图，以防脾胃受伤，反而不利于祛邪化浊。同时，须嘱其调饮食，舒情志，慎起居等，以提高疗效。

（一）脾虚湿盛，浊毒瘀血互结案

韩某，男，19岁。1985年8月17日初诊。

主诉：颜面丘疹，伴散在脓疱2年，加重2周。

病史：患者2年来因饮食无常，颜面部出现丘疹伴散在脓疱，时发时止，时轻时重，夏季较甚。2周前因嗜食肥甘辛辣之品而病情加重。刻下症：颜面丘疹大如豆，小如粟，其色暗红，两颊密布，伴散在脓疱，局部有触压疼痛，皮肤油腻，纳差，大便黏滞不爽，3～4日1行，小便短黄，寐安，无手足心热、盗汗等症，舌质暗淡，边尖红，舌体胖，舌苔黄厚而黏腻，脉沉细滑。西医诊断：寻常痤疮。中医诊断：粉刺。证属脾虚湿盛，浊毒与瘀血互结。治当标本兼顾，宜健脾燥湿与化浊解毒法并投。予平胃散合升降散加减。

处方：炒白术15g，炒苍术15g，厚朴12g，陈皮12g，大黄9g，僵蚕12g，姜黄12g，蝉蜕6g，桂枝12g，白芍12g，土茯苓25g，赤芍15g，皂角刺12g，红花9g，生甘草3g。每日1剂，水煎500mL，分2次温服。嘱其避免肥甘辛辣饮食。

二诊：服上方10剂后，颜面丘疹色变浅而稀疏，局部触压疼痛稍有减轻，脓疱亦减少，大便已畅，余症均有所好转。上方大黄减至6g，赤芍减至15g，皂角刺减至12g，再投。

三诊：服上方21剂，颜面丘疹基本消失，守方加减调理2周，诸症悉除。

按：本案患者因饮食无常，嗜食肥甘辛辣之品，伤及脾胃，而致水湿不化，蕴于肺脾，湿浊循阳明经上蒸于面，郁而成毒，气血不畅而致痤疮。两颊丘疹密布，散在有脓疱，局部触压疼痛，皮肤油腻，大便黏滞不爽，小便短黄，舌质暗，边尖红，舌苔黄厚而黏腻，脉沉细滑等，为浊毒与瘀血互结之象。故治宜标本兼顾，以治标为主，而予平胃散、升降散合方加减。其中大黄与姜黄、赤芍相配，以泄热逐瘀；皂角刺"拔毒祛风，凡痈疽未成者，能引之以消散，将破者，能引之以出头，已溃者能引之以行脓，于疡毒药中为第一要剂"（《本草汇言》）；土茯苓"利湿去热，能入络，搜剔湿热之蕴毒"（《本草正义》）。《外科正宗》云："肺风、粉刺、酒渣鼻三名同种，粉刺属肺，酒渣鼻属脾，总皆血热郁滞不散。"故配用桂枝以发散郁火，寓有《素问·六元正纪大论》所谓"火郁发之"之义；桂枝与白芍合用，兼调和营卫之能。

（二）肝郁脾虚，湿瘀互结案

王某，女，22岁。1983年8月13日初诊。

主诉：颜面丘疹伴囊肿6年，加重1周。

病史：患者于6年前出现颜面部丘疹伴囊肿，时发时止，时轻时重，月经将至及月经期较甚，1周前因恼怒而加重。刻下症：颜面丘疹暗红，结成囊肿，触压有疼痛感，凹凸如橘子皮，伴闷闷不乐，善急易怒，倦怠乏力，食欲减退，大便溏，每日2次，小便调，寐安，平时饮食饥饱无常，月经量少，痛经，舌质淡暗，有瘀点，舌体胖，边有齿痕，舌苔白腻，脉弦细。西医诊断：寻常痤疮。中医诊断：粉刺。证属肝郁脾虚，湿瘀互结。治当疏肝理气，健脾燥湿，活血化瘀。予逍遥散合当归芍药散加减。

处方：柴胡12g，白芍12g，炒白术15g，茯苓15g，泽泻12g，陈皮12g，当归15g，川芎12g，红花12g，浙贝母12g，皂角刺12g，益母草30g，炙甘草6g。每日1剂，水煎500mL，分2次温服。嘱其调节情志，饮食定时，避免辛辣饮食等。

二诊：服上方7剂后，颜面囊肿无明显缩小，压痛稍有减轻，食欲转佳，大便成形，每日1次。上方加炮甲珠6g，以增活血软坚之力。

三诊：服上方15剂后，颜面囊肿明显缩小，压痛消失，月经量如常，痛经未作，舌质淡略暗，舌体略胖，舌边齿痕消失，舌苔薄白腻，脉弦细。上方减皂角刺、炮甲珠，加黄芪25g，继续调治3周，诸症悉除。

按：本案患者乃由于情志内伤、饮食不节而肝郁脾虚，以致水湿不布，气滞血瘀，湿瘀互结，发为痤疮。此正合朱丹溪"痰挟瘀血，遂成窠囊"之意。其闷闷不乐，善急易怒，显系肝郁为患；倦怠乏力，食欲减退，大便溏，舌质淡等为脾虚之象；颜面丘疹暗红，结成囊肿，月经量少，痛经，舌质暗，舌体胖，舌苔白腻，脉弦细等为湿瘀互结之征。显然本虚标实已成因果之势，以致衍为痼疾。治宜标本兼顾，以健脾燥湿、疏肝理气与化瘀软坚散结法并投。方中以逍遥散疏肝健脾为主；当归芍药散与益母草、当归、川芎、红花合用，以化瘀血，祛湿浊；浙贝母、皂角刺相配，以软坚散结。并坚持守方缓图，而诸症悉除。

（三）脾虚湿盛，肺经风热案

常某，男，20岁。1984年6月21日初诊。

主诉：颜面丘疹 3 年，加重 2 周。

病史：患者 3 年前出现颜面部丘疹，虽内服西药并配合局部用药治疗（具体治疗方案不详），病情仍时轻时重。2 周前因"感冒"而病情加重。刻下症：颜面红色丘疹密布，以前额居多，局部焮热、痒痛，散在有少许脓疱，咽痛鼻干，咳嗽，吐少许黄痰，平时嗜食肥甘，纳差，大便稀溏，小便调，舌质淡，边尖红，舌体胖有齿痕，舌苔白厚腻微黄，脉浮稍数。西医诊断：寻常痤疮。中医诊断：粉刺。证属脾虚湿盛，肺经风热。治当标本兼顾，宜燥湿健脾、疏风清热宣肺法并投。予平胃散合麻黄连翘赤小豆汤加减。

处方：炒白术 20g，炒苍术 15g，厚朴 12g，陈皮 12g，麻黄 9g，连翘 20g，赤小豆 30g，土茯苓 25g，桑白皮 12g，当归 15g，赤芍 15g，炙甘草 6g。每日 1 剂，水煎 500mL，分 2 次温服。嘱其避免肥甘辛辣之品。

二诊：服上方 7 剂后，颜面丘疹稍减少，局部焮热、痒痛明显减轻，脓疱基本消失，咽痛、鼻干、咳嗽皆好转，纳食增加，大便成形。效不更方，继用上方。

三诊：服上方 7 剂后，颜面丘疹明显减少，偶因饮食不慎而大便溏，其余诸症悉除。舌质淡，舌边齿痕明显减少，舌苔薄白腻，脉沉缓。证属风热袭表，湿阻肌肤之势已衰，故转予益气固表，健脾燥湿为主，以玉屏风散合平胃散加减。

处方：黄芪 20g，炒白术 15g，防风 9g，炒苍术 15g，厚朴 12g，陈皮 12g，薏苡仁 30g，连翘 20g，土茯苓 25g，当归 15g，赤芍 12g，炙甘草 6g。每日 1 剂，水煎 500mL，分 2 次温服。

四诊：服上方 21 剂后，颜面丘疹消失，余症悉除。

按：本案患者发病之主因，乃长期嗜食肥甘之品，致脾胃气虚，纳运失司，湿浊不化；复因风热袭表，风遏湿阻，蕴结肌肤，发为本病。正如《诸病源候论》所云："此由肤腠受于风邪，搏于津液，津液之气，因虚作之也。"因其虚实夹杂，故宜标本兼顾，以急则治标为主，而予平胃散合麻黄连翘赤小豆汤加减。并随证加入炒白术健脾燥湿、固护中焦；土茯苓以利湿泄浊；当归、赤芍以养血活血。综观本方，配伍严谨，健脾燥湿与疏风清热宣肺法并投，标本兼顾而获愈。

四、绝经前后诸证

绝经前后诸证多见于围绝经期综合征，以往称"更年期综合征"，其最典型的症状是面部潮热、潮红等。多发生于 45～55 岁，大多数妇女可出现轻重不等的心悸，眩晕，头痛，失眠，耳鸣，情绪波动大，激动易怒，焦虑不安，或情绪低落，抑郁，不能自我控制情绪，记忆力减退等症状。或在绝经过渡期症状已开始出现，持续到绝经后 2～3 年，少数患者可持续到绝经后 5～10 年症状才有所减轻或消失。月经改变主要为月经周期延长，经量减少，最后绝经；或月经周期不规律，经期延长，经量增多，甚至大出血或淋漓不尽，逐渐减少而停经，部分患者需要接受治疗；或月经突然停止，但较少见。本病大抵属于中医学"绝经前后诸证"的范畴，在古代医籍多散见于"年老血崩""老年经断复来""脏躁""百合病"等病证中。中医药治疗本病方法多样，简便易行，疗效肯定，具有独特优势。

肾气渐衰，阴阳失衡是围绝经期综合征发病的基础。肾为五脏六腑之本，水火之宅，寓真阴而涵真阳。"五脏之阴气，非此不能滋；五脏之阳气，非此不能发"（《景岳全书·传忠录》）。肾所藏之精气为生命的物质基础，在人的生、长、壮、老、已过程中起主导作用。女子一生经历了经、孕、产、乳等诸多暗伤阴血的时期，年届七七，肾中精气渐衰，天癸竭，任冲脉衰少，地道不通，经水断绝，生殖功能逐渐减退以致丧失。由于肾之阴阳失衡，可渐致肾阴虚、肾阳虚，或肾阴阳两虚，故肾虚为致病之本，可以涉及多脏而发病。若素体阴虚或产乳过多，精血耗伤，天癸渐竭，而肾阴亏虚；阴虚则阳失潜藏，或水不涵木可致肝阳上亢，或水不济火则心肾不交，故肾阴虚临床多兼有肝肾阴虚，心肾不交。若月经将绝，肾气渐衰，命门火衰，虚寒内盛，脏腑失于温煦，冲任失养，而致经断前后诸症，而且常伴脾肾阳虚。肾为水火之宅，内藏元阴元阳，阴阳互根，故肾阳不足，日久阳损及阴；同样肾阴不足，日久也可阴损及阳，从而导致肾阴阳两虚之诸多症状。不论其临床表现涉及何脏，其病机都离不开肾阴阳失衡，冲任失调，气血不和，导致心、肝、脾等多脏器发生病理改变，如肝肾阴虚、脾肾阳虚、心脾两虚、心肾不交、水不涵木、土壅木郁、肝郁脾虚等，并可引起肝阳上亢、气郁化火、痰热上扰、气滞血瘀、痰气郁结一系列病理改变，乃至相因为患。总之，其病位主要在肾，涉及心、肝、脾等脏以及冲任二脉。

在治疗上，先父强调重在燮理肾之阴阳，调补冲任。临证之时须针对本病本虚标实的特点，辨明虚实，分清主次，标本兼治。首先注重补肾，因肾中精气不足，往往表现为阴虚、阳虚，或为阴阳两虚，故应根据肾之阴阳偏盛偏衰，而分别侧重滋肾或温补，或阴阳双补。其次，应结合所累及的脏腑，调理心、肝、脾等脏腑功能，或养心安神，或疏肝解郁，或平肝潜阳，或健脾燥湿，或化瘀通络，以平衡肾之阴阳，调补冲任，调和气血。用药宜平和，贵在少而精，持之以恒，勿急于求成，量大则适得其反，使阴阳失去平衡，而易加重病情。同时注意祛寒不宜过于辛热，以防耗气伤津；清热不宜过于苦寒，以防寒中败胃。因本病多以本虚为主，更不可妄用克伐，以免犯虚虚之戒。还应辅以心理疏导，运动锻炼等，以提高疗效。

（一）脾肾气阴两虚，湿瘀互结案

韩某，女，52岁。1983年8月4日初诊。

主诉：反复发作心悸伴多汗、乏力6年，加重2周。

病史：患者于6年前绝经后出现心悸时作，伴多汗、乏力，时轻时重，西医诊断为"心脏神经症"，经中西医治疗乏效（治疗方案不详），6年间反复发作，2周前因工作劳累而加重。刻下症：心悸不安，胸闷，时或隐痛不适，汗乍出乍止，面部潮红，疲乏无力，气短懒言，烦躁，腰膝酸痛，手足心热，伴纳差，便溏，舌质暗淡略红，舌下络脉紫暗，舌体肥胖，边有齿痕，苔薄白腻，脉沉细稍数。心电图检查无异常。西医诊断：围绝经期综合征。中医诊断：绝经前后诸证。证属脾肾气阴两虚，湿瘀互结。治宜

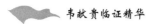

健脾益气，益肾养阴，活血利湿。予参芪地黄汤合当归芍药散加减。

处方：黄芪 20g，党参 15g，熟地黄 15g，山茱萸 12g，炒山药 20g，茯苓 15g，牡丹皮 10g，炒白术 15g，泽泻 12g，当归 15g，白芍 12g，川芎 12g，红花 12g，女贞子 20g，旱莲草 20g。每日 1 剂，水煎 500mL，分 2 次温服。

二诊：服上方 10 剂，心悸、汗乍出乍止、面部潮红等症好转，胸闷消失，仍有手足心热、烦躁，脉、舌象同前。上方易熟地黄为生地黄 15g。

三诊：服上方 14 剂，心悸、汗乍出乍止、面部潮红基本消失，乏力、手足心热、烦躁好转，舌质稍红，边有齿痕，舌下络脉青紫，苔薄白，脉沉细。效不更方，守方加减调理 3 周，诸症悉除，随访半年未复发。

按：沈金鳌《妇科玉尺·求嗣》引万全曰："男子以精为主，女子以血为主。"本案患者年逾半百，已绝经六年，其肾气显然已衰，天癸已竭，精血亏虚，血不养气，以致脾肾气阴两虚。脾气虚弱，湿浊渐生，阻滞气机，则血行瘀滞，脉络不畅。故投以参芪地黄汤补脾益肾，气阴双补；当归芍药散燥湿健脾，活血利湿；女贞子"益肝肾，安五脏，强腰膝，明耳目，乌髭发，补风虚，除百病"（《本草备要》）；旱莲草"乌髭发，益肾阴"（《本草纲目》），二药相配，以增强滋补肝肾之效；白芍"补血，泻肝，益脾，敛肝阴"（《本草备要》），其与女贞子、旱莲草相伍，为治疗妇女围绝经期综合征肝肾阴虚证之要药。全方药无偏颇，标本兼顾，俾脾肾气阴得补，湿浊得化，瘀血得散，而诸症渐失。

（二）肝肾阴虚，肝气郁滞案

孙某，女，47 岁。1983 年 9 月 2 日初诊。

主诉：眩晕、胁肋胀痛 3 月，伴面部潮红、汗乍出乍止 1 月。

病史：绝经后渐见眩晕、胁肋胀痛 3 月。近 1 月来伴面部潮红、汗乍出乍止。经中西药治疗乏效（具体诊疗方案不详）。刻下症：头晕目眩，胸胁胀痛走窜，疼痛每随情志变化而增减，心情抑郁，善太息，面部潮红，汗乍出乍止，腰膝酸软，失眠多梦，咽干口燥，纳可，二便调，舌质红，苔少，脉弦细数。血压 150/96mmHg。西医诊断：围绝经期综合征。中医诊断：绝经前后诸证。证属肝肾阴虚，肝气郁滞。治当标本兼顾，宜滋补肝肾，疏肝解郁法并投。予滋水清肝饮加减。

处方：熟地黄 20g，当归 12g，白芍 15g，炒酸枣仁 18g，山茱萸 20g，茯苓 12g，生山药 15g，柴胡 12g，川楝子 12g，郁金 12g，栀子 9g，牡丹皮 12g，泽泻 12g，女贞子 30g，旱莲草 20g。每日 1 剂，水煎 500mL，分 2 次温服。

二诊：服上方 21 剂，头晕目眩、面部潮红、汗乍出乍止明显减轻，胸胁胀痛消失，血压 135/80mmHg，但仍感腰膝酸软、失眠多梦、咽干口燥，并见脘闷纳差，大便黏滞不爽，虽肝肾阴虚得补，肝郁气滞得畅，而脾胃湿浊郁滞之象渐著，故上方去熟地黄，加炒苍术 15g，厚朴 12g。

三诊：服上方 10 剂，头晕目眩、面部潮红、汗乍出乍止悉除，腰膝酸软、失眠多梦、脘闷纳差好转，大便已畅，血压 130/80mmHg，舌质略红，苔少，脉弦细。此乃气滞湿阻渐消，故上方去炒苍术、川楝子、郁金，继续调理 2 周，诸症悉除，随访半年未再复发。

按：刘完素《素问病机气宜保命集》"妇人童幼天癸未行之间，皆属少阴；天癸既行，皆从厥阴论之；天癸已绝，乃属太阴经也"之论，诚属金玉之言。然本案患者年近半百，绝经半年，头晕目眩，面部潮红，汗乍出乍止，腰膝酸软，其因正如《素问·上古天真论》所谓"任脉虚，太冲脉衰少，天癸竭，地道不通"。胁肋胀痛，心情抑郁，善太息，乃肝郁气滞之象。故投以滋水清肝饮化裁，方中取六味地黄丸之三补三泻，重在滋补肾阴；加女贞子、旱莲草，以增强滋补肝肾之效；佐以柴胡、川楝子、郁金，以疏肝解郁；栀子清降三焦之热。诸药相伍，滋补肾阴与养血柔肝并用以扶正，疏肝解郁与清热兼顾以祛邪，如此标本兼顾，药证合拍，而诸症渐除。

（三）肾阴阳俱虚，肝风夹痰热上扰案

陈某，女，51 岁。1985 年 10 月 15 日初诊。

主诉：反复眩晕伴面部潮红、汗乍出乍止 2 月余。

病史：3 月前停经后逐渐眩晕，伴面部烘热，面色潮红，经治疗 2 月余未获显效（治疗方案不详），遂来就诊。刻下症：眩晕头胀，面部潮热、潮红，汗乍出乍止，心烦，健忘，腰膝酸软，畏寒，善急易怒，胸闷口苦，泛恶欲呕，纳差，大便干，2～3 日 1 行，小便调，形体肥胖，舌质淡红，舌体略胖，舌中细小裂纹，苔黄腻，脉沉弦细数。西医诊断：围绝经期综合征。中医诊断：绝经前后诸证。证属肾阴阳俱虚，肝风夹痰热上扰。治当标本兼顾，宜燮理肾之阴阳，调补冲任，平肝息风与清化痰热并投。予二仙汤合半夏白术天麻汤加减。

处方：仙茅 12g，仙灵脾 15g，当归 20g，盐黄柏 12g，女贞子 30g，旱莲草 20g，炒白术 15g，茯苓 15g，泽泻 12g，天麻 12g，清半夏 12g，石菖蒲 15g，郁金 12g，炒莱菔子 20g，炙甘草 3g。每日 1 剂，水煎 500mL，分 2 次温服。嘱其避免劳累，保持心情愉快。

二诊：服上方 14 剂，面部潮热、潮红、汗出基本消失，眩晕头胀、畏寒、泛恶欲呕偶作，上方减盐黄柏、决明子，加党参 25g，竹茹 15g，砂仁 12g（后下）。

三诊：服上方 7 剂，面部潮热、潮红、汗出消失，大便转畅，仍有纳差、眩晕，胸闷口苦、泛恶欲呕好转，脉、舌象同前。上方以决明子 30g 易炒莱菔子。

四诊：服上方 10 剂，诸症消失。效不更方，守方继服 14 剂，以巩固疗效。随访半年未见复发。

按：患者年逾七七，肾气衰少，冲任二脉空虚，阴血不足，肾阴虚则生内热；肾内寓元阴元阳，阴阳互根，日久阴损及阳，肾阳不足则生外寒，以致形成肾阴阳俱虚，寒热错杂之证。眩晕与善急易怒，胸闷口苦，泛恶欲呕，纳差等症并见，为肝脾失调，气滞痰阻化热，引动肝风之征。先父治疗此证，注重滋肾阴，扶肾阳，调冲任，燮理肾中阴阳。方中用二仙汤燮理肾之阴阳为主，其中仙茅、仙灵脾是治疗妇女围绝经期综合征补肾壮阳的常用药对，仙茅可补肾阳、温脾阳、强筋骨、祛寒湿，具有改善性功能，提高机体的免疫功能的作用；仙灵脾具有补肾壮阳、强筋健骨、祛风除湿及抗衰老作用，并且可预防、改善骨质疏松；加女贞子、旱莲草与天麻相配，以增强育阴息风之功；合半夏白术天麻汤，与盐黄柏、郁金、茯苓、泽泻、石菖蒲、炒莱菔子相伍，共达平肝息风、清化痰热之效。

五、泄泻

本节所述泄泻，多见于西医学之肠易激综合征。其病因虽可涉及外感、内伤等方面，但情志失调是引起本病的重要因素。情志不遂，则肝失条达，乘侮脾土，致大肠传导失常，而发生腹痛、泄泻。即《医方考》所说："泻责之脾，痛责之肝，肝责之实，脾责之虚。脾虚肝实，故令痛泻。"脾虚湿胜乃引发本病的内在因素，若暴饮暴食，饮食停滞，纳运无力；或过食肥甘厚腻、辛辣之品，酿生湿热，蕴蓄胃肠；或恣食生冷，寒湿内停，中阳受损；或外感风、寒、暑热、湿邪，均可导致脾虚不能运化，小肠的受盛化物和泌别清浊功能失常，气机升降失司，或腑气通降不利，而发生腹痛、泄泻或便秘。病变部位在脾胃，由于小肠司受盛、化物和泌别清浊之职，大肠则有传导之能，二者又皆隶属于脾的运化升清和胃的降浊功能。肝主疏泄，调节脾运；肾主命门之火，能暖脾助运，腐熟水谷，故与肝、肾、大肠、小肠密切相关。肝郁脾虚，气滞湿阻，肠失传化是其基本病机。肠腑气血运行不畅，经脉痹阻，或经脉失养，而致腹痛；或脾胃受损，湿困脾土，肠道化物和泌别清浊失司，而致泄泻；或大肠传导失常，而致便秘。

先父认为，本病的病机演变尽管复杂多变，但其病理性质不外寒、热、虚、实四端。概而言之，实为食积、气滞、湿阻等邪气郁滞，不通则痛，或湿盛伤脾而为泄泻，或邪气内结而为便秘；虚为气血不能温养而痛，或脾虚健运无权而为泄泻，或气血阴阳亏虚，大肠传导失司而为便秘；寒为寒邪凝滞，或中脏虚寒，脉络不通或不荣而为腹痛，或使泄泻加重；热为肝郁化火，或湿郁化热，乘脾犯胃，或腑气阻滞而作痛、泄泻或便秘。四者往往相互错杂，或寒热交错，或虚实夹杂，或为虚寒，或为实热，亦可互为因果，互相转化。若久病不愈，或反复发作，脾胃受损，可由实转虚。

若气滞日久，气病及血，必见血瘀；瘀血阻滞，可使气滞加重。本病日久，或病情加重，可以衍生变证，如反复泄泻，导致脾虚中气下陷，可见纳呆、小腹坠胀、消瘦，甚至脱肛等症；若久泻脾虚及肾，脾肾阳虚，则泄泻无度，病情趋重。

论治本病，宜分两期而施，发作期以气滞湿阻为主故治宜理气祛湿，调中运脾为法。若属土壅木郁，治当扶土抑木，重在健脾。缓解期以脾虚湿盛为主，最当健脾益气，淡渗利湿。如属脾气虚弱者，用参苓白术散以健脾益气；脾胃虚寒者，用理中汤以温中健脾；中气下陷者，用补中益气汤以升阳举陷；肝气乘脾者，用痛泻要方以抑肝扶脾；肾阳虚衰者，用四神丸以温肾健脾；寒湿困脾者，用胃苓汤以燥湿健脾。本病久延不愈，往往出现虚实兼夹、寒热错杂、气滞血瘀等的病理变化，故应酌情灵活运用"通"法，不可一味壅补。若以腹痛为主者，化瘀通络、泄热通腑、行气导滞等法随证而施；泄泻一证，其病位在肠腑，病程日久，脾胃渐亏，肠道传导失司，易致痰饮浊毒积滞，故可适当伍用"通"法。先父提出"腑病多滞多实，故久泻多有滞，滞不除则泻不止"之说，善用"通"法治疗实证久泻，对临床颇多启发。运用通法治疗便秘不是简单使用泻下药物，应在辨证论治原则指导下选用寒下、温下或润下之法。此外，本病日久不愈多兼血瘀，可酌情使用活血化瘀法。

（一）肝郁脾虚，湿热中阻案

李某，女，29岁。2014年5月28日初诊。

主诉：大便溏薄伴腹痛反复发作2年余。

病史：患者于2年多前出现大便溏薄、便次增多，伴腹痛。被诊为"慢性泄泻"，曾服抗生素治疗（治疗方案不详），疗效不佳。2年多来时轻时重，反复发作，每因恼怒或情志抑郁而加重。刻下症：大便溏薄，黏滞不爽，每日4～6次，腹痛肠鸣，腹痛即泻，泻后痛减，脘痞纳差，嗳气不舒，口干口苦，善急易怒，形体瘦弱，倦怠乏力，舌质淡，苔黄厚腻，脉细弦稍数。结肠镜检查未见异常。大便培养未见致病细菌生长。西医诊断：肠易激综合征。中医诊断：泄泻。证属肝郁乘脾，脾虚湿盛，郁而化热。治宜抑肝扶脾，辛开苦降。方用痛泻要方合半夏泻心汤加减。

处方：炒白术15g，白芍20g，防风9g，陈皮12g，黄芪15g，清半夏12g，黄连9g，黄芩6g，干姜6g，炒薏苡仁20g，青皮12g，砂仁12g（后下），炙甘草9g。每日1剂，水煎400mL，分2次温服。

二诊：服上方7剂，腹痛稍减轻，大便仍稀溏，每日3～4次，口干口苦，舌、脉象同前。上方加车前子15g（包煎），以增强祛湿止泻之效。

三诊：共服上方15剂，大便转为软溏，每日2次，腹痛消失。舌质淡，苔薄白腻微黄，脉细稍弦。继以中成药参苓白术散、香连丸善后调理1月，诸症悉除。

按：患者大便溏薄伴腹痛反复发作2年余，腹痛即泻，每因情志不遂即发，迁延难愈，显属肝气乘脾，脾虚湿盛所致。大便溏薄，黏滞不爽，苔黄厚腻，脉细弦稍数，为湿郁化热，互结于中焦之征，属本虚标实之证。遵《金匮要略》"见肝之病，知肝传脾，当先实脾"之旨，故予以抑肝扶脾、辛开苦降并用之法。痛泻要方为治疗木郁乘土泄泻之名方，方中黄芪、白术健脾益气，白芍柔肝缓急，三药相配，土中泻木，共奏补脾柔肝之功；防风具有升散之性，辛能散肝郁，香能舒脾气；陈皮苦温，理气燥湿，醒脾和胃，加青皮、砂仁以加强疏肝理气和胃之功，加薏苡仁以助健脾渗湿之效。半夏泻心汤辛苦并用以调其升降，补泻兼施以顾其虚实。

（二）脾肾阳虚，土壅木郁案

李某，男，42岁。1983年6月9日初诊。

主诉：大便溏薄伴胁腹胀痛时发时止5年余。

病史：患者5年多前因进食生冷而出现大便溏泄，伴胁腹胀痛，西医诊断为"肠易激综合征"，给予"匹维溴铵、洛派丁胺、阿米替林"等西药治疗乏效，改用健脾化湿、和胃止泻中药治疗，亦无明显疗效。5年多来大便溏泄、胁腹胀痛反复发作，每遇天气寒凉或饮食不慎尤甚。刻下症：大便溏薄，量少，每日4～8次，脘腹胀痛连及两胁，腹痛即泄，形体消瘦，畏寒肢冷，面色萎黄，体倦乏力，饮食无味，寐少梦多。舌质淡，舌体胖，边有齿痕，苔白厚腻，脉沉细稍弦。西医诊断：肠易激综合征。中医诊断：泄泻。证属脾肾阳虚，湿困中焦，土壅木郁。治宜温补脾肾，扶脾抑肝，渗湿止泻。方用附子理中汤合痛泻要方加减。

处方：制附子12g（先煎），党参20g，茯苓15g，炒白术15g，干姜15g，煨肉豆蔻9g，炒薏苡仁25g，砂仁12g（后下），陈皮12g，防风9g，酒白芍20g，炙甘草6g。每日1剂，水煎400mL，分2次温服。

二诊：服上方10剂，大便溏泄每日减至2～3次，胁腹疼痛明显改善，畏寒肢冷及食欲均较前好转，仍体倦乏力。效不更方，原方再投。

三诊：守方治疗月余，诸症悉除，随访半年未见复发。

按：土得木而达，木赖土培。患者大便溏泄反复发作，耗损脾阳，日久及肾，温化水湿失司，湿浊困脾，而致泄泻迁移难愈。腹痛即泻，脘腹胀痛连及两胁，为土反侮木，土壅木郁之象。脾肾阳虚为其本，湿浊困脾、肝气偏盛为其标，故其治疗当标本兼顾，而以附子理中汤温补脾肾治本为主，合痛泻要方以土中泻木，补脾柔肝。方中加入煨肉豆蔻，以增强温中之力，兼有涩肠止泻之能。加薏苡仁助理中汤益气健脾，渗湿止泻。全方配伍精当且坚持守方守法，而痛泻皆愈。

（三）脾肾阳虚，肝郁化热案

王某，男，46岁。1979年8月22日初诊。

主诉：大便时溏时干6年，加重1周。

病史：患者6年前出现大便溏泄，经用双歧杆菌制剂、谷维素、诺氟沙星胶囊等药物治疗，大便溏泄数日即止，但数日后大便干结难解，溏泄与便秘如此交替发作，曾先后两次作结肠镜检查，均无异常发现。1周前因所愿不遂而腹痛、泄泻加重，改用附子理中丸、逍遥丸等中成治疗乏效，遂来就诊。刻下症：大便溏泄不爽，每日4～6次，夹有黏液，肠鸣辘辘，口干喜冷饮，腹部隐隐作痛，喜温喜按，形寒肢冷，乏力，形体消瘦，面色萎黄，情志抑郁，心烦易怒，小便黄，舌质淡，舌体胖，苔白微黄，脉沉弦细稍数。西医诊断：肠易激综合征。中医诊断：泄泻。证属脾肾阳虚，肝郁化热，寒热错杂。治宜温肾健脾，柔肝清热。方用乌梅丸加减。

处方：乌梅15g，川椒6g，桂枝12g，细辛9g，黄柏9g，黄连9g，木香12g，制附子12g（先煎），干姜10g，当归15g，党参20g，炒白术15g，白芍20g，炙甘草9g。每日1剂，水煎500mL，分2次温服。

二诊：服上方15剂，大便较前成形，每日4次，黏液减少，肠鸣偶作，腹痛稍缓，舌、脉象同前。守方改乌梅为20g，以增强敛阴柔肝止痛之效。

三诊：服上方10剂，大便基本成形，每日2次，已无黏液，腹痛若失，口干渴等症明显减轻，仍形寒肢冷，乏力。守方改制附子为15g，以增其补火温土之力。

四诊：服上方10剂，大便成形，每日1～2次，形寒肢冷，乏力明显好转。改为口服乌梅丸成药1月余，诸症消失。

按：乌梅丸系张仲景本为胃热肠寒的"蛔厥"而设，用于治疗本病属脾肾阳虚，肝郁化热，寒热错杂，迁延难愈者，正为合拍。乌梅丸集酸、辛、苦、甘四味于一方，刚柔兼备，借苦味之清，辛药之散，苦以泄热，酸以敛阴，辛以通阳，甘以健中，共奏温肾健脾、分解湿热之功。其中乌梅大酸入肝，敛肝之体，柔肝之用；附子大辛大热，与细辛相须为用，直达少阴，温补肾阳，力宏效捷；桂枝、干姜、川椒相合，药力直达脾胃，以温振脾阳；党参、当归甘温，补益气血；黄连、黄柏与干姜、川椒、木香伍用，辛以泄滞，苦以降气，两解湿热。全方寒热并用，补虚泻实，共奏温补脾肾，敛阴柔肝，辛开苦降之功。

六、关格

关格多见于西医学之慢性肾功能衰竭，其在严重阶段的诊断要点包括：有慢性肾脏病病史；肾功能减退持续3个月以上；B超检查示双肾缩小。慢性肾功能衰竭还属于中医学"水肿""虚劳""肾风""溺毒"等范畴。中医学对本病的治疗不断取得新进展，尤其是运用中药保留灌肠，通过大肠这一排毒通道的排毒，使得在缓解症状，保护残余肾功能，控制病情发展，以及提高患者的生存质量等方面取得了可靠的疗效，具有重要的临床价值。

本病多在水肿、淋证、癃闭或消渴等病的基础上，反复感受外邪，或饮食所伤、劳倦过度，以致反复发作，迁延不愈，伤及脾肾。脾虚则健运失司，肾虚则气化不利，水湿内停，日久蕴积为浊毒，壅塞三焦，而形成关格，其中以气不化水为关键。故《景岳全书·癃闭》强调："夫膀胱为藏水之腑，而水之入也，由气以化水，故有气斯有水，水之出也，由水以达气，故有水始有溺。"肾为胃之关，司二便之开阖，肾气从阳则开，从阴则阖。肾阳衰微，气化无力，则肾开阖不利；脾主运化水湿，赖肾阳之温养，肾阳虚命门火衰，则火不温土而脾失运化，终致浊毒内聚，壅滞三焦，气机升降失常，出现水肿，甚至癃闭、关格。而湿热、浊毒之邪既可困阻中焦、流注下焦，又可遏伤阳气，或耗伤气阴，正愈伤而邪愈盛，互为因果，每致病势笃深。随着病程的延长，病机变化多端。若气虚推动无力，或湿阻气机，血行不畅，而致瘀血阻滞，或血不利则为水，血水互化，水瘀交阻；浊毒伤血，血不归经，还可出现衄血、呕血、便血等；脾肾衰败，中焦不能"受气取汁，变化而赤"，又失于肾精的充养而致血虚；若血虚生风，肌肤失其濡养，可出现筋惕肉瞤、皮肤瘙痒等症；肾阴亏耗，肝阳化风，则可眩晕、痉厥；湿浊弥漫，困阻中焦可致胃失和降，而出现恶心、呕吐、纳少等症；浊邪上蒙清窍则可出现心烦不安、循衣摸床，甚则神昏、谵妄；水气上凌心肺，可致心悸、汗出、喘满不得卧，甚至喘脱。综上所述，本病的病位初在脾肾，病至后期可损及多个脏器。病机以脾肾衰败为本，可表现为气、血、阴、阳的不足，同时可以兼有湿浊、湿热、溺毒、水气、瘀血、肝风、风燥等复杂的标实。本虚与标实之间相互影响，可使病情不断恶化，若正不胜邪，易发生内闭外脱、阴竭阳亡之危候。

关格的论治，重在调补脾肾以扶正，降浊化瘀以祛邪。意在攻补兼施，标本兼顾。即补中有泻，或长期补泻并用，或先泻后补，或先补后泻。其中，尤其注重内治、外治诸法并用，以发挥中医疗法优势，提高疗效。合理运用中医药治疗慢性肾功能衰竭，在延缓病情进展方面显示出独特的优势。

1. 补肾重在扶元阴元阳

肾为先天之本，内寓元阴元阳。慢性肾功能衰竭病程较长，每多伤及肾之元阴元阳，使其当藏不藏而出现与肾阴虚或肾阳虚相关的证候，如脾肾气虚证、脾肾阳虚证、肝肾阴虚证、气阴两虚证、阴阳两虚证。甚至因肾之气化、开阖失常，浊毒当泄不泄，而兼见邪实。因此，治疗本病要注重扶元阴元阳，或阴中求阳，或阳中求阴，温阳益肾、滋阴补肾、补肾固摄、补肾填精、健脾补肾、滋养肝肾等法，可酌情而施，并需与祛邪诸法合用。

2. 健脾务求助气血生化

脾胃为后天之本，气血生化之源。本病后期既可出现面色㿠白，心悸气短，全身乏力等严重血虚之象，亦易出现恶心呕吐，脘腹胀闷，食欲减退，泄泻或便秘等脾胃纳化失司，清浊升降失调之症。故在治疗过程中应时时重视补益脾胃，以助气血生化，升清降浊。同时，脾胃健旺也有助于充分发挥药效，若脾胃衰败，气血生化乏源，药石不能入胃，则治疗更难奏效。运用健脾益气法要防其虚不受补，愈补愈滞，而恶心、呕吐愈甚，并酌情配合运用降浊诸法。

3. 祛邪以降浊、化瘀为要

浊毒蕴积为害，可上逆外泛，伤阴损阳，出现诸多险候。因此"治客当急"（《证治准绳·关格》），必须尽快祛除。可运用辛开苦降、和胃降浊、芳香化浊、淡渗泄浊、通腑降浊等不同治法，使浊毒排出体外。在药物方面，大黄为通腑降浊的主药，近年来其治疗慢性肾功能衰竭得到广泛应用，无论是单味药或是复方，皆取得了较好临床疗效，对延缓肾功能衰竭，减轻或消除症状具有积极的治疗意义。由于浊毒是在气、血、阴、阳俱虚，五脏功能虚衰，六腑通降失常的情况下形成的，以正虚为主，邪实为标，故降浊当以扶正为前提，俾祛邪而不伤正。尤其要注重调补脾胃，使其运化复职，升降有序，而有利于降浊。只有正气存内，才能发挥降浊排毒之效。同时，扶正还可以增强患者对浊毒的耐受力，提高生存质量。若一味攻下通腑，往往正虚不支，甚或导致正随邪脱的险境。若属气虚兼浊毒，宜大黄与大剂量黄芪合用，以益气通腑降浊，其具有一定的促进毒素排泄、延缓肾衰、缓解蛋白尿、改善低蛋白血症等作用；若属阳虚兼浊毒蕴积者，宜与温阳药相配，以温阳通腑降浊，方如温脾汤、大黄附子汤等；若属阴虚兼浊毒蕴积者，宜与滋阴药相配，以增水行舟，通腑降浊，方如增液承气汤等。活血化瘀法在本病中的应用亦颇为重要。由于关格多由水肿等病迁延发展而来，往往久病入络，血行不畅，积而为瘀，或因脏腑阳气亏虚，血失温运而滞留。《血证论·阴阳水火气血论》"瘀血化水亦发水肿，是血病而兼水也"之说，对运用活血化瘀法治疗本病具有重要借鉴意义。临证具体运用，应视证型、体质之别，与益气、温阳、滋阴、养血、理气、利水、降浊等法合用，组成不同的活血化瘀法。常用的活血化瘀药，如水蛭、当归、川芎、川牛膝、丹参、泽兰、赤茯苓、赤芍等。

4. 配合外治，提高疗效

中药外治不仅能避免因患者恶心、呕吐、纳差而难于服药的局限，增加了治疗方法，弥补了口服给药的不足，而且简便易行，多能加速奏效时间，减少药物的毒性和副作用，提高疗效。尤其是中药直肠给药比口服药物吸收更快，有效成分不易在消化道破坏，治疗作用维持时间长，疗效也更可靠。对尚未达到透析指标，以及不能接受透析，或无条件接受透析的患者，常可取得较满意的非透析治疗效果。临床常用的外治法如下。

（1）灌肠疗法（结肠透析）：中药灌肠治疗本病系以大黄为主药，适用于早期或中期慢性肾功能衰竭属正虚邪实，而以邪实为主者。由于慢性肾功能衰竭患者脾肾虚衰，气化无权，开阖失司，而尿闭与大便秘结常并见，即下窍"关"，浊毒内闭。通过中药直肠给药，应用大黄通腑泄浊，可使邪有出路，对于改善肾功能，缓解病情十分重要。此疗法除偶有腹泻外，无明显副作用，在本病治疗中具有不可替代的作用。由于直肠点滴灌肠疗法便于药液保留，药物易于充分吸收，而且患者易于接受，故提倡运用此法。滴注药量一般在150～200mL，药液温度在39℃左右为宜，每日1次，10次为1个疗程。操作时患者取右侧卧位，滴注完药液应嘱患者平卧10分钟后，再左侧卧位 10 分钟，以利药物在肠内保留。运用大黄通腑泄浊，以每日 2～3 次溏便为宜，不可令泻下无度，以防重伤脾胃，而加重病情。大黄的用量可从小剂量开始，每日大便不到 2 次者应加量，超过 3 次者大黄用量应酌减。灌肠方可取《备急千金要方》温脾汤，重用大黄、附子配伍之意，灵活加减。可加入生牡蛎，以益阴潜阳，并制约大黄泻下太过之弊；对无阳虚表现者，仍用熟附子，但用量宜小，意在防大黄之寒凉伤阳；若腹胀明显者，加广木香行气导滞，以促进肠道蠕动，增强排毒作用；若便血者，加槐花以凉血止血；若热象明显者，加蒲公英，以清热解毒；兼血瘀之象者，加丹参、川芎，以化瘀降浊。

（2）敷贴疗法：方选《金匮要略》温脾汤加减，药如制附子、生大黄、细辛、川芎等各适量，共研细末，用醋调和，外敷神阙、关元、双侧涌泉、双侧肾俞等穴。每日换药 1 次，7 次为 1 疗程。尿少、便秘无改善者，停用 3 日后再治疗第 2 疗程。本方温阳通腑，降浊化瘀。用于本病脾肾阳虚之尿少、便秘者。

（3）药浴疗法（皮肤透析）：药选麻黄、桂枝、白芍、羌活、当归、赤芍、川芎、红花、徐长卿、防风、白鲜皮、地肤子、蝉蜕等，用纱布包煎。水煎约 2500mL，加入浴缸适量温水中，先熏后洗浴，水温以患者能耐受为宜，令全身微汗出为度。本方调和营卫，养血祛风，宣肺利水。用于本病水肿尿少，经治疗乏效，或皮肤瘙痒者。伴有心功能衰竭、低血压、出血者，不宜药浴。

（一）脾肾阳虚，水瘀互结案

袁某，男，62 岁。1984 年 8 月 16 日初诊。

主诉：眼睑及双下肢水肿时轻时重 2 年余，加重 3 个月。

病史：患者于 2 年前不明原因出现眼睑及双下肢水肿，经中西药治疗（药名不详），病情仍反复发作，时轻时重。近 3 个月来，虽坚持用健脾利水之剂治疗，病情仍呈逐渐加重之势，遂前来就诊。刻下症：面目水肿，双下肢尤甚，按之凹陷难复，脘胀纳差，口淡不渴，畏寒肢冷，倦怠乏力，面色晦暗，腰膝酸软，小便短少，大便溏而不爽，每日2～3次，舌体肥胖，边有齿痕，舌质淡暗，舌下脉络紫暗，苔白滑，脉沉细弱。西医诊断：肾病综合征；慢性肾功能衰竭。中医诊断：水肿。证属脾肾阳虚，水瘀互结。治以温补脾肾，化瘀利水。方用济生肾气丸合当归芍药散加减。

处方：制附子12g（先煎），肉桂3g，黄芪90g，熟地黄15g，山茱萸15g，炒山药20g，茯苓30g，泽泻15g，牡丹皮12g，川牛膝15g，干姜9g，当归20g，白芍12g，川芎12g，大黄6g，枳壳12g。每日1剂，水煎500mL，分2次温服。同时配合敷贴疗法，药选制附子24g，生大黄30g，细辛15g，川芎20g。共研细末，用醋调和，外敷神阙、关元等穴位，每天换药1次，7次为1疗程。

二诊：按上方内外兼治7日，尿量增加，大便已畅，每日2～3次，面目及双下肢水肿稍减，脘胀纳差等症亦有所好转。脉、舌象同前。血压：134/90mmHg。停用敷贴疗法，内服方继续服用。

三诊：服上方21剂，面目水肿基本消失，双下肢水肿及畏寒肢冷皆好转，仍感倦怠乏力，饮食增加，小便基本正常，大便溏，每日1～2次，脉、舌象同前。上方大黄改为制大黄，守方再投。

四诊：继服上方21剂，畏寒肢冷已除，倦怠乏力明显好转，面目水肿消失，双下肢轻度水肿，下午较明显，二便调，活动稍多仍感腰酸，而乏力益甚。舌体略胖，舌质淡略暗，舌下脉络青紫，苔薄白腻，脉沉细。此乃脾肾之阳渐复，水瘀互结之势大减，而脾肾之气未振。治以健脾益肾，佐以化瘀利水。方用春泽汤合当归芍药散加减，以善其后。

按：本案患者水肿反复发作，畏寒肢冷，属本虚标实之证。治当以温补阳气为先，使阳气振奋，则寒水自去，此即"益火之源，以消阴翳"（《素问·至真要大论》）之法，而予济生肾气丸合当归芍药散加减。方中用济生肾气丸"少火生气"，振奋肾阳，以化气利水；当归芍药散活血利水，兼以健脾；加川牛膝消水行血，祛瘀生新；大黄活血泄浊，其与枳壳、茯苓、泽泻同用，祛湿浊之力倍增，并可防熟地黄、山茱萸之滋腻，其中茯苓淡渗利水，轻药重投，方可获效。

（二）痰热腑实，肝肾阴虚，肝阳上亢案

冯某，男，57岁。1983年8月23日初诊。

主诉：眩晕时轻时重10余年，加重伴纳差、泛恶欲呕4个月。

病史：10余年前出现眩晕，时轻时重，被诊为"高血压病"（治疗方案不详）。患者形体肥胖，平素偏嗜醇酒及肥甘厚味，10余年来眩晕反复发作，近4个月来，眩晕有所加重，伴纳差、泛恶欲呕，经中西药治疗（用药不详）而效微，遂来就诊。刻下症：眩晕头胀，纳差，恶心欲呕，口黏口苦，脘腹胀满，大便秘结，6日未行，小便短黄，腰膝酸软，手足心热，心烦，少寐，盗汗，舌质红略暗，有细小裂纹，苔薄黄腻花剥，脉弦细数。实验室检查：血肌酐369.5μmol/L，血尿素氮16.8mmol/L，甘油三酯2.9mmol/L，血清总胆固醇4.5mmol/L，血红蛋白85g/L。尿常规检查：尿蛋白（+），白细胞1～3个/HP，红细胞1～2个/HP。血压：170/110mmHg。西医诊断：慢性肾功能衰竭；高血压病。中医诊断：关格；眩晕。证属痰热腑实，肝肾阴虚，肝阳上亢。治宜化痰通腑，泄热降浊，育阴潜阳，以标本兼顾。方用星蒌承气汤合天麻钩藤饮加减。

处方：胆南星12g，全瓜蒌15g，大黄12g，芒硝12g，天麻12g，钩藤15g（后下），生石决明25g（先煎），桑寄生15g，怀牛膝15g，川牛膝15g，龟甲15g（先煎），茯神15g。每日1剂，水煎400mL，去滓，纳入芒硝，再用微火煮沸，分2次温服。

二诊：服上方3剂，大便转畅，每日1行，眩晕、泛恶欲呕等症减轻。血压：140/95mmHg。痰热腑实得通，泻下不可尽剂，转予涤痰清热降浊，滋补肝肾潜阳为法。方用黄连温胆汤合天麻钩藤饮加减。

处方：黄连9g，清半夏12g，陈皮12g，茯神15g，胆南星12g，制大黄6g，枳壳9g，天麻12g，钩藤15g（后下），生石决明25g（先煎），桑寄生15g，杜仲9g，怀牛膝15g，川牛膝15g，龟甲15g（先煎）。每日1剂，水煎500mL，分2次温服。

三诊：上方共服21剂，头胀、泛恶欲呕等症基本消失，眩晕、盗汗好

转，饮食增加，口黏口苦，脘腹胀满悉除，小便微黄，尿量增加，而腰膝酸软、手足心热、少寐未见显效，脉、舌象同前。血压：135/90mmHg。此乃痰热标实之象大减，余热未尽，肝肾之真阴未复，故转予滋补肝肾为主，佐以平肝降浊。方用杞菊地黄汤合天麻钩藤饮加减。

处方：枸杞子 15g，菊花 12g，熟地黄 15g，山茱萸 15g，山药 15g，牡丹皮 12g，泽泻 12g，天麻 12g，钩藤 12g（后下），桑寄生 20g，夜交藤 20g，川牛膝 15g，茯神 15g，胆南星 9g，制大黄 6g，枳壳 9g。每日 1 剂，水煎 500mL，分 2 次温服。

四诊：守方治疗 3 个月，诸恙悉平。嘱其改服杞菊地黄丸、牛黄降压丸，以巩固疗效，并定期复查，随访半年未见复发。

按：本案患者形体肥胖，长期偏嗜醇酒及肥甘厚味，酿生痰热，肝阳上亢，以致眩晕头胀，口黏口苦，脘腹胀满，大便秘结等症。此为"膏粱之疾""肠胃之所生"（《素问·通评虚实论》），并逐渐形成痰热腑实证。痰热浊邪壅滞阳明，脾胃升降失司，三焦气机逆乱，浊毒难以下泄，胃气上逆，而见纳差，恶心欲呕，尿短便秘。痰热久羁，肝肾之阴必伤，而肝阳上亢，遂成本虚标实之疾。故首予星蒌承气汤合天麻钩藤饮加减，上病下治，化痰通腑，泄热降浊，育阴潜阳，以标本兼顾。并可防痰热化风，风痰上扰，兼寓急下存阴之意，以截断阴劫于内，阳脱于外，引发窍闭、神昏之险。俟腑气得通，浊毒得泄，则转予黄连温胆汤合天麻钩藤饮加减，以涤痰清热降浊，滋补肝肾潜阳。终以杞菊地黄汤滋补肝肾为主，而缓缓收功，巩固疗效。

（三）脾肾气阴两虚，浊毒壅滞，瘀阻脉络案

高某，男，64 岁。1985 年 6 月 12 日初诊。

主诉：血糖异常 12 年，双下肢水肿 1 年余，加重 1 个月。

病史：患者于 12 年前发现血糖升高，被诊为"糖尿病"，平时口服二甲双胍等药物治疗，血糖未曾控制到正常水平，1 年多前出现双下肢水肿，并于 1 月前水肿加重。于 2013 年 10 月在当地县医院就诊，实验室检查：血肌

酐 329.4μmol/L，血尿素氮 19.6mmol/L，甘油三酯 1.8mmol/L，血清总胆固醇 4.5mmol/L，空腹血糖 10.5mmol/L，血红蛋白 105g/L；尿蛋白（++++），偶见颗粒管型。经中、西药治疗（用药不详），病情时轻时重，近 1 个月来水肿加重，遂来就诊。刻下症：双下肢水肿，按之凹陷，面色萎黄，形体偏胖，倦怠乏力，胸闷气短，活动后尤甚，口干咽燥，五心烦热，腰膝酸软，恶心纳差，小便偏多，有泡沫，大便不畅，2～3 日 1 行，舌质暗淡，边尖略红，舌根部苔白腻，脉沉细稍弦。血压 135/80mmHg。心电图示：心肌缺血改变。西医诊断：糖尿病；糖尿病肾病（慢性肾功能衰竭）；冠心病。中医诊断：消渴；关格；胸痹。证属脾肾气阴两虚，浊毒壅滞，瘀阻脉络。治宜益气养阴，利湿泄浊，化瘀通络。方用参芪地黄汤合水陆二仙丹、冠心 Ⅱ 号方加减。

处方：西洋参 15g，黄芪 60g，熟地黄 15g，山药 25g，山茱萸 15g，牡丹皮 12g，茯苓 25g，泽泻 15g，金樱子 12g，芡实 15g，水蛭 6g，丹参 30g，红花 12g，川芎 12g，降香 12g（后下），大黄 9g，枳壳 12g。每日 1 剂，水煎 500mL，分 2 次温服。

同时配合灌肠疗法：药取大黄 25g，制附子 15g，生牡蛎 30g，丹参 40g。水煎 150mL，用滴注灌肠法灌肠，隔日 1 次。

二诊：内外兼治 7 日，未获显效，大便仍排解不畅。治疗此证宜守方守法，不可急于求成，守内服方继服，灌肠方改为每日 1 次。

三诊：继续内外兼治 4 日，大便转为软溏，每日 1～3 次，下肢水肿减轻，恶心消失，食欲稍增，胸闷气短未作，小便仍偏多，泡沫减少，脉、舌象同前。停用灌肠疗法，内服方大黄减至 6g，再投。

四诊：服上方 45 剂，下肢水肿按之稍有凹陷，大便软溏，每日 1～2 次，自觉小便无明显异常，胸闷气短未作，口干咽燥、五心烦热、腰膝酸软明显好转，但仍感乏力，饮食欠佳。舌质淡略暗红，舌苔薄白腻，脉沉细。浊毒瘀血互结之势大减，泄浊化瘀与滋腻阴柔诸药不可尽剂，仍宗参芪地黄汤合水陆二仙丹出入而减其量。

处方：西洋参 15g，黄芪 40g，熟地黄 15g，山药 25g，山茱萸 12g，牡丹皮 12g，茯苓 20g，泽泻 12g，金樱子 12g，芡实 15g，川牛膝 15g，川芎 12g，砂仁 12g（后下），猪苓 12g。每日 1 剂，水煎 500mL，分 2 次温服。西洋参另煎代茶，少量频服。

五诊：服上方 30 剂，双下肢水肿基本消失，余症均明显改善。舌质淡，苔薄白微腻，脉沉缓。嘱其守方继续治疗，定期复查，随访 3 个月，病情稳定。

按：《不居集》曰："一身气血，不能相离，气中有血，血中有气，气血相依，循环不已。"即所谓气为血之帅，血为气之母。本案患者年高体弱，患"糖尿病"12 年未愈，终致脾肾气阴两虚，气化失常，浊毒壅滞，血行不畅，瘀阻脉络，而发展为关格、胸痹。其脾肾气阴两虚为本，浊毒瘀血互结为标。故治当以益气养阴，利湿泄浊，化瘀通络为法。方中以参芪地黄汤健脾益气，益肾滋阴为主；水陆二仙丹方中芡实甘涩，能固肾涩精，金樱子酸涩，能固精缩尿，两药相配，使肾气得补，精关自固，从而有利于缓解蛋白尿；大黄与枳壳相伍，通腑泄浊，并配合灌肠疗法，内外兼治，以提高疗效；水蛭与冠心 Ⅱ 号方合用，以化瘀利水，宽胸通脉，其中水蛭功擅破血逐瘀，现代药理研究表明，水蛭能降低血肌酐、尿素氮，保护肾功能，此正合《黄帝内经》"结者散之""坚者削之"之意。

第四章 经验方运用

先父在数十年的临床实践中，总结自拟出许多行之有效的经验方剂，涉及中医疼痛科、内科、妇科、外科等病证。在中医疼痛科中，广涉头痛、偏头风、面痛、颈肩腰腿痛、胸痹、胁痛、胃脘痛、腹痛、痛风、痹病、尪痹、淋痛等；在中医内科疑难疾病中，涉及气虚感冒、咳嗽、哮喘、噎膈、呕吐、胃痞、便秘、泄泻、心悸、怔忡、不寐、虚劳、眩晕、水肿、瘾疹、紫癜等；在中医妇科中，涉及月经不调、带下、痛经、崩漏、乳癖等常见病经验方。先父对"用药如用兵"之说高度重视，故其对方药的运用，颇为重视配伍，用药少而精，很少用贵重药，力求简、便、验、廉。尤其是时时注重顾护脾胃，善用轻灵平和之品，俾滋而不腻、补而不滞、理气而不破气。用药的轻灵，还指药量宜小，药味宜少，使脾胃有运化之机，而易奏效。对苦寒或辛热药物的运用较为慎重，以免寒中败胃，或伤及胃阴。兹选择先父治疗疼痛病、疑难病的经验方，简介于下。

第一节 治疗疼痛病验方

一、息风搜络止痛汤

处方：生白附子 12g，僵蚕 12g，全蝎 5g，白芥子 9g，清半夏 12g，生白术 15g，天麻 12g，生姜 9g，川芎 15g，白芍 20g，大枣 6 枚，炙甘草 9g。

功效：息风化痰，搜络止痛。

用法：水煎 400mL，分 3 次服，热酒 10mL 为引，每日 1 剂。

主治：偏头风（血管神经性头痛），症见头一侧或两侧胀痛，时作时止，入夜痛甚，或眩晕、呕恶痰涎、胸膈满闷，体倦乏力，舌质淡略暗，舌苔薄白腻，脉弦滑。证属土壅木郁，湿聚生痰，风痰阻络者。

二、龟芍全蝎汤

处方：生白附子 9g，僵蚕 9g，全蝎 5g，山茱萸 5g，龟甲 15g（先煎），牡丹皮 12g，钩藤 12g（后下），生石决明 20g（先煎），川芎 12g，白芍 25g，大枣 8 枚，炙甘草 10g。

功效：祛瘀通络，滋补肝肾，平肝潜阳。

用法：水煎 500mL，分 4 次服，热酒 5mL 为引，每日 1 剂。

主治：偏头风（血管神经性头痛），症见头一侧或两侧呈跳痛，发作时头痛剧烈，入夜痛甚，伴恶心呕吐，心烦易怒，失眠多梦，腰酸，耳鸣，口苦，月经期及遇劳痛甚，脉沉弦细略数，舌质暗红，舌下脉络粗大而长，舌苔薄白微黄。证属瘀血阻络，肝肾阴虚，肝阳上亢者。

三、羚附寄生汤

处方：羚羊角粉 3g（冲服，山羊角代），熟附片 9g（先煎），白附子 9g，僵蚕 9g，全蝎 5g，川芎 15g，山茱萸 15g，川牛膝 12g，桑寄生 20g，白芍 25g，大枣 8 枚，炙甘草 12g。

功效：息风通络，滋肾潜阳，温经化瘀。

用法：水煎 400mL，分 3 次服。

主治：头痛（高血压病），症见头痛时作时止，入夜痛甚，平素善急易怒，每因情志不遂而头痛，眩晕，口干口苦，午后面部烘热，心烦不寐，腰膝酸软，神疲畏寒，舌质暗淡，有细小裂纹，苔薄白微黄，脉沉弦细，血压 180/110mmHg。证属肾阴阳两虚，风阳上扰，瘀血阻络者。

四、附子龟甲止痛汤

处方：羚羊角粉 3g（冲服，山羊角代），制附子 9g（先煎），白附子 6g，僵蚕 10g，全蝎 4g，川芎 9g，白芍 30g，制半夏 12g，生白术 15g，龟甲 15g（先煎），桑寄生 25g，山茱萸 15g，炙甘草 12g。

功效：滋肾阴，温肾阳，息风化痰通络。

用法：水煎 400mL，分 2 次温服。将全蝎焙干研粉，用药液送服。

主治：头痛（高血压病），症见头痛以双颞侧、颠顶胀痛为主，晨起及夜间明显，头痛伴头胀头昏，视物昏花，午后心烦面热，腰膝酸软，口干口苦，畏寒，夜尿多，大便干，脉沉弦，舌体胖，舌质暗淡，苔薄白，证属肾阴阳亏虚，痰瘀互结，风痰上扰者。

五、芎蝎搜络止痛汤

处方：生白附子 12g，僵蚕 12g，全蝎 5g，白芥子 9g，清半夏 12g，陈皮 12g，茯苓 15g，白术 15g，川芎 12g，当归 15g，白芍 20g，炙甘草 9g。

功效：息风化痰，佐以搜络。

用法：水煎 2 次，共取药液 400mL，分 3 次服，热酒 10mL 为引。

主治：面痛（三叉神经痛），症见面部痛如针刺，时作时止，入夜痛甚，吃饭或刷牙时痛甚，或伴眩晕，胸膈满闷，少食多寐，体倦乏力，舌质淡略暗，舌苔白腻，脉弦滑。证属土壅木郁，湿聚生痰，风痰阻络者。

六、二黄羚羊汤

处方：大黄 9g，黄连 12g，炒枳实 12g，地龙 12g，羚羊角粉 6g（冲服，山羊角代），钩藤 12g（后下），醋延胡索 15g，川芎 12g，柴胡 12g，升麻 6g，白芍 25g，生甘草 10g。

功效：清胃泻胆，平肝息风，通络止痛。

用法：水煎 400mL，分 2 次温服。嘱其忌食辛辣、油腻之品，并注意调畅情志。

主治：面痛（三叉神经痛），症见耳前及下颌部电击样疼痛，面部灼痛不适，刷牙、洗脸均可诱发疼痛，每次持续 5 秒钟左右，1 日发作数十次，遇热痛甚，夜寐不安，心烦易怒，眩晕，腹胀纳差，小便黄，大便干结，3 日 1 行，平素牙龈肿痛，口苦口干喜饮，舌质红，苔黄燥，脉弦数。证属阳明积热，肝胆郁热，阳亢风动者。

七、柴葛止痛汤

处方：柴胡 12g，黄芩 12g，清半夏 12g，党参 15g，桂枝 15g，白芍 15g，川芎 12g，葛根 20g，伸筋草 30g，炙甘草 6g，生姜 6g，大枣 6 枚。

功效：解表和里，调和营卫。

用法：水煎 400mL，分 2 次温服。

主治：颈项痛（颈椎退行性变），症见项痛连及背部，臂抬举受限，胸闷善太息，口苦咽干，脘痞纳差，恶心欲呕，二便调，舌质淡，苔薄白微黄，脉弦。证属邪客太阳少阳经脉，枢机不利，气血郁滞者。

八、温经通脉汤

处方：桂枝 15g，白芍 12g，当归 15g，羌活 15g，制川乌 12g（先煎），通草 6g，威灵仙 18g，伸筋草 30g，鸡血藤 30g，炙甘草 15g。

功效：温经散寒，养血通脉。

用法：水煎 400mL，分 2 次温服。

主治：肩痛（肩关节周围炎），症见肩部疼痛，入夜痛甚，影响睡眠，痛处喜温畏寒，左肩局部无肿胀，左上肢活动受限，手足厥寒，面色萎黄，口淡不渴，舌质淡，苔薄白，脉沉细无力。证属营血虚弱，寒凝经脉，血行不利者。

九、理中活血汤

处方：黄芪 15g，桂枝 12g，白芍 15g，丹参 20g，白檀香 12g（后下），砂仁 12g（后下），茯苓 15g，炒白术 12g，炒五灵脂 12g（包煎），生姜 3 片，大枣 8 枚，炙甘草 6g。

功效：健脾祛湿，活血止痛。

用法：水煎 400mL，分 2 次温服。

主治：胃脘痛（十二指肠球部溃疡），症见胃脘疼痛，痛处固定不移，得温则舒，进食痛缓，夜间及饥饿时痛甚，形体消瘦，面色萎黄，少气懒言，饮食减少，大便溏，舌质淡略暗，苔薄白腻，脉沉弦细无力。证属脾胃气虚，气血不和者。

十、疏肝清胆汤

处方：醋柴胡 12g，白芍 15g，炒枳壳 12g，大黄 9g，龙胆草 12g，黄芩 12g，车前子 12g（包煎），当归 15g，白术 15g，金铃子 12g，醋延胡索 12g，炙甘草 6g。

功效：疏肝理气，清利肝胆湿热。

用法：水煎 400mL，分 2 次温服。

主治：胁痛（急性胆囊炎），症见右胁肋胀痛，口苦，善太息，脘胀纳差，恶心欲呕，善急易怒，嗳气，时心中烦闷，小便黄，大便干，舌质红，苔薄黄腻，脉弦滑。证属肝气郁滞，肝胆湿热蕴结者。

十一、温中柔肝汤

处方：乌梅 15g，熟附子 9g（先煎），干姜 12g，白芍 15g，党参 15g，白术 15g，苍术 12g，茯苓 15g，木香 12g，黄连 9g，炙甘草 10g。

功效：柔肝健脾，辛开苦降。

用法：每日 1 剂，水煎 500mL，分 2 次温服。嘱其调畅情志，避免肥腻饮食等。

主治：休息痢（溃疡性结肠炎），症见大便溏薄，间夹白色黏冻，每日 3 ～ 5 次，少腹隐痛，便时痛增，便后痛减，喜暖喜按，口干口渴，喜凉饮，饮凉则便次辄增，脘胀纳呆，嗳气，面色萎黄，形体消瘦，体倦乏力，手足不温，善急易怒，头晕目眩，舌质淡红，苔薄黄，脉沉弦略数。证属

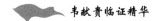

肝郁脾虚，胃热肠寒，寒重于热者。

十二、益气养阴通痹汤

处方：西洋参 15g（另煎，兑），怀山药 25g，怀牛膝 15g，熟地黄 15g，水蛭 9g，大黄 6g，黄连 15g，干姜 12g，僵蚕 12g，地龙 12g，威灵仙 15g，鸡血藤 20g。

功效：补益脾肾气阴，化瘀通络。

用法：水煎 500mL，分 2 次温服。嘱其忌辛辣肥甘之品，避劳累，饮食宜清淡等。

主治：消渴病痹证（糖尿病周围神经病变），症见咽干口燥，多食易饥，身体消瘦，双下肢远端麻木、疼痛并逆冷，疲乏无力，心烦失眠，小便短黄，大便调，舌质暗淡有瘀斑，舌边尖稍红苔少，舌下脉络色暗，脉沉弦细，趺阳脉弱。证属脾肾气阴两虚，瘀阻脉络者。

十三、扶脾抑肝汤

处方：黄芪 15g，党参 15g，茯苓 15g，炒白术 15g，干姜 15g，煨肉豆蔻 9g，炒薏苡仁 20g，砂仁 12g（后下），陈皮 12g，防风 9g，酒白芍 15g，炙甘草 6g。

功效：温中祛湿，扶脾抑肝。

用法：水煎 400mL，分 2 次温服。

主治：腹痛（肠易激综合征），症见大便溏薄，量少，脘腹胀痛连及两胁，腹痛即泄，每遇天气寒凉或饮食不慎尤甚，形体消瘦，面色萎黄，体倦乏力，饮食无味，寐少梦多，舌质淡，舌体胖边有齿痕，苔白厚腻，脉沉细稍弦。证属脾胃阳虚，湿困中焦，土壅木郁者。

十四、四逆龙胆汤

处方：醋柴胡 12g，白芍 15g，炒枳壳 12g，川芎 12g，龙胆草 12g，黄芩 12g，车前子 12g（包煎），当归 15g，白术 15g，金铃子 12g，醋延胡索

12g，炙甘草 6g。

功效：疏肝理气，清利肝胆湿热。

用法：水煎 400mL，分 2 次温服。

主治：胆胀（急性胆囊炎），症见左胁肋胀痛，口苦，善太息，脘胀纳差，恶心欲呕，善急易怒，嗳气，时心中烦闷，小便黄，舌质红，苔薄黄腻，脉弦滑。证属肝气郁滞，肝胆湿热蕴结者。

十五、温肾壮骨汤

处方：仙灵脾 15g，巴戟天 12g，杜仲 12g，续断 12g，丹参 30g，山茱萸 15g，怀牛膝 15g，熟地黄 15g，牡蛎 30g，黄柏 9g，炙甘草 6g。

功效：温肾壮阳，滋阴填精，活血止痛。

用法：水煎 400mL，分 2 次温服。

主治：骨痿（骨质疏松症），腰背酸痛，肢体酸软无力，心烦易怒，眩晕，畏寒喜暖，面色少华，纳食一般，二便正常。舌质淡略暗，苔薄白，脉沉细无力。证属阴阳两虚，瘀阻脉络者。

十六、疱疹要方

处方：白僵蚕 12g，蝉蜕 9g，制大黄 6g，姜黄 12g，苍术 15g，黄柏 9g，川牛膝 15g，薏苡仁 30g，土茯苓 25g，粉萆薢 15g，茯苓 15g，炙甘草 3g。

功效：燥湿健脾，活血泄热。

用法：水煎 400mL，分 2 次温服。

主治：蛇串疮（带状疱疹后遗神经痛），症见疱疹疼痛，成簇分布，基底部色淡红，水疱易破，糜烂渗液较多，纳食不佳，食后胃脘痞满，口渴不欲饮，困倦嗜睡，大便溏，每日 2 ～ 3 次，小便调。舌质淡红，舌体胖有齿痕，苔黄腻，脉弦。证属脾胃湿热，蕴滞肌肤者。

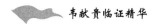

十七、参附通脉汤

处方：制川乌 12g（先煎），干姜 20g，制附子 15g（先煎），人参 15g（另煎，兑），丹参 20g，肉桂 3g，川芎 15g，三七粉 4g（冲服），红花 12g，降香 12g，炙甘草 12g。

功效：温阳逐寒，通脉止痛。

用法：用文火先煎制川乌头、制附子 1 小时后，再纳入余药同煎 30 分钟，第二遍煎 20 分钟，共取药液 400mL，每日分 3 次凉服。

主治：胸痹（冠状动脉粥样硬化性心脏病心绞痛），症见心痛彻背，如锥如刺，夜间尤甚，胸闷气短，遇寒痛甚，得温则减，时发心悸，自汗，动则益甚，面色无华，神倦怯冷，四肢欠温，舌质淡略暗，苔薄白润，脉沉弦细。证属心肾阳虚，寒凝心脉者。

十八、仙灵参附汤

处方：杜仲 15g，仙灵脾 15g，巴戟天 12g，制附子 9g（先煎），红参 12g（另煎，兑），黄芪 30g，干姜 12g，白芍 20g，当归 15g，蜈蚣 1 条，炙甘草 9g。

功效：温补脾肾散寒，养血通脉止痛。

用法：水煎 400mL，分 2 次温服。

主治：骨痿（股骨头缺血坏死），股骨疼痛难忍，痛有定处，夜间为重，遇寒加重，得热痛减，形体消瘦，畏寒肢冷，脘闷纳差，舌质淡略暗，苔薄白，脉沉弦。证属脾肾阳虚，寒凝血脉者。

十九、健脾消癥汤

处方：柴胡 12g，白芍 15g，党参 20g，炒白术 20g，炒莱菔子 25g，陈皮 12g，姜半夏 12g，丁香 9g（后下），桃仁 12g，红花 12g，油当归 20g，醋莪术 12g，土鳖虫 9g，炙甘草 6g。

功效：疏肝健脾和胃，消癥散结止痛。

用法：水煎 500mL，分 3 次温服。

主治：噎膈（食道癌）手术后腰痛如折，平卧则痛止，行走则痛重，平时情志抑郁，闷闷不乐，脘腹胀满，食欲不振，进食则易呃逆，食后腹胀更甚，嗳气频频，面色不华，肢体消瘦，大便不畅，舌质暗淡有瘀斑，苔薄白腻，脉沉弦细。证属肝郁脾虚，气滞血瘀，痰瘀交阻者。

二十、化痰通腑排石汤

处方：全瓜蒌 15g，胆南星 12g，大黄 9g，芒硝 15g，清半夏 12g，炒莱菔子 25g，金钱草 25g，海金沙 20g，炒鸡内金 30g（研冲），醋三棱 12g，醋莪术 12g，王不留行 12g。

功效：清热化痰通腑，化瘀利胆排石。

用法：水煎 400mL，药成后入芒硝，分两次温服。以大米粥养胃，消中寓补。

主治：胆胀（胆结石），症见右胁肋胀痛难忍，固定不移，按之痛甚，入夜尤甚，恶心呕吐，胸闷，小便黄，大便 6 日未行，脘腹胀满，不思饮食，形体肥胖，肢体倦怠，微汗出，舌质暗红有瘀斑，苔黄厚腻，脉弦滑。证属痰热腑实，瘀滞胆络者。

二十一、化浊蠲痹汤

处方：党参 25g，茯苓 20g，苍术 15g，薏苡仁 25g，车前子 15g（包煎），地龙 12g，鸡血藤 20g，秦皮 9g，粉萆薢 20g，土茯苓 30g，山慈菇 15g，川牛膝 15g，炙甘草 6g。

功效：健脾益胃，化浊解毒。

用法：水煎 500mL，分 3 次服。

主治：痛风，症见踝关节灼热肿痛，触之痛剧，行走困难，形体肥胖，倦怠乏力，不欲饮食，小便黄，大便溏薄，舌质淡略暗，苔薄白腻微黄，脉弦。证属脾胃气虚，浊毒阻络者。

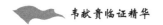

二十二、益气祛风除湿汤

处方：黄芪 25g，白术 15g，汉防己 15g，桂枝 15g，白芍 15g，羌活 15g，独活 15g，威灵仙 15g，茯苓 15g，薏苡仁 20g，生姜 9g，炙甘草 3g。

功效：益气固表，祛风除湿。

用法：水煎 400mL，分 2 次温服。

主治：痹病（风湿性关节炎），症见双腕、肘、膝、踝关节肿痛，劳累后加重，活动障碍，伴见多汗，恶风，食欲不振，大便溏薄，每日 2～3 次，体倦乏力，舌质淡，苔薄白润，脉浮。证属脾肺气虚，风湿相搏，郁于肌腠者。

二十三、黄芪蜂蛇蠲痹汤

处方：黄芪 25g，木防己 15，白术 15g，薏苡仁 25g，炒露蜂房 15g，晚蚕沙 12g（包煎），当归 15g，川芎 15g，桂枝 15g，白芍 20g，乌梢蛇 12g，鸡血藤 25g，炙甘草 6g。

功效：补益脾肺，祛风除湿，化瘀通络。

用法：水煎 400mL，分 2 次温服。

主治：尪痹（类风湿关节炎），症见手指、腕、肘多个关节肿大畸形，晨僵，形体消瘦，身重乏力，自汗畏风，舌质淡略暗，苔薄白腻，脉沉弦。证属脾肺气虚，湿瘀互结，痹阻经络者。

二十四、腰腿痛双调方

处方：续断 15g，仙灵脾 12g，当归 20g，黄柏 9g，熟地黄 20g，鹿角胶 12g（烊化），山茱萸 15g，泽泻 25g，川牛膝 15g，薏苡仁 30g，川木瓜 30g，地龙 12g。

功效：阴阳双调，活血化瘀。

用法：水煎 400mL，分 2 次温服。

主治：腰腿痛（腰椎间盘突出症），症见腰部酸软疼痛，痛连下肢，潮热，汗出，手足不温，急躁易怒，两目干涩，失眠多梦，纳可，二便调，舌质淡，舌尖红，苔少，脉沉弦细。证属气阴两虚，瘀血阻络者。

二十五、桂附参苓汤

处方：小茴香 9g，肉桂 6g，香附 12g，制附子 12g（先煎），党参 15g，炒白术 15g，茯苓 20g，醋延胡索 12g，醋没药 12g，当归 15g，川芎 15g，生蒲黄 12g（包煎），炙甘草 12g。

功效：温补脾肾，祛湿化瘀。

用法：水煎 500mL，分 2 次温服，经期前 4 日开始服，服至经净。嘱患者平素避免贪凉食冷，放松紧张情绪，注意保暖。

主治：痛经（原发性痛经），症见小腹坠胀疼痛，难以忍受，甚至全身冷汗，经色暗，有瘀块，经期腰骶酸痛，恶心欲吐，纳差，畏寒肢冷，舌质淡暗，舌边有小瘀点，舌体肥胖有齿痕，舌苔薄白腻，脉沉细无力。证属脾肾阳虚，湿瘀互结者。

二十六、月舒汤

处方：柴胡 12g，白芍 12g，小茴香 6g，醋香附 12g，醋延胡索 12g，醋没药 12g，当归 15g，川芎 15g，生蒲黄 12g（包煎），白果 12g，党参 20g，白术 15g，炙甘草 6g。

功效：疏肝健脾，养血化瘀。

用法：蒲黄包煎，水煎 400mL，分 2 次温服，经期前 4 日开始服，服至经净。嘱患者避免急躁情绪。

主治：痛经（原发性痛经），症见经行前小腹胀痛难忍，经行后疼痛稍缓，量少，色暗，有血块，伴两胁肋及乳房胀痛，眩晕，时汗出，急躁易怒，腰酸乏力，脘闷纳差，舌质暗淡有轻痕，苔薄白，脉沉弦。证属肝脾失调，气滞血瘀，瘀阻胞宫者。

二十七、加减八珍汤

处方：党参 20g，黄芪 15g，茯苓 15g，当归 15g，川芎 12g，熟地黄 15g，白芍 12g，炒酸枣仁 15g，苍术 15g，厚朴 12g，陈皮 12g，炙甘草 6g。

功效：益气养血，理气祛湿。

用法：水煎 400mL，分 2 次温服。

主治：痛经（原发性痛经），症见经期小腹隐隐作痛，痛处喜揉喜按，月经量多，色淡，平素经期超过 7 日，面色萎黄，肢体倦怠，气短乏力，失眠多梦，脘闷纳呆，大便溏薄，每日 2 行，小便调，舌质淡，苔薄白腻，脉沉细。证属气虚血少，湿阻胞宫，冲任气血失和者。

二十八、温肾化瘀汤

处方：熟地黄 15g，酒山茱萸 12g，枸杞子 15g，制附子 12g（先煎），菟丝子 25g，盐杜仲 12g，肉桂 6g，当归 15g，红花 12g，川牛膝 20g，炙甘草 12g。

功效：温肾散寒，壮骨柔筋，化瘀通络。

用法：水煎 400mL，分 2 次温服。制附子用文火先煎 1 小时。

主治：跟痛症（跟骨退行性变），症见足跟痛如针刺，休息时或晨起疼痛加重，活动后减轻，伴腰膝酸软，神疲乏力，畏寒肢冷，舌质暗淡有瘀点、瘀斑，脉沉细无力。证属肾阳亏虚，瘀血痹阻，骨痿筋弛者。

二十九、益气养阴通痹汤

处方：西洋参 15g（另煎，兑），怀山药 25g，怀牛膝 15g，熟地黄 15g，水蛭 9g，大黄 6g，黄连 15g，干姜 12g，僵蚕 12g，地龙 12g，威灵仙 15g，鸡血藤 20g。

用法：水煎 500mL，分 2 次温服。嘱其忌辛辣肥甘之品，避劳累，饮食宜清淡等。

功效：补益脾肾气阴，化瘀通络。

主治：消渴病痹证（糖尿病周围神经病变），症见咽干口燥，多食易饥，身体消瘦，双下肢远端麻木、疼痛并逆冷，疲乏无力，心烦失眠，小便短黄，大便调，舌质暗淡有瘀斑，舌边尖稍红苔少，舌下脉络色暗，脉沉弦细，趺阳脉弱。证属脾肾气阴两虚，瘀阻脉络者。

三十、温经解毒汤

处方：黄芪 25g，桂枝 15g，川牛膝 20g，熟地黄 15g，鹿角胶 12g（烊化），肉桂 3g，当归 15g，白芥子 12g，麻黄 9g，紫花地丁 25g，黄柏 12g，甘草 9g。

功效：补气养血，温经散寒，佐以清热解毒。

用法：水煎 400mL，分 2 次温服。

主治：脱疽（血栓闭塞性脉管炎），症见足麻木疼痛，夜间痛甚，手足逆冷，足肤色暗红，或趾末端溃烂，有少量血性分泌物溢出，趺阳脉消失，神疲乏力，眠差，二便调，舌质淡略暗，苔薄白，脉沉弦细。证属血虚寒凝，血脉痹阻，瘀毒蕴结者。

第二节　治疗疑难病经验方

一、加味小青龙汤

处方：炙麻黄 12g，桂枝 12g，干姜 9g，细辛 9g，姜半夏 12g，炒白术 15g，黄芪 20g，炒杏仁 10g，白芍 12g，炒紫苏子 12g，白芥子 15g，炒莱菔子 15g，五味子 6g，生姜 3 片，大枣 6 枚，炙甘草 6g。

功效：温肺化饮，解表散寒，健脾和胃。

用法：水煎 500mL，分 2 次温服。

主治：咳嗽（慢性支气管炎），症见咳嗽迁延不愈，咯吐白沫痰涎，量多而清稀，伴恶寒发热，颜面虚浮，饮食减少，脘闷，乏力倦怠，二便尚调，舌质淡，舌苔白滑，脉弦紧。证属脾肺气虚，寒饮伏肺，肺失宣降者。

二、益气平喘汤

处方：黄芪 20g，白术 15g，防风 6g，党参 15g，茯苓 20g，炙麻黄 9g，炒杏仁 12g，陈皮 12g，清半夏 12g，炒紫苏子 12g，炙款冬花 15g，桑白皮 12g，炙甘草 3g。

功效：健脾益肺，宣肺平喘。

用法：水煎 400mL，分 2 次温服。

主治：喘证（慢性支气管炎），症见咳嗽气喘，活动后尤甚，咳吐白黏痰，伴气短，纳差，倦怠乏力，畏风自汗，二便调，脉沉迟略滑，舌质淡，苔薄白腻。证属脾肺气虚，痰湿阻肺者。

三、益气化瘀除热汤

处方：黄芪 60g，炒白术 20g，柴胡 12g，升麻 9g，胆南星 12g，陈皮 12g，清半夏 12g，茯苓 25g，炒枳壳 12g，当归 15g，川芎 15g，赤芍 15g，桃仁 12g，红花 12g，炙甘草 3g。

功效：补中益气，燥湿豁痰，活血化瘀。

用法：水煎 400mL，分 2 次鼻饲。

主治：内伤发热（发热原因待查），低热多继发于中风后遗症等长期卧床不起者，或因合并"压疮"后出现低热，体温多在 37.3℃～ 38℃之间，面色无华，喉间痰鸣，自汗，食少便溏，唇甲色暗，脉沉缓，舌质暗淡有瘀点，苔薄白腻。证属气血亏虚，痰瘀互结者。方用补中益气汤合血府逐瘀汤、导痰汤化裁。

四、息风宁眩汤

处方：清半夏 12g，白术 15g，天麻 15g，钩藤 12g（后下），石决明 25g（先煎），菊花 9g，川牛膝 15g，炒白蒺藜 20g，桑寄生 25g，怀牛膝

20g, 夜交藤 25g, 朱茯神 12g, 炙甘草 3g。

功效: 息风化痰, 滋补肝肾。

用法: 水煎 400mL, 分 2 次温服。

主治: 眩晕 (高血压病), 症见眩晕, 头、目胀痛, 心烦, 失眠多梦, 下肢酸软无力, 口苦面红, 胃脘痞闷, 纳可, 二便调, 脉弦略数, 舌质淡红, 苔薄白腻。证属肝肾亏虚, 风痰上扰者。

五、何人导痰汤

处方: 蒸何首乌 15g, 人参 12g, 白术 15g, 茯苓 20g, 当归 15g, 陈皮 15g, 制半夏 9g, 生姜 3 片, 胆南星 12g, 炒枳实 12g, 石菖蒲 15g, 远志 15g, 炙甘草 3g。

功效: 补益气血, 燥湿开窍。

用法: 水煎 400mL, 分 2 次温服。

主治: 眩晕 (慢性低血压), 症见眩晕时轻时重, 伴头昏沉, 形体肥胖, 疲乏无力, 面色萎黄, 失眠, 不欲饮食, 大便不爽, 恶心欲吐, 脉沉缓略滑, 舌体略胖, 舌质淡, 苔白厚腻, 证属气血亏虚, 痰湿蒙窍者。

六、益气升阳愈鸣汤

处方: 黄芪 15g, 党参 20g, 升麻 9g, 柴胡 12g, 蔓荆子 9g, 蝉蜕 6g, 石菖蒲 15g, 远志 15g, 炒酸枣仁 15g, 当归 15g, 炒枳壳 12g, 炙甘草 3g。

功效: 补中益气, 升阳举陷。

用法: 水煎 400mL, 分 2 次温服。

主治: 耳鸣 (慢性低血压), 症见耳鸣, 影响睡眠, 并伴眩晕、头沉如裹, 面色萎黄, 倦怠乏力, 纳差, 大便溏, 每日 1 ~ 2 次, 因劳累耳鸣易加重, 脉沉缓无力, 舌质淡, 苔薄白。证属脾胃气虚, 清阳不升, 清窍失养者。

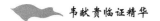

七、参芪二至止血汤

处方：西洋参 15g（另煎，兑），生黄芪 20g，生地黄 15g，山茱萸 15g，怀山药 20g，牡丹皮 15g，枳壳 9g，女贞子 20g，旱莲草 20g，茜草 12g，三七粉 3g（冲服）。

功效：补益脾肾气阴，化瘀止血。

用法：水煎 500mL，分 2 次温服。禁食辛、辣及海鲜、蛋、鸡、牛奶等高蛋白质食品。

主治：血证——肌衄（血小板减少性紫癜），症见周身肌肤有散在瘀斑、瘀点，色暗淡，以四肢为甚，伴面色不华，神疲乏力，气短懒言，自汗，饮食减少，大便溏，腰膝酸软，眩晕耳鸣，手足心热，平时月经量多，色暗红，夹有血块，舌质暗红，舌苔薄白微黄而少，脉沉细无力。证属脾肾气阴两虚，虚火内灼，瘀血阻络者。

八、和胃润降汤

处方：太子参 20g，生山药 25g，麦冬 12g，竹叶 12g，生石膏 25g（先煎），清半夏 12g，生地黄 15g，丁香 6g（后下），白芍 25g，炙甘草 12g。

功效：补益脾胃气阴，清热和胃，缓急止痛。

用法：水煎 500mL，分 2 次温服。

主治：胃脘痛（胃溃疡），症见胃痛频作，痛势如灼，饭后痛甚，口干咽燥，形体消瘦，四肢乏力，纳食减少，饥而不欲食，大便偏干，2～3 日 1 行，小便短黄，夜寐不安，舌质红，中有裂纹，苔少，脉弦细数无力。证属脾胃气阴两虚，虚火灼伤胃络者。

九、参附四苓汤

处方：熟附片 15g（先煎），党参 20g，麸炒白术 15g，茯苓 20g，苍术 15g，姜厚朴 12g，陈皮 12g，干姜 15g，猪苓 12g，桂枝 9g，木香 9g，焦山楂 15g，炙甘草 3g。

功效：温补脾肾，化气利湿。

用法：水煎 400mL，分 2 次温服。

主治：泄泻（慢性结肠炎），大便稀薄，每日 3～6 次，腹痛绵绵，胃脘痞满，不欲饮食，畏寒，手足逆冷，倦怠乏力，脉沉缓，舌质淡，苔白厚腻。证属脾肾阳虚，寒湿停滞者。

十、通腑止痢汤

处方：苍术 15g，炒白术 15g，厚朴 12g，陈皮 9g，黄连 6g，制大黄 6g，白芍 12g，当归 15g，肉桂 1.5g，木香 12g，槟榔 6g，炙甘草 3g。

功效：刻下正值下痢复作，姑拟治标，通因通用，先宜燥湿清热，佐以调气行血。

用法：水煎 400mL，分 2 次温服。嘱其忌辛辣，避劳累，饮食宜清淡等。

主治：痢疾（溃疡性结肠炎），症见大便黏滞不爽，夹黏液脓血，白多赤少，腹胀食少，畏寒肢冷，形体消瘦，神疲乏力，面色萎黄，胃脘隐痛，小腹压痛，舌质淡略红，苔白腻微黄，脉细滑。证属脾肾阳虚，湿热留恋，湿重于热，肠道气血壅滞者。

十一、温中化湿汤

处方：乌梅 15g，熟附子 9g（先煎），干姜 12g，白芍 15g，党参 15g，白术 15g，苍术 12g，茯苓 15g，木香 12g，黄连 9g，炙甘草 10g。

用法：每日 1 剂，水煎 500mL，分 2 次温服。嘱其调畅情志，避免肥腻饮食等。

功效：柔肝健脾，辛开苦降。

主治：痢疾（溃疡性结肠炎），症见大便溏薄，间夹白色黏冻，每日 3～5 次，少腹隐痛，便时痛增，便后痛减，喜暖喜按，口干口渴，喜凉饮，饮凉则便次辄增，脘胀纳呆，嗳气，面色萎黄，形体消瘦，体倦乏力，手足不温，善急易怒，头晕目眩，舌质淡红，苔薄黄，脉沉弦略数。证属肝郁脾虚，胃热肠寒，寒重于热者。

十二、健脾解毒汤

处方：党参 15g，白术 15g，茯苓 20g，陈皮 12g，制半夏 12g，炒枳实 12g，桃仁 12g，红花 12g，油当归 20g，山慈菇 15g，醋莪术 12g，炒露蜂房 9g，炙甘草 5g。

功效：健脾益气，解毒化痰，祛瘀和络。

用法：水煎 400mL，分 2 次温服。嘱其少食油腻食物，调畅情志。

主治：胃脘痛（胃癌术后），症见胃脘隐痛，胀满不适，纳差，恶心，呕吐痰涎，食后嗳气，气短乏力，面色萎黄，大便干，3～5 日 1 行，脉沉缓无力，舌体略胖，舌质淡略暗，苔白厚腻。证属脾胃气虚，癌毒内蕴，痰瘀互结者。

十三、加减海藻玉壶汤

处方：海藻 20g，昆布 15g，知母 12g，土贝母 15g，制半夏 12g，醋三棱 12g，土茯苓 20g，白术 15g，当归 20g，赤芍 15g，山慈菇 15g，夏枯草 12g，牡蛎 30g。

功效：化痰软坚，理气散结，清胃泄热。

用法：水煎 400mL，分 2 次温服。

主治：瘿瘤（甲状腺功能亢进），症见颈部瘿瘤，伴消谷善饥，体重日减，乏力，多汗，心悸，失眠，善急易怒，眼裂增大，小便黄，大便调，脉弦略数，舌质偏红，苔薄白腻微黄。证属痰瘀互结，胃热偏盛者。

十四、加味藻药散（汤）

处方：海藻 25g，黄药子 15g，栀子 12g，牡丹皮 12g，柴胡 12g，白芍 15，当归 15，茯苓 25g，昆布 15g，白术 15g，山慈菇 15g，大黄 6g，土贝母 15g，夏枯草 12g，牡蛎 30g。

功效：清泻肝胃，软坚散结。

用法：水煎 400mL，分 2 次温服。亦可将黄药子捣烂或磨汁敷患处。嘱其避免辛辣饮食，忌恼怒。

主治：瘿瘤（甲状腺功能亢进）颈部瘿瘤，眼裂增大，伴心悸，消谷善饥，情绪易激动，口苦，小便黄，大便秘结，脉弦数，舌质略红，苔薄黄腻。证属肝胃积热，灼津成痰者。予栀子清肝汤合藻药散加减。

十五、加味四神汤

处方：补骨脂 15g，吴茱萸 12g，煨肉豆蔻 15g，五味子 9g，黄芪 25g，党参 15g，炒白术 20g，当归 15g，柴胡 12g，升麻 9g，茯苓 20g，薏苡仁 30g，焦山楂 15g。干姜 12g，炙甘草 3g。

功效：温补脾肾，升阳止泻。

用法：水煎 400mL，分 2 次温服。

主治：肠覃（直肠癌术后），症见大便溏薄，日 10 余次，便秘与泄泻交替出现，有时呈黏液血便，伴形体消瘦，倦怠乏力，面色萎黄，神疲，畏寒，不欲饮食，小腹下坠，小便调，脉弱，舌体胖有齿痕，舌质淡，苔薄白。证属脾肾阳虚，中气下陷者。

十六、调气化滞汤

处方：大黄 9g，炒枳实 12g，炒槟榔 12g，炒白术 15g，苍术 15g，茯苓 20g，黄连 12g，木香 12g，当归 15g，焦山楂 15g，焦神曲 15g，炙甘草 6g。

功效：调气化滞，清利湿热，佐以健脾。

用法：水煎 400mL，分 2 次温服。

主治：休息痢（溃疡性结肠炎），症见脓血便时发时止，白多赤少，每日 6～10 次，每因饮食不当而加重，脘腹胀痛，食欲不振，肛门下坠感，脉略滑，舌体略胖，舌质淡，苔白厚腻微黄。证属脾虚夹滞，湿热留恋者。

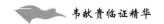

十七、健脾疏肝汤

处方．党参 15g，麸炒白术 20g，茯苓 20g，柴胡 12g，白芍 12g，当归 15g，炒枳壳 12g，醋三棱 12g，醋莪术 12g，茵陈 15g，败酱草 15g，炒鸡内金 15g，炙甘草 6g。

功效：健脾疏肝，养血行血，佐以清利湿热。

用法：水煎 400mL，分 2 次温服。嘱其适寒温，调情志。

主治：胁痛（自身免疫性肝炎），症见平素多忧善思，渐致右胁肋由不适而胀痛，伴善太息，口苦，胃脘不适，每因情志波动而胁肋胀痛加重，形体消瘦，面色萎黄，纳差，倦怠乏力，大便溏，每日 1～2 次，小便调，脉略弦，舌体略胖，舌质淡略暗，苔薄白腻微黄。证属脾虚肝郁，气血郁滞，湿郁化热者。

十八、温阳利水除胀汤

处方：制附子 12g（先煎），干姜 12g，黄芪 25g，党参 25g，炒白术 15g，茯苓 25g，炒莱菔子 25g，大腹皮 25g，油当归 20g，白芍 15g，醋三棱 15g，醋莪术 15g，泽泻 15g，醋鳖甲 24g（先煎），炙甘草 3g。

功效：温补脾肾，行气利水，化瘀软坚。

用法：水煎 500mL，不拘时温服。

主治：鼓胀（肝硬化腹水），症见腹大如鼓，腹壁脉络怒张，胁腹胀满，四肢肌肤甲错，颈、胸、腹部红丝赤缕，肝掌，纳差，面色苍黄，神倦乏力，畏寒肢冷，腰膝酸软，口淡乏味，下肢轻度水肿，小便短少，大便偏干，皮肤巩膜无黄染，舌质淡暗，有瘀斑瘀点，舌体胖边有齿痕，舌下脉络怒张，苔白滑，脉沉弦细。证属脾肾阳虚，水液停聚，肝络瘀滞者。

十九、益心平喘利水汤

处方：太子参 25g，麦冬 12g，五味子 12g，黄精 30g，白术 15g，茯苓 20g，泽泻 12g，椒目 3g，桃仁 12g，红花 12g，川芎 15g，当归 15g，白芍

12g，丹参 30g。

功效：益气养阴，活血利水。

用法：水煎 400mL，分 2 次温服。

主治：心悸（扩张型心肌病心力衰竭），症见心悸乏力，胸闷气喘，精神不振，夜间不能平卧，伴口干不欲饮，纳差，双下肢水肿，按之凹陷不易恢复，舌质淡紫，边尖略红，苔少而干，脉沉细数无力。证属心气阴不足，水瘀互阻者。

二十、奇效劳淋汤

处方：仙茅 12g，仙灵脾 15g，杜仲 12g，桑寄生 20g，山茱萸 15g，黄柏 12g，车前草 20g，天麻 12g，钩藤 12g（后下），当归 20g，川牛膝 15g，益母草 25g，炙甘草 6g。

功效：治当标本兼顾，宜肾阴阳双补与清热利湿法并投，佐以化瘀通络，平肝息风。

用法：水煎 500mL，分 2 次温服。

主治：劳淋；水肿（慢性肾盂肾炎），症见小便短黄，尿频、尿意不尽，小腹胀，时感头晕不适，头胀，双下肢轻度水肿，伴心烦失眠，口干，面色潮红，畏寒肢冷，腰膝酸软，少气懒言，大便溏薄，月经如期而至，经期 1～2 日，量少，色暗，舌质淡暗，舌体胖，舌中细小裂纹，舌下脉络暗紫，苔薄黄腻，脉沉弦细。证属肾阴阳两虚，湿热瘀血互结，肝风上扰者。

二十一、益气养阴利水汤

处方：党参 30g，黄芪 60g，熟地黄 20g，炒山药 25g，山茱萸 15g，泽泻 12g，牡丹皮 15g，猪苓 12g，茯苓 30g，滑石 25g（包煎），阿胶（烊化）12g，白茅根 30g，当归 20g，川牛膝 25g。

功效：治当本虚与标实兼顾，以补益脾肾气阴为主，佐以化瘀利水。

用法：水煎 500mL，分 2 次温服。

主治：水肿（慢性肾小球肾炎），眼睑微肿，胫跗俱肿，按之指压痕明显，面色晦暗，休倦乏力，易于感冒，午后低热，腰膝酸软，口干咽燥，纳可，小便短黄，大便调，舌质暗淡，有瘀点，舌边尖偏红，苔少，脉沉细涩。证属脾肾气阴两虚，水湿内停，瘀血阻络者。

二十二、芪牛通脉汤

处方：黄芪50g，川牛膝15g，川芎15g，当归20g，桃仁12g，红花12g，桂枝15g，僵蚕12g，地龙12g，刺五加15g，川木瓜25g，炒白术15g，陈皮15g，清半夏12g，炒莱菔子25g。

功效：益气化瘀，燥湿化痰。

用法：水煎500mL，分2次温服。嘱其戒酒，饮食宜清淡，并适当运动锻炼。

主治：脉痹（下肢动脉硬化闭塞症），症见双下肢无力，伴麻木、疼痛，行动受限，或夜间下肢拘急疼痛，倦怠乏力，畏风自汗，平时嗜酒及油腻食品，饮食乏味，大便秘结，3～5日1次，小便调，舌质淡暗，苔白腻，脉沉细缓。证属脾肺气虚，痰瘀互结血脉者。

二十三、化痰通络汤

处方：清半夏12g，炒白术15，天麻12g，炒苍术15g，陈皮12g，茯苓15g，胆南星12g，全蝎3g（研末冲），僵蚕12g，乌梢蛇12g，川芎15g，桃仁12g，红花12g，炙甘草3g。

功效：息风化痰，活血通络。

用法：水煎400mL，分2次温服。嘱其配合肢体和语言功能锻炼。

主治：中风（中经络恢复期），症见一侧肢体僵硬，手不能握物，活动时肢体疼痛，手、足背肿胀，舌强语謇，口角流涎，眩晕头胀，夜寐不宁，形体肥胖，纳可，二便调，舌质暗淡，舌下脉络紫暗，舌体胖，苔白厚腻，脉沉弦滑。证属风痰上扰，瘀阻脑络者。

二十四、四逆四物汤

处方：柴胡 12g，白芍 12g，枳壳 12g，桃仁 12g，红花 12g，当归 20g，川芎 15g，炒苍术 15g，炒白术 15g，车前子 15g（包煎），益母草 30g，鱼腥草 30g，炙甘草 6g。

功效：本虚与标实兼顾，宜益气健脾与燥湿清热、活血调经法并投。

用法：水煎 500mL，分 2 次温服。嘱其忌辛辣、油腻、生冷，慎起居。

主治：月经先期，症见每次月经提前 7 天，行经 5 天，经量较少，色暗，小血块较多，外阴潮湿瘙痒，脘闷纳差，倦怠乏力，大便黏滞不爽，1～2 日 1 行，小便色黄，带下色黄。舌质淡略暗，有瘀点，舌体肥胖，边有齿痕，苔白厚腻根部微黄，脉沉弦略数。证属脾胃气虚，湿郁化热，湿热瘀血闭阻胞宫者。

二十五、加减二仙汤

处方：仙茅 12g，仙灵脾 15g，当归 20g，盐黄柏 12g，女贞子 30g，旱莲草 20g，炒白术 15g，茯苓 15g，泽泻 12g，天麻 12g，清半夏 12g，石菖蒲 15g，郁金 12g，炙甘草 3g。

功效：治当标本兼顾，宜燮理肾之阴阳，调补冲任，平肝息风与清化痰热并投。

用法：水煎 500mL，分 2 次温服。嘱其避免劳累，保持心情愉快。

主治：绝经前后诸证（围绝经期综合征），症见眩晕头胀，面部潮热、潮红，汗乍出乍止，心烦，健忘，腰膝酸软，畏寒，善急易怒，胸闷口苦，泛恶欲呕，纳差，大便干，小便调，形体肥胖，舌质淡红，舌体略胖，舌中细小裂纹，苔黄腻，脉沉弦细数。证属肾阴阳俱虚，肝风夹痰热上扰者。

二十六、克疣汤

处方：黄芪 60g，桂枝 12g，白芍 15g，赤芍 60g，生地黄 20g，当归 20g，蝉蜕 12g，僵蚕 12g，姜黄 12g，生大黄 12g（后下），连翘 25g，乌梢

蛇 12g，白鲜皮 20g，土茯苓 30g，生甘草 6g。

功效：本虚与标实兼顾，宜补益脾肺与活血化瘀、养血祛风法并投。

用法：水煎 500mL，分 2 次温服。嘱患者将药渣煎煮，先熏再洗，每日 1 次，长期坚持。

主治：白疕（寻常型银屑病），症见头皮、双上肢、双下肢及臀等部位出现大面积皮损，浸润肥厚，基底紫红色，覆盖鳞屑，伴心烦，口干渴，纳可，大便秘结，小便黄，夜寐不安，舌质暗红，苔薄黄，脉弦数。证属脾肺气虚，风伏脉络，瘀热互结者。

二十七、加减玉液汤

处方：知母 9g，葛根 15g，五味子 12g，天花粉 20g，党参 15g，黄芪 20g，熟地黄 15g，山药 20g，山茱萸 15g，牡丹皮 12g，泽泻 9g，玄参 12g，丹参 20g，水蛭 6g。

功效：健脾固肾，益气养阴，佐以活血化瘀。

用法：水煎 400mL，分早晚饭后温服。嘱其控制饮食，加强运动。

主治：消渴（糖尿病），症见口渴，多饮，口干唇燥，尿频量多，视物渐模糊，神疲乏力，少气懒言，食量增多，由形体偏胖逐渐消瘦，脉细数无力，舌质暗红有瘀点，苔薄白少。证属脾肾气阴两虚，燥热内积，瘀血阻络者。

二十八、清胃愈渴汤

处方：生石膏 30g，黄连 12g，干姜 9g，生山药 25g，西洋参 15g（另煎），大黄 9g，枳实 12g，天花粉 25g，炙甘草 3g。

功效：清胃泻火，益气养阴。

用法：水煎 1000mL，分 3 次温服。

主治：消渴（糖尿病），症见口渴欲冷饮，多食易饥，心烦，形体消瘦，大便秘结，小便调，脉大而无力，舌质红，苔黄燥。证属胃热炽盛，津气两伤者。

二十九、益气清利汤

处方：黄芪 35g，党参 15g，白术 15g，山药 20g，陈皮 12g，茯苓 25g，升麻 9g，柴胡 12g，当归 15g，车前子 15g（包煎），萹蓄 20g，瞿麦 15g，滑石 30g（包煎），甘草 6g。

功效：补中益气，升阳举陷，佐以清利湿热。

用法：水煎 400mL，分 2 次温服。

主治：劳淋（慢性肾盂肾炎），症见尿频，尿急，尿痛及腰痛反复发作，小腹坠胀，尿道涩痛，双下肢轻度水肿，伴腰痛，倦怠乏力，面色萎黄，纳差，小便黄且浑浊，大便调，脉沉细无力，舌质淡，苔薄白腻微黄。证属脾胃气虚，中气下陷，湿郁化热者。予补中益气汤合八正散加减。

三十、益气育阴利水汤

处方：黄芪 120g，党参 25g，熟地黄 15g，山药 25g，山茱萸 15g，牡丹皮 12g，茯苓 30g，泽泻 15g，猪苓 12g，桃仁 12g，红花 12g，川芎 12g，当归 15g，川牛膝 15g，炒枳壳 12g，大黄 6g。

功效：补益脾肾气阴，化瘀利水。

用法：水煎 400mL，分 2 次温服。

主治：水肿（肾病综合征），症见颜面及双下肢水肿，按之如泥，面色萎黄，神疲乏力，食欲不振，口咽干燥，不欲饮水，腰膝酸软无力，小便量少，大便黏滞不爽，脉细弱，舌质暗淡，边尖红，舌苔白腻微黄。证属脾肾气阴两虚，水瘀互结者。

参考文献

［1］任应秋.中医各家学说［M］.上海：上海科学技术出版社，1980.

［2］于天星，赵荃.赵锡武谈扶阳抑阴［J］.中医杂志，1980（8）：15.